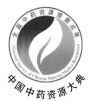

"十三五"国家重点图书出版规划项目

国家新闻出版改革发展项目

国家出版基金项目

科技基础性工作专项

中央本级重大增减支项目

神农架
中药资源图志

第六卷

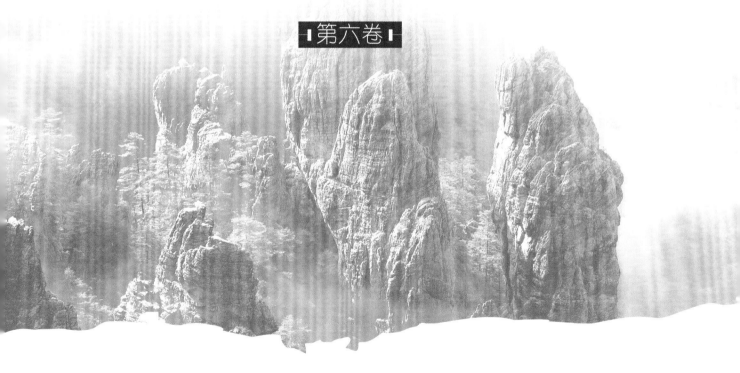

| 主 | 编 |

黄璐琦　詹亚华　张代贵

海峡出版发行集团
THE STRAITS PUBLISHING & DISTRIBUTING GROUP
福建科学技术出版社
FUJIAN SCIENCE & TECHNOLOGY PUBLISHING HOUSE

目录

第六卷

第四节　神农架药用脊索动物资源 ·········· 2998

第三章　神农架药用矿物资源 3231

第四章　神农架药用动植物新种与新记录 3241

姜科 Zingiberaceae

多年生草本。茎基部通常具鞘。叶基生或茎生，通常 2 行排列，少数螺旋状排列，叶片通常为披针形或椭圆形，具多数致密、平行的羽状脉，自中脉斜出，具闭合或不闭合的叶鞘；叶鞘的顶端具明显的叶舌。花单生或组成穗状、总状或圆锥花序，生于具叶的茎上或单独由根茎发出；花两性，两侧对称，具苞片；花被片 6 枚，2 轮，外轮萼状，内轮花冠状。蒴果或浆果状。

50 属，1300 种；我国 20 属，216 种；湖北 5 属，18 种；神农架 2 属，4 种，均可供药用。

■ 分属检索表

1. 花序顶生··1. 山姜属 Alpinia
1. 花序生于单独由根茎发出的总花梗上··························2. 姜属 Zingiber

（一）山姜属 Alpinia Roxburgh

草本，具根茎。茎具叶。花小或大，排成顶生的穗状或圆锥花序，蕾时常包藏于佛焰苞状的总苞片中；小苞片扁平，管状或有时包围着花蕾；花萼管状，3 齿裂；花冠管圆柱形，通常不长于花萼，裂片狭；唇瓣广展，大而美丽；侧生退化雄蕊缺或极小，呈齿状，且与唇瓣的基部合生；药隔有时具附属体；子房 3 室。蒴果不开裂或不规则开裂或 3 裂，干燥或肉质。种子多数，具假种皮。

230 种；我国 51 种；湖北 8 种；神农架 1 种，可供药用。

山姜 Alpinia japonica (Thunberg) Miquel

多年生草本，具横生、分枝的根茎。叶片通常 2~5 枚，披针形、倒披针形或狭长椭圆形，两面（特别是叶下表面）被短柔毛；叶柄近无至长达 2cm。总状花序顶生，花序轴密生绒毛；花通常 2 朵聚生。果球形或椭圆形，熟时橙红色，顶端具宿存的萼筒。种子多角形，具樟脑味。花期 4~8 月，果期 7~12 月。

分布于神农架新华，生于海拔 400~800m 的山坡林下。少见。

果实祛风通络，理气止痛。

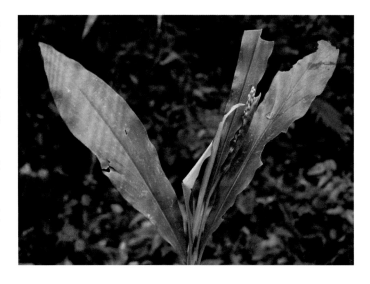

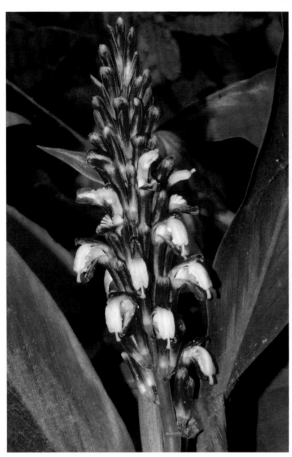
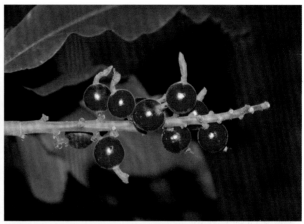
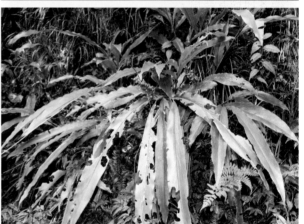

（二）姜属 **Zingiber** Miller

多年生草本。根茎块状，具芳香。叶 2 列，披针形至椭圆形。穗状花序球果状，通常生于由根茎发出的总花梗上，或无总花梗，花序贴近地面；总花梗被鳞片状鞘；苞片绿色或其他颜色，覆瓦状排列，宿存；小苞片佛焰苞状；花萼管状，具 3 枚齿，通常一侧开裂；花冠白色或淡黄色。蒴果 3 瓣裂或不整齐开裂。种子黑色，具白色假种皮。

100~150 种；我国 42 种；湖北 4 种；神农架 3 种，均可供药用。

■ 分种检索表

1. 花序梗长，粗壮······1. **姜 Z. officinale**
1. 花序梗无或短，如较长则较柔弱。
  2. 花淡黄色，唇瓣卵形······2. **蘘荷 Z. mioga**
  2. 花紫色，唇瓣倒卵形······3. **阳荷 Z. striolatum**

1　姜　**Zingiber officinale** Roscoe

多年生草本。根茎肥厚，多分枝，具芳香及辛辣味。叶片披针形或线状披针形，无毛，无柄；叶舌膜质。总花梗长达25cm；穗状花序球果状；花冠黄绿色，裂片披针形；雄蕊暗紫色；药隔附属体钻状。花期秋季，未见结果。

原产于印度尼西亚及我国中部和南部，神农架各地均有栽培。

根茎解表散寒，温中止呕，温肺止咳，解毒。

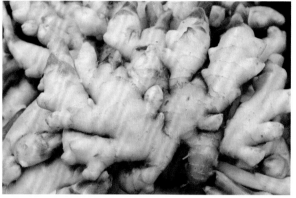

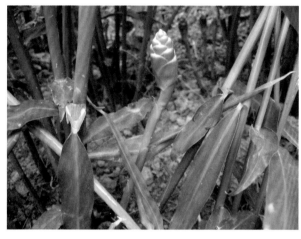

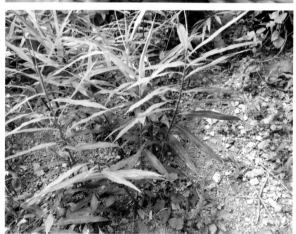

2　蘘荷　**Zingiber mioga** (Thunberg) Roscoe

多年生草本。根茎淡黄色。叶片披针状椭圆形或线状披针形，叶下表面无毛或被稀疏的长柔毛，顶端尾尖；叶舌膜质，2裂。穗状花序椭圆形；总花梗无至长达17cm，被长圆形鳞片状鞘。果倒卵形，熟时裂成3瓣；果皮里面鲜红色。种子黑色，具白色假种皮。花期8~10月，果期11~12月。

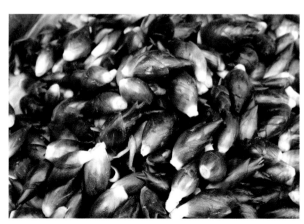

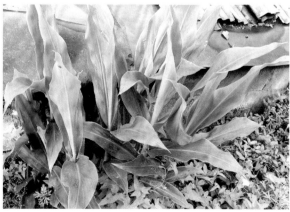

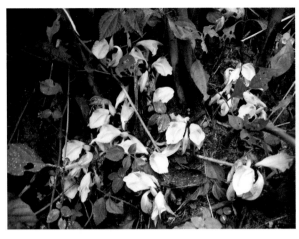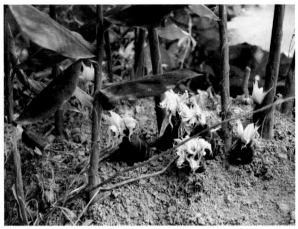

分布于神农架各地，生于低海拔的山谷中阴湿处，农户多有栽培。常见。

根茎（蘘荷）温中理气，祛风止痛，止咳平喘。

3 阳荷 **Zingiber striolatum** Diels

多年生草本。根茎似姜，味辛。叶片披针形，叶上表面无毛，下表面基部被疏长柔毛，两面粉绿色，无柄；叶舌2裂。总花梗极短，生于地下；花序卵形；花紫色；花萼管状；无花丝；子房被长柔毛。花期6~7月，果期9~10月。

分布于神农架各地，生于海拔600~1000m的山谷中阴湿处。少见。

根茎活血调经，镇咳祛痰，消肿解毒，消积健胃等。

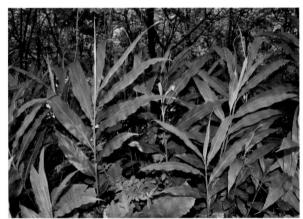

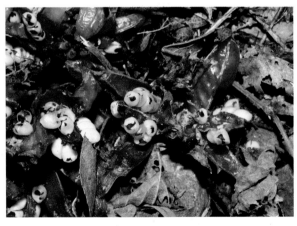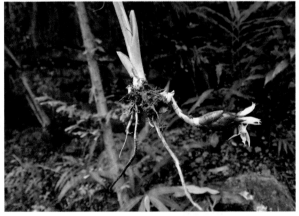

美人蕉科 Cannaceae

多年生草本。茎直立、粗壮，地下茎块状。叶大，具明显的羽状平行脉，具叶鞘。花两性，大而美丽，不对称，排成顶生的穗状花序或狭圆锥花序，具苞片；萼片 3 枚，绿色，宿存；花瓣 3 片，萼状，通常披针形，绿色或其他颜色；退化雄蕊花瓣状，红色或黄色，发育雄蕊的花丝亦增大成花瓣状。蒴果，3 瓣裂，多少具 3 条棱，具小瘤体或柔刺。

1 属，10~12 种；我国栽培 6 种；湖北栽培 3 种；神农架栽培 2 种，均可供药用。

美人蕉属 Canna Linnaeus

本属特征同美人蕉科。

10~12 种；我国栽培 6 种；湖北栽培 3 种；神农架栽培 2 种，均可供药用。

■ 分种检索表

1. 具块状根茎 ···2. 蕉芋 **C. edulis**
1. 无块状根茎 ···1. 美人蕉 **C. indica**

| 1 | 美人蕉 **Canna indica** Linnaeus |

多年生草本。植株绿色。叶片卵状长圆形。总状花序疏花；花红色，单生；苞片卵形，绿色；萼片披针形，绿色而有时染红；花柱扁平，一半和发育雄蕊的花丝连合。蒴果绿色，长卵形，具软刺。花、果期 3~12 月。

原产于印度，神农架有栽培。

根（美人蕉）健脾，解毒，止带。花（美人蕉花）止血。

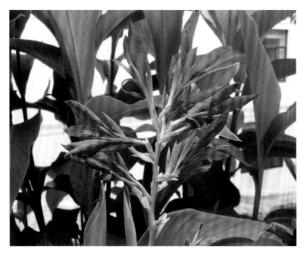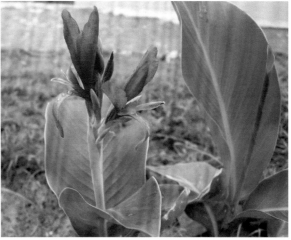

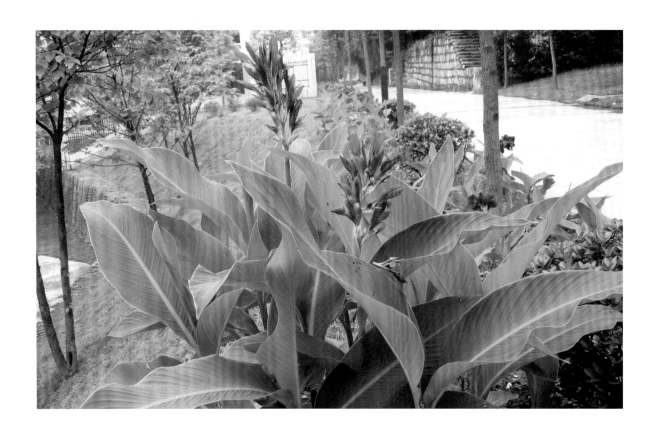

2 蕉芋 **Canna edulis** Ker-Gawler

多年生草本。根茎发达，块状。叶片长圆形或卵状长圆形，叶上表面绿色，边缘或下表面紫色；叶柄短；叶鞘边缘紫色。总状花序单生或分叉，少花，被蜡质粉霜，基部具阔鞘；花单生或2朵聚生；小苞片淡紫色；萼片披针形，淡绿而染紫；花冠管杏黄色，花冠裂片杏黄而顶端染紫；外轮退化雄蕊倒披针形，红色，发育雄蕊披针形；唇瓣披针形。花期9~10月，果期11月。

原产于西印度群岛和南美洲，神农架多有栽培。

根清热利湿，凉血解毒，滋补。花止血。

《Flora of China》将本种作为美人蕉的同名异物，据我们观察，本种的花部特征与美人蕉有一定的差别，原产地也与美人蕉不同，应为独立的种。

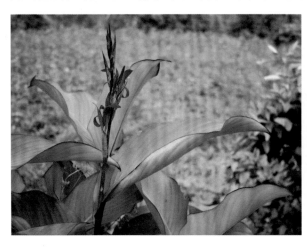

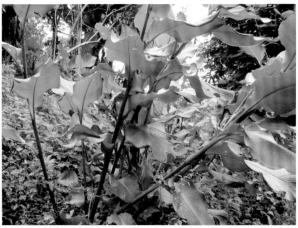

兰科 Orchidaceae

地生、附生，较少为腐生草本。叶基生或茎生，后者通常互生或生于假鳞茎顶端或近顶端处，扁平或有时圆柱形或两侧压扁，基部具关节或无。花葶或花序顶生或侧生；花常排成总状花序或圆锥花序；花被片6枚，2轮；萼片离生或不同程度的合生；中央1片花瓣的形态常有较大的特化，明显不同于2片侧生花瓣；花粉通常黏合成团块。蒴果，具极多的种子。种皮常在两端延长成翅状。

约800属，25000种；我国194属，1388种；湖北46属，103种；神农架45属，89种，可供药用的32属，58种。

■ 分属检索表

1. 能育雄蕊2枚，位于蕊柱两侧，与侧生花瓣对生 ············1. 杓兰属 **Cypripedium**

1. 能育雄蕊1枚，若为2枚则位于蕊柱近顶端的前后两侧，分别与中萼片和唇瓣对生。

  2. 花粉块粒粉质，柔软；叶无关节，地生兰类。

    3. 自养植物，具绿叶 ························18. 白及属 **Bletilla**

    4. 叶2枚，着生于茎中部，对生或近对生 ········4. 鸟巢兰属 **Neottia**

    4. 叶1或多枚，着生于茎基部或互生于茎上。

      5. 花粉块由许多可分的团块组成。

        6. 花药以狭窄的部分通过花丝与蕊柱相连，枯萎或脱落，花粉块无柄，若具柄则柄从花药顶部伸出。

         7. 柱头1个 ····················5. 斑叶兰属 **Goodyera**

         7. 柱头2个，侧生 ············6. 金线兰属 **Anoectochilus**

        6. 花药以宽阔的基部或背部与蕊柱合生，宿存，花粉块具柄，柄从花药基部伸出。

         8. 柱头通常1个；唇瓣基部通常具显著的距，凹形或为囊状。

           9. 花粉与黏盘藏于黏囊中 ············8. 小红门兰属 **Ponerorchis**

           9. 花粉与黏盘无黏囊包着。

             10. 叶1枚，基生或近基生 ············9. 舌喙兰属 **Hemipilia**

             10. 叶1至多枚，茎生 ············10. 舌唇兰属 **Platanthera**

        8. 柱头2个，分裂；唇瓣基部通常具显著的距，距少为囊状。

          11. 黏盘卷成角状；唇瓣通常无距 ············11. 角盘兰属 **Herminium**

          11. 黏盘不卷，非角状；唇瓣通常具距。

            12. 蕊喙不具臂，为鸟喙状或四方形。

              13. 块茎全缘，不裂；柱头棍棒状 ············12. 兜被兰属 **Neottianthe**

              13. 块茎下部掌裂；柱头楔形 ············13. 手参属 **Gymnadenia**

            12. 蕊喙具臂，不为鸟喙状或四方形。

              14. 蕊喙臂短；药室并行 ············14. 阔蕊兰属 **Peristylus**

14. 蕊喙臂长；药室叉开 ···15. 玉凤花属 Habenaria

   5. 花粉块为均匀的粒质粉，无团块 ························7. 绶草属 Spiranthes

3. 腐生植物，无绿叶。

  15. 萼片与花瓣多少合生成筒状 ·······················16. 天麻属 Gastrodia

  15. 萼片与花瓣离生。

    16. 根为肉质纤维根；花粉块不具柄，亦无黏盘。

      17. 花序上部的花苞片较小，非叶状，短于花梗和子房······2. 头蕊兰属 Cephalanthera

      17. 花序上部的花苞片较大，叶状，长于花梗和子房·······3. 火烧兰属 Epipactis

    16. 植株具珊瑚状根茎或肉质块茎；花粉块具柄··············17. 虎舌兰属 Epipogium

2. 花粉块蜡质，坚硬或较坚硬；叶常具关节，附生兰类。

17. 花粉块 2 个 ··24. 兰属 Cymbidium

17. 花粉块 4~8 个。

  18. 花粉块 8 个。

    19. 花序或花葶从茎或假鳞茎上部或顶部发出··············29. 苹兰属 Pinalia

    19. 花序或花葶从假鳞茎中部至基部或根茎上发出。

      20. 唇瓣基部与蕊柱两侧的翅具不同程度的合生而形成管·····26. 虾脊兰属 Calanthe

      20. 唇瓣基部常与蕊柱翅离生·······················25. 鹤顶兰属 Phaius

  18. 花粉块 4~6 个。

    21. 蕊柱明显具足；萼囊清晰可见。

      22. 花序从假鳞茎根部或根茎上发出·······················32. 石豆兰属 Bulbophyllum

      22. 花序从假鳞茎上部或顶部发出。

        23. 无葡匐茎和假鳞茎，茎明显具节 ·············30. 石斛属 Dendrobium

        23. 具葡匐茎和假鳞茎，根茎细长 ·············31. 厚唇兰属 Epigeneium

    21. 蕊柱无明显蕊柱足，无萼囊。

      24. 花粉块不具花粉块柄，亦无黏盘和黏盘柄。

        25. 合蕊柱短；萼片平展；唇瓣不倒生·············20. 原沼兰属 Malaxis

        25. 合蕊柱较长；萼片直立或反折；唇瓣多半倒生··············19. 羊耳蒜属 Liparis

      24. 花粉块具花粉块柄，或具黏盘和黏盘柄。

        26. 附生植物，具裸露、绿色的鳞茎。

          27. 唇瓣不为"S"字形，无距·············27. 独蒜兰属 Pleione

          27. 唇瓣褶成"S"字形，或囊状，或具距·············28. 石仙桃属 Pholidota

        26. 地生植物，地下具非绿色的鳞茎。

          28. 花单生·······························23. 独花兰属 Changnienia

          28. 花多朵排成总状花序。

            29. 花较小；萼片长 5~11mm ·············21. 山兰属 Oreorchis

            29. 花较大；萼片长 15~30mm ·············22. 杜鹃兰属 Cremastra

（一）杓兰属　Cypripedium Linnaeus

多年生草本，地生。茎直立，基部常具数枚鞘。叶 2 至数枚，互生至对生，通常椭圆形至卵形，具折扇状脉、放射状脉或 3~5 条主脉，有时具黑紫色斑点。花序顶生，通常为单花或少数具花 2~3 朵；苞片通常叶状，明显小于叶；花大，较美丽；蕊柱短，圆柱形，常下弯；具 2 枚侧生的能育雄蕊。蒴果。

50 种；我国 36 种；湖北 8 种；神农架 7 种，可供药用的 4 种。

■ 分种检索表

1. 叶 2 至数枚，互生，具平行脉。
　2. 子房具腺毛。
　　3. 花及萼片绿色或绿黄色，无栗色条纹·············3. 绿花杓兰 C. henryi
　　3. 花瓣黄色；萼片黄绿色·············1. 大叶杓兰 C. fasciolatum
　2. 子房密被长柔毛·············4. 毛杓兰 C. franchetii
1. 叶 2 枚，对生或近对生，具辐射状脉·············2. 扇脉杓兰 C. japonicum

1　大叶杓兰　Cypripedium fasciolatum Franchet

多年生草本。茎直立，无毛或上部近节处具短柔毛，基部具数枚鞘。叶片椭圆形或宽椭圆形，通常 3~4 枚。花序顶生，通常具花 1 朵；花大，花瓣长 5.5~8cm；唇瓣具栗色斑点，深囊状，囊口边缘多少呈齿状，囊底具毛，外表面无毛；退化雄蕊卵状椭圆形，下表面具龙骨状突起。花期 4~5 月，果期 9 月。

分布于神农架各地，生于海拔 2500~2800m 的山坡疏林下。常见。

根茎（大叶杓兰）用于跌打损伤、肾虚腰痛。

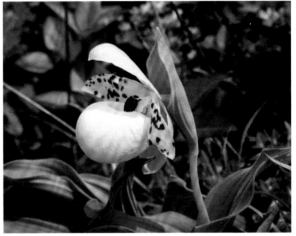

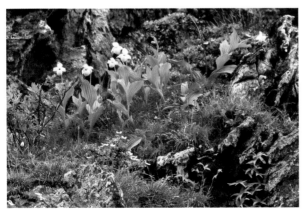

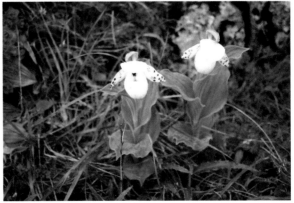

2 | 扇脉杓兰 **Cypripedium japonicum** Thunberg

多年生草本。茎直立，被褐色长柔毛。叶通常2枚，近对生，扇形，上半部边缘呈钝波状，基部近楔形，两面被毛。花序顶生，具花1朵；花序柄被长柔毛；萼片与花瓣绿黄色；唇瓣囊口前端具多条槽状凹陷。蒴果近纺锤形，疏被微柔毛。花期4~5月，果期6~10月。

分布于神农架各地，生于海拔1000~1800m的山坡林下湿润土壤上。常见。

全草（扇子七）活血调经，祛风镇痛。

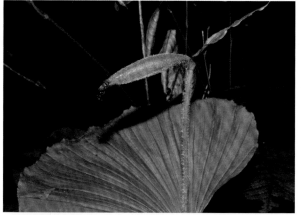

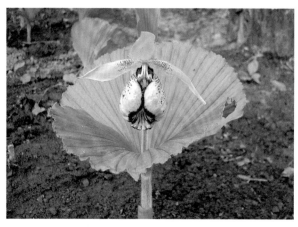

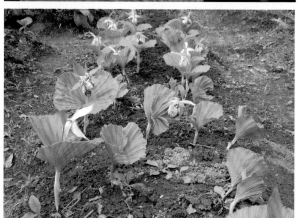

3 | 绿花杓兰 **Cypripedium henryi** Rolfe

多年生草本。茎直立。叶片椭圆状至卵状披针形，无毛或在下表面近基部被短柔毛。花序顶生，具花2~3朵；花绿色至绿黄色；花瓣线状披针形，通常稍扭转，长3.5~5cm，几达唇瓣长度的1倍；花柱和子房，密被白色腺毛。蒴果近椭圆形或狭椭圆形，被毛。花期4~5月，果期7~9月。

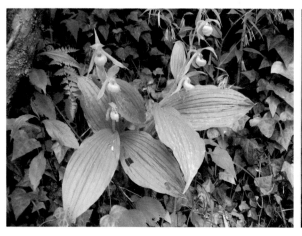

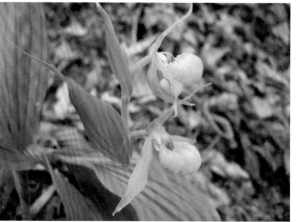

分布于神农架各地，生于海拔 1200~1800m 的山坡疏林下或林缘。少见。

根、根茎（龙舌箭）理气行血，消肿止痛。

4 毛杓兰 *Cypripedium franchetii* E. H. Wilson

多年生草本，具粗壮、较短的根茎。茎直立，密被长柔毛，基部具数枚鞘，鞘上方具 3~5 枚叶。叶片椭圆形或卵状椭圆形。花序顶生，具花 1 朵；花淡紫红色至粉红色，具深色脉纹；花瓣披针形，先端渐尖，内面基部被长柔毛；唇瓣深囊状，椭圆形或近球形。花期 5~7 月，果期 9 月。

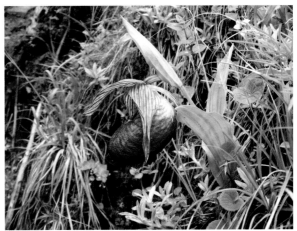

分布于神农架（金猴岭），生于海拔 2800~3000m 的山坡草丛中。常见。

根（牌楼七）理气，止咳，止痛。

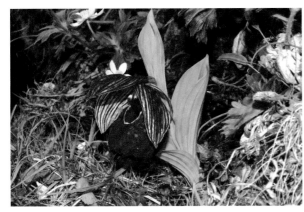
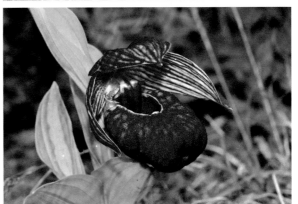

（二）头蕊兰属 Cephalanthera Richard

多年生草本，通常具缩短的根茎和成簇的肉质纤维根，腐生类具较长的根茎和稀疏的肉质根。茎直立，不分枝。叶互生，折扇状。总状花序，通常具数朵花；花苞片通常较小，有时最下面近叶状，极少全部叶状；花两侧对称，多少扭转；萼片离生，相似；唇瓣常近直立，3 裂，基部呈囊状或具短距；退化雄蕊 2 枚，白色而具银色斑点。

约 15 种；我国 9 种；湖北 3 种；神农架 3 种，可供药用的 2 种。

■ 分种检索表

1. 花白色·······························1. 银兰 **C. erecta**

1. 花黄色·······························2. 金兰 **C. falcata**

1 银兰 Cephalanthera erecta (Thunberg) Blume

多年生草本。茎纤细，直立。叶片椭圆形至卵状披针形，长 2~8cm，下表面平滑，先端急尖或渐尖，基部收狭并抱茎。总状花序，具花 3~10 朵；花序轴具棱；花白色；萼片长圆状椭圆形；花瓣与萼片相似，但稍短，基部具距，距圆锥形，末端锐尖。蒴果狭椭圆形或宽圆筒形。花期 4~6 月，果期 8~9 月。

分布于神农架各地，生于海拔 1000~1500m 的山坡林下或疏林草地上。常见。

全草（银兰）清热利尿，解毒，祛风，活血。

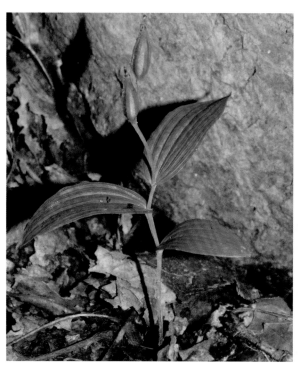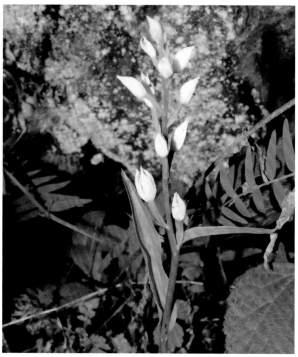

2 金兰 Cephalanthera falcata (Thunberg) Blume

多年生草本。茎直立，下部具鞘。叶 4~7 枚，椭圆形至卵状披针形，先端渐尖或钝，基部收狭并抱茎。总状花序，通常具花 5~10 朵；花黄色；花苞片很小，长 1~2mm；萼片菱状椭圆形，与花瓣相似。蒴果狭椭圆状。花期 4~5 月，果期 8~9 月。

分布于神农架各地，生于海拔 1000~2000m 的山坡林下或疏林草地上。少见。

全草清热泻火。

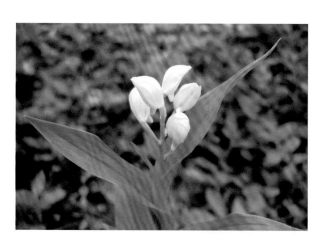

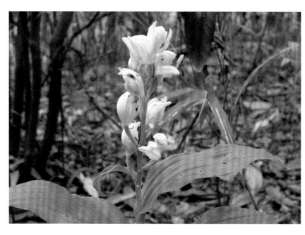 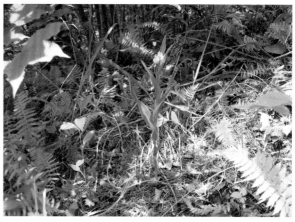

（三）火烧兰属 Epipactis Zinn

多年生草本。根茎粗短或长。茎直立。叶茎生，无柄，抱茎。总状花序顶生，具花多数；花黄绿色、紫褐色或黄褐色；唇瓣通常无距，分为上下两部分，上唇三角形或心形，下唇常为囊状或杯状，上下唇之间缢缩；子房扭转。蒴果椭圆状，无毛。

20 种；我国 10 种；湖北 2 种；神农架 2 种，均可供药用。

分种检索表

1. 花序轴被锈色毛，花黄绿色带紫色、紫褐色或黄褐色…………………………………1. 大叶火烧兰 E. mairei
1. 花序轴被短柔毛，花绿色至淡紫色………………………………………………………2. 火烧兰 E. helleborine

1　大叶火烧兰 Epipactis mairei Schlechter

多年生草本。根茎粗短。茎直立，上部和花序轴被锈色柔毛，下部无毛。叶 5~8 枚，互生，卵圆形至椭圆形，基部延伸成鞘状，抱茎。总状花序具花 10~20 朵；花黄绿带紫色、紫褐色或黄褐色；花瓣长椭圆形或椭圆形。蒴果椭圆状，无毛。花期 6~7 月，果期 9 月。

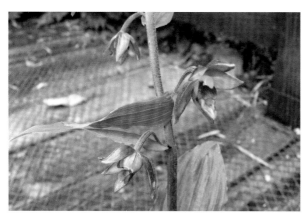 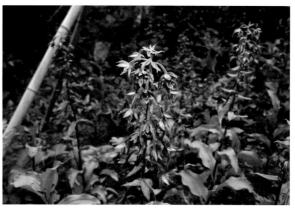

分布于神农架各地，生于海拔 700~1800m 的山坡灌丛中、草丛等地。常见。

根茎、根（兰竹参）理气活血，祛瘀止痛，解毒。

2 | 火烧兰 **Epipactis helleborine** (Linnaeus) Crantz

多年生草本。根茎粗短。茎上部被短柔毛，下部无毛，具 2~3 枚鳞片状鞘。叶 4~7 枚，互生，卵圆形、卵形至椭圆状披针形。总状花序通常具花 3~40 朵；花绿色或淡紫色，下垂，较小；花瓣椭圆形，先端急尖或钝；唇瓣中部明显缢缩。花期 7 月，果期 9 月。

分布于神农架各地，生于海拔 1500~2500m 的山坡灌丛中、草丛等地。少见。

根（膀胱七）理气，活血，消肿止痛。

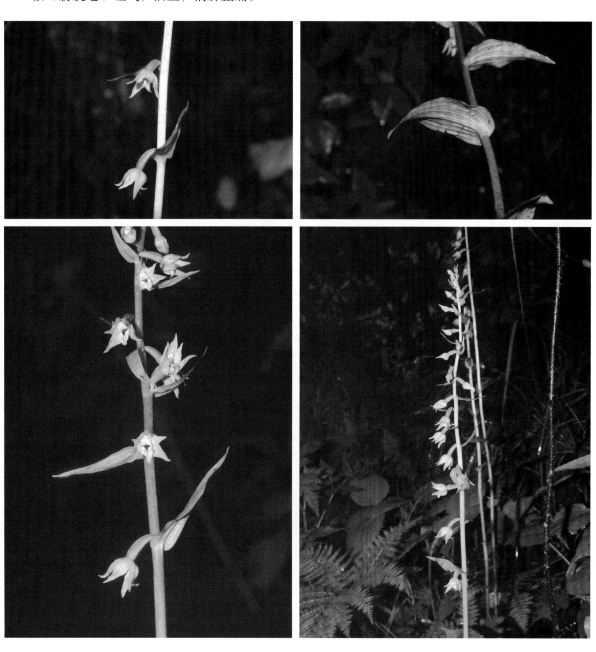

（四）鸟巢兰属 **Neottia** Guettard

地生小草本。根簇生。茎直立，一般近基部处具 1~3 枚圆筒状或鳞片状的膜质鞘。叶通常 2 枚，极少例外，位于植株中部至近上部处，对生或近对生，无柄或近无柄。叶和花序之间常具 1~5 枚苞片状小叶，向上逐渐过渡为花苞片。花通常多朵排成顶生的总状花序；萼片与花瓣离生，相似；唇瓣明显大于萼片和花瓣，通常先端 2 深裂。蒴果细小。

70 种；我国 35 种；湖北 3 种；神农架 3 种，可供药用的 1 种。

大花对叶兰 **Neottia wardii** (Rolfe) Szlachetko

多年生草本。茎纤细，近基部处具 1 枚膜质鞘，通常在上部的 2/3~3/4 处具 2 枚对生叶，并具 1~2 枚苞片状小叶。叶片宽卵形或卵状心形；苞片状小叶卵状披针形，向上逐渐过渡为苞片。总状花序，花序轴被短柔毛；花较大，绿黄色；中萼片菱状椭圆形或椭圆形，侧萼片斜椭圆状披针形；花瓣线形。花期 6~7 月，果期 9 月。

分布于神农架各地，生于海拔 2200m 的山坡林下。少见。

全草（对叶兰）补中益气，润肺止咳。

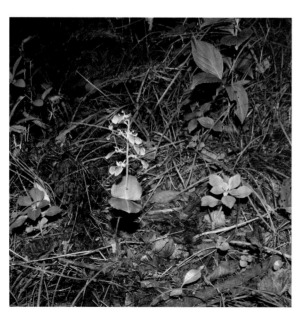

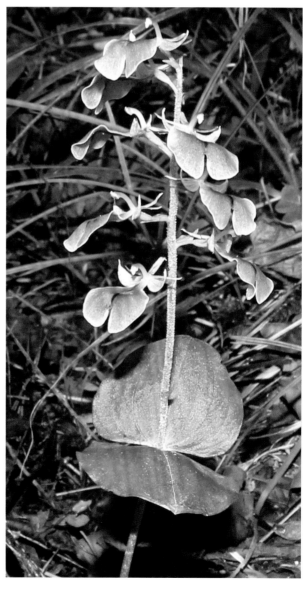

（五）斑叶兰属 Goodyera R. Brown

地生草本。根茎常伸长，匍匐，具节，节上生根。茎直立，短或长，具叶。叶互生，稍肉质，具柄，上表面常具杂色的斑纹。花序顶生，具少数至多数花，总状；花倒置；萼片离生，近相似，背面常被毛；花瓣较萼片薄，膜质；唇瓣围绕蕊柱基部，不裂，基部呈囊状，囊内常具毛；蕊柱短，无附属物。蒴果直立，无喙。

100 种；我国 29 种；湖北 5 种；神农架 5 种，可供药用的 4 种。

■ 分种检索表

1. 叶上表面具白色或黄色网状脉纹或斑纹。
  2. 叶上表面具均匀网状脉纹⋯⋯⋯⋯⋯⋯⋯⋯⋯⋯⋯⋯⋯⋯⋯1. 大花斑叶兰 G. biflora
  2. 叶上表面具不均匀细脉和有色斑纹。
    3. 茎被腺毛或柔毛⋯⋯⋯⋯⋯⋯⋯⋯⋯⋯⋯⋯⋯⋯⋯⋯⋯3. 小斑叶兰 G. repens
    3. 茎无毛⋯⋯⋯⋯⋯⋯⋯⋯⋯⋯⋯⋯⋯⋯⋯2. 斑叶兰 G. schlechtendaliana
1. 叶上表面无网状脉纹和斑纹⋯⋯⋯⋯⋯⋯⋯⋯⋯⋯4. 绒叶斑叶兰 G. velutina

1 大花斑叶兰 Goodyera biflora (Lindley) J. D. Hooker

多年生草本，高 5~15cm。根茎伸长，匍匐，具节。茎直立，绿色。叶片卵形或椭圆形，上表面绿色，具白网状脉纹，下表面淡绿色，有时带紫红色。花序通常具花 2 朵，罕见具花 3~6 朵；花较大，长管状，白色或带粉红色；花瓣白色，无毛；中萼片线状披针形，下表面被短柔毛；子房被短柔毛。花期 2~7 月，果期 9 月。

分布于神农架各地，生于海拔 1200~2500m 的密林下阴湿处。少见。

全草清热解毒，行气活血，祛风止痛。

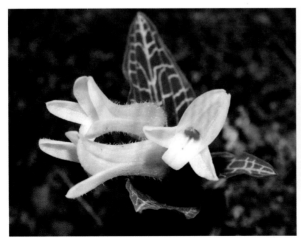 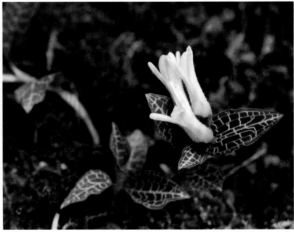

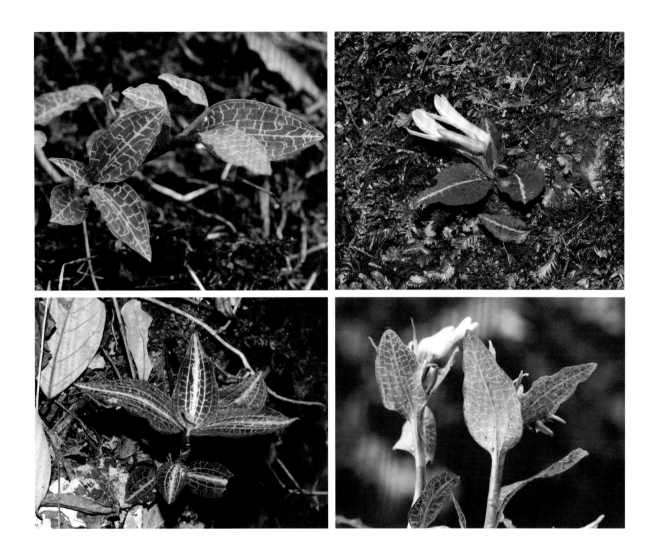

2 斑叶兰 **Goodyera schlechtendaliana** H. G. Reichenbach

多年生草本。根茎伸长，匍匐，具节。茎直立，绿色，具4~6枚叶。叶片卵形或卵状披针形，上表面绿色，具白色不规则的点状斑纹，基部近圆形或宽楔形，具柄。总状花序；花较小，白色或带粉红色，半张开；花瓣菱状倒披针形，无毛；唇瓣卵形，基部呈囊状，内面具多数腺毛；花药卵形，渐尖。花、果期8~10月。

分布于神农架各地，生于海拔400~1100m的山坡或沟谷阔叶林下。少见。

全草清肺止咳，解毒消肿，止痛。

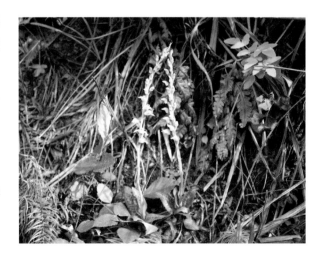

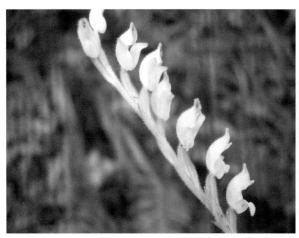
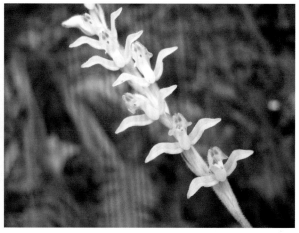

3　小斑叶兰 Goodyera repens (Linnaeus) R. Brown

　　根茎伸长，茎状，匍匐，具节。茎直立，绿色，具叶 5~6 枚。叶片卵形或卵状椭圆形，上表面深绿色具白色斑纹，下表面淡绿色。花茎直立或近直立；总状花序，花多少偏向一侧；花小，白色，或带绿色，或带粉红色，半张开；花瓣斜匙形，无毛，先端钝，具 1 条脉；唇瓣卵形。花期 7~8 月，果期 9 月。

　　分布于神农架各地，生于海拔 2500~3000m 的山坡密林下。少见。

　　全草（小斑叶兰）清热解毒，活血散结。

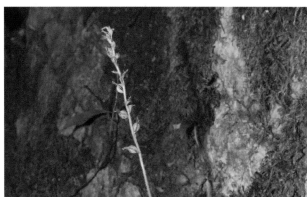
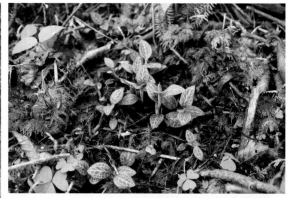
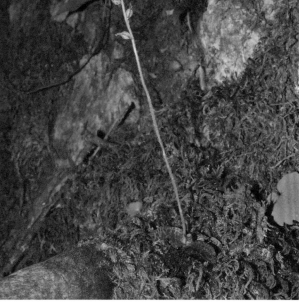
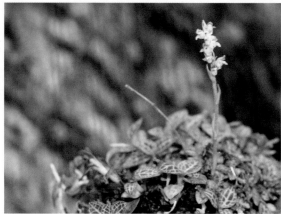

4 绒叶斑叶兰 Goodyera velutina Maximowicz ex Regel

多年生草本。根茎，匍匐，具节。茎直立，具 3~5 枚叶。叶片卵形至椭圆形，先端急尖，基部圆形，上表面深绿色或暗紫绿色，天鹅绒状，沿中肋具 1 条白色带，下表面紫红色，具柄。花葶上具 2~3 枚鞘状苞片；总状花序具花 6~15 朵，偏向一侧；花苞片披针形，红褐色；萼片淡红褐色或白色，中萼片长圆形，侧萼片斜卵状椭圆形或长椭圆形；花瓣斜长圆状菱形。花、果期 9~10 月。

分布于神农架宋洛、新华，生于海拔 1800~2200m 的山坡林下。少见。

全草清热解毒，活血止痛。

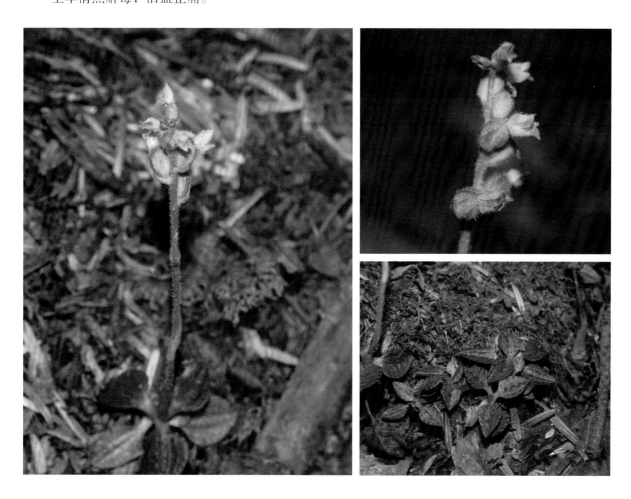

（六）金线兰属 Anoectochilus Blume

地生兰。根茎伸长，茎状，匍匐，肉质，具节，节上生根。叶互生，常稍肉质，部分种的叶片上表面具杂色的脉网或脉纹，基部通常偏斜，具柄。花排成顶生的总状花序；萼片离生，下表面通常被毛，中萼片凹陷，舟状，与花瓣黏合成兜状；唇瓣前部多明显扩大成 2 裂，裂片叉开，其两侧多具流苏状细裂条或锯齿，少为全缘。

30 种；我国 11 种；湖北 1 种；神农架 1 种，可供药用。

金线兰 Anoectochilus roxburghii (Wallich) Lindley

多年生草本。根茎匍匐。叶片上表面黑绿色至紫绿色，具金红色或白色美丽的网脉，下表面淡紫红色。总状花序；花苞片淡红色，卵状披针形或披针形；子房长圆柱形，不扭转；唇瓣基部具圆锥状距，距较长，伸出于两侧萼片基部之外。花、果期9~11月。

分布于神农架下谷（石柱河），生于海拔800m的常绿阔叶林下。罕见。

全草（金线兰）清热凉血，解毒消肿，润肺止咳。

本属为湖北的新记录属，金线兰药用市场开发需求旺盛，应加大对本种的保护力度。

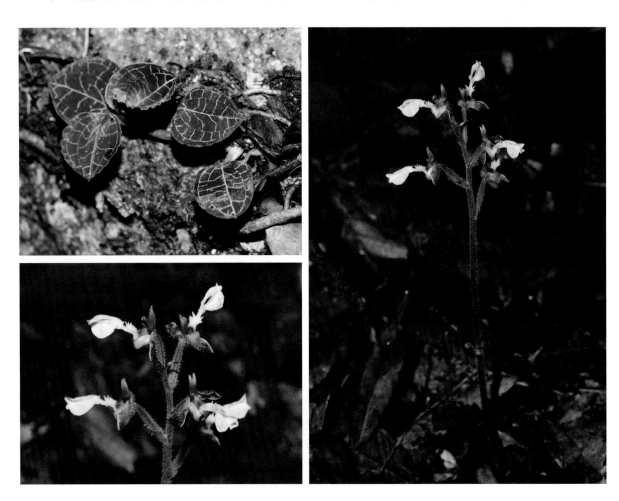

（七）绶草属 Spiranthes Richard

陆生兰，具肉质、肥大的根。茎短。叶多少肉质而近基生。总状花序的轴常作螺旋状旋转；中萼片一般与花瓣靠合，呈盔状；唇瓣具短爪，边缘常呈皱波状；蕊柱基部稍扩大，但不形成蕊柱足；花粉块2个，粒粉质，或多或少具花粉块柄，具黏盘。

50种；我国3种；湖北1种；神农架1种，可供药用。

绶草 *Spiranthes sinensis* (Persoon) Ames

多年生草本。根数条，指状，肉质，簇生于茎基部。花茎直立，上部被腺状柔毛至无毛；总状花序具多数密生的花；花小，白色，螺旋状排生；花瓣斜菱状长圆形。花期7~8月，果期9月。

分布于神农架红坪（红河），生于海拔2200~2500m的山坡林下湿润的草地中。常见。

根、全草（盘龙参）滋阴润肺，清热解毒。

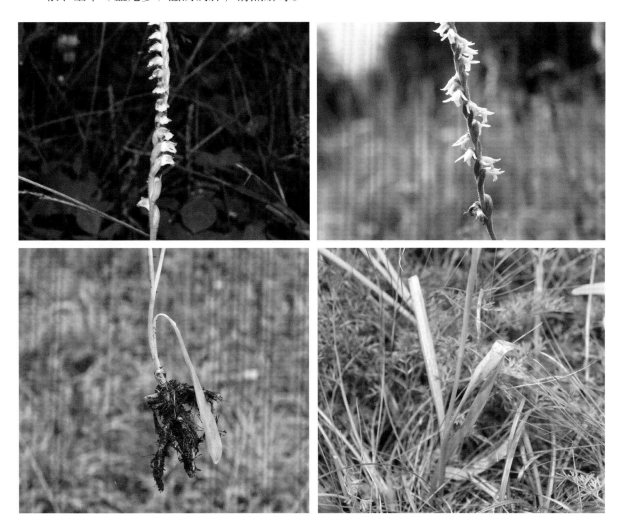

（八）小红门兰属 **Ponerorchis** H. G. Reichenbach

地生草本。基部具细指状、肉质的根茎或具1~2个肉质块茎。茎直立。叶基生或茎生，1~5枚，基部收狭成鞘，抱茎。总状花序顶生，具1至多数花，偏向一侧或不偏向一侧；花苞片常直立伸展；子房扭转；花倒置，唇瓣位于下方；萼片离生；花瓣常与中萼片相靠合，呈兜状；唇瓣常向前伸展，不裂或3~4裂。蒴果直立。

20种；我国13种；湖北1种；神农架1种，可供药用。

广布小红门兰 **Ponerorchis chusua** (D. Don) Soó

多年生草本。块茎椭圆形或近球形。茎纤细，基部具棕色叶鞘。叶 1~4 枚，披针形或矩圆状披针形或矩圆形，无柄。总状花序疏松，花偏向一侧；花苞片叶状；花红紫色；中萼片卵状披针形，侧萼片斜卵状披针形；花瓣斜卵状披针形；唇瓣倒宽卵形或菱形，先端 3 裂。花期 7 月，果期 9 月。

分布于神农架木鱼（老君山），生于海拔 2500~2800m 的山坡草丛中。常见。

块茎清热解毒，补肾益气，安神。

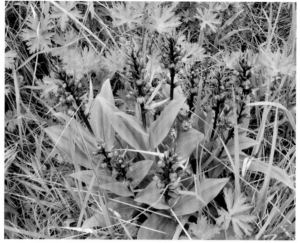

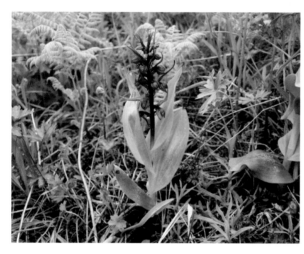

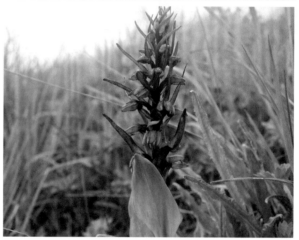

（九）舌喙兰属 **Hemipilia** Lindley

地生草本，具近椭圆状的块茎。茎直立，通常在基部具 1~3 枚鞘，鞘上方具 1 枚叶，向上具 1~5 枚鞘状或鳞片退化状叶。叶片通常心形或卵状心形，无柄，基部抱茎，无毛。总状花序顶生，具花数朵或 10 余朵；中萼片与花瓣靠合，呈兜状，侧萼片斜歪；唇瓣伸展，分裂或不裂，具距；蕊喙甚大，3 裂，中裂片舌状。蒴果长椭圆状，无毛。

10 种；我国 7 种；湖北 2 种；神农架 2 种，均可供药用。

■ **分种检索表**

1. 唇瓣扇形，基部具明显的爪……………………………………………………1. 扇唇舌喙兰 **H. flabellata**

1. 唇瓣楔状倒卵形，基部无明显的爪……………………………………………2. 裂唇舌喙兰 **H. henryi**

1 扇唇舌喙兰 **Hemipilia flabellata** Bureau & Franchet

　　直立草本。块茎狭椭圆状。茎在基部具 1 枚膜质鞘，鞘上方具 1 枚叶，向上具 1~4 枚鞘状退化叶。叶片心形、卵状心形或宽卵形，大小变化甚大；花瓣宽卵形，先端近急尖，具 5 条脉；蕊喙舌状，肥厚，先端浑圆，上表面具细小乳突。蒴果圆柱形。花期 6~8 月，果期 9 月。

　　分布于神农架各地，生于海拔 600~1000m 的悬崖石上。少见。

　　全草（独叶一枝花）滋阴润肺，补虚。

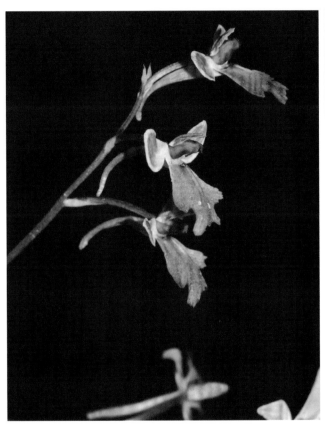
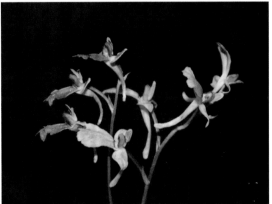
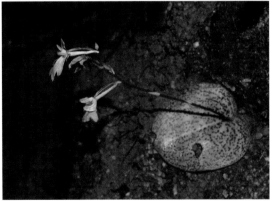

2 裂唇舌喙兰 **Hemipilia henryi** Rolfe

　　直立草本。块茎椭圆状。茎在基部通常具 1 个筒状膜质鞘，鞘上方具 1 枚叶，罕具 2 枚，向上具鞘状退化叶。叶片卵形。总状花序通常长 6~11cm，具花 3~9 朵；花苞片披针形，先端渐尖或长渐尖；蕊喙卵形，先端急尖，上表面具细小的乳突。花期 8 月，果期 10 月。

　　分布于神农架各地，生于海拔 600~1000m 的悬崖石上。常见。

　　全草可代扇唇舌喙兰入药。

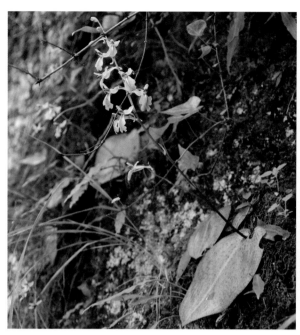 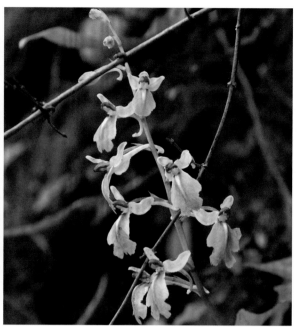

（十）舌唇兰属 Platanthera Richard

陆生兰，常具块茎。叶基生或茎生，1 至多枚。总状花序顶生，具花数朵；中萼片常与花瓣靠合，呈兜状；唇瓣一般不裂，舌状，基部常呈耳状，具距；蕊柱贴生于唇瓣基部；药室平行或叉开；柱头 1 个；花粉块 2 个，由许多松散小块组成，具短的花粉块柄与黏盘。

200 种；我国 42 种；湖北 6 种；神农架 5 种，可供药用的 3 种。

■ **分种检索表**

1. 叶片线状披针形，多枚···2. **密花舌唇兰 P. hologlottis**
1. 叶片较宽，非线状披针形，1 至多枚。
   2. 花大，中萼片长 6~8mm，花瓣线形···1. **舌唇兰 P. japonica**
   2. 花小，中萼片长 4~5mm，花瓣斜卵形···3. **小舌唇兰 P. minor**

1 | 舌唇兰 Platanthera japonica (Thunberg) Lindley

多年生草本。根茎指状，肉质、近平展。茎粗壮，直立，无毛。总状花序，具花 10~28 朵；花大，白色；花瓣直立，线形，先端钝，具 1 条脉，与中萼片靠合，呈兜状；唇瓣线形，不分裂，肉质，先端钝，距下垂，细长，细圆筒状至丝状；药室平行；蕊喙矮，宽三角形，直立。花期 5~7 月，果期 10 月。

分布于神农架各地，生于海拔 1500~2500m 的山坡林下或草地。常见。

全草（骑马参）益气润肺，祛痰止咳；用于肺热咳嗽。

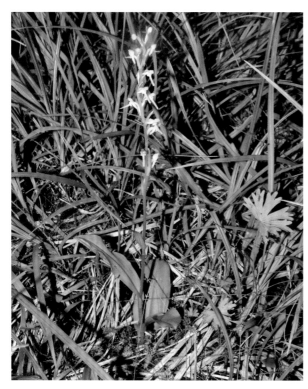
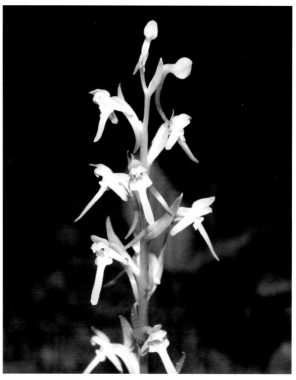

2 | 密花舌唇兰 **Platanthera hologlottis** Maximowicz

多年生草本。根茎匍匐，圆柱形，肉质。茎细长，直立，下部具 4~6 枚大叶，向上渐小成苞片状。叶片线状披针形或宽线形，先端渐尖，基部呈短鞘抱茎。总状花序具多数密生的花；花白色；花瓣直立，斜卵形，先端钝，具 5 条脉，与中萼片靠合，呈兜状；唇瓣舌形或舌状披针形，距下垂，纤细，圆筒状。花期 6~7 月，果期 10 月。

分布于神农架各地，生于海拔 1800~2200m 的山坡林下或草地。少见。

全草润肺止咳。

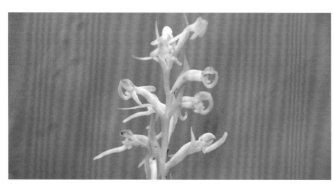

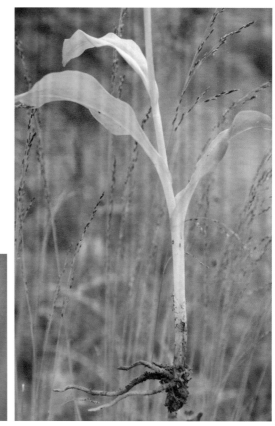

3 小舌唇兰 *Platanthera minor* (Miquel) H. G. Reichenbach

多年生草本。块茎椭圆形。茎粗壮，直立，下部具 1~2 枚较大的叶，上部具 2~5 枚逐渐变小为披针形或线状披针形的苞片状小叶。叶片椭圆形、卵状椭圆形或长圆状披针形。总状花序具多数疏生的花；花黄绿色；萼片具 3 条脉，边缘全缘；花瓣直立，斜卵形；唇瓣舌状，肉质，下垂，距细圆筒状，下垂，稍向前弧曲。花期 5~7 月，果期 10 月。

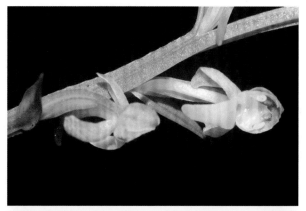

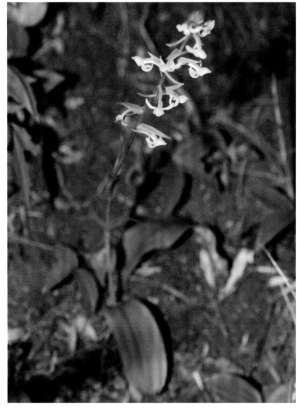

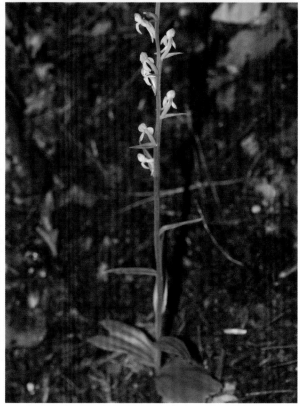

分布于神农架各地，生于海拔 1800~2500m 的山坡林下或草地。少见。

全草（猪獠参）养阴润肺，益气生津。

（十一）角盘兰属 **Herminium** Linnaeus

地生草本。块茎 1~2 个，肉质。茎直立，具叶 1 至数枚。花序顶生，具多数花，总状或似穗状；花小，密生，通常为黄绿色，常呈钩手状，倒置（唇瓣位于下方）或罕为不倒置（唇瓣位于上方）；萼片离生，近等长；唇瓣 3 裂或不裂，罕 5 裂，基部多少凹陷，通常无距，少数具短距者其黏盘卷成角状。蒴果长圆形，通常直立。

25 种；我国 18 种；湖北 1 种；神农架 1 种，可供药用。

叉唇角盘兰 **Herminium lanceum** (Thunberg ex Swartz) Vuijk

多年生草本，具圆球形或椭圆形块茎，肉质。茎直立，常细长，无毛。叶互生，线状披针形，直立伸展，先端急尖或渐尖，基部渐狭并抱茎。总状花序具多数密生的花，圆柱形；花苞片小，披针形；子房圆柱形，扭转，无毛；花小，黄绿色或绿色；中萼片卵状长圆形或长圆形，侧萼片，长圆形或卵状长圆形；花瓣直立，线形。花期 6~8 月，果期 10 月。

分布于神农架宋洛、新华，生于海拔 1000~1500m 的山坡林下或草地中。常见。

块茎（角盘兰）补肾。

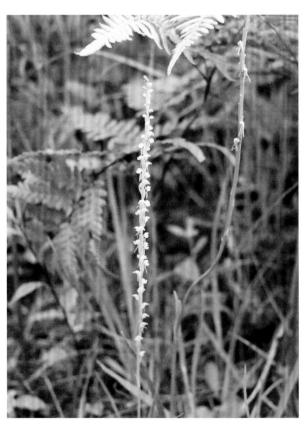
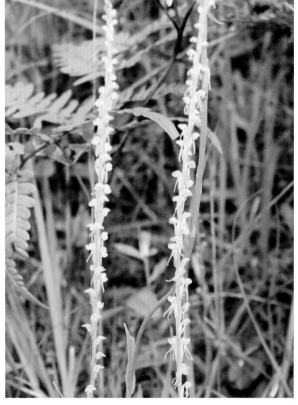

（十二）兜被兰属 **Neottianthe** (Reichenbach) Schlechter

多年生草本，具块茎。叶常 2 枚，近基生。总状花序顶生，偏向一侧；中萼片与花瓣靠合，呈兜状；唇瓣 3 裂，基部具距，距常多少向前弯；蕊柱短；柱头 2 个，多少呈棍棒状；花粉块 2 个，由许多小块组成，具花粉块柄和黏盘。

7 种；我国 7 种；湖北 2 种；神农架 1 种，可供药用。

二叶兜被兰 **Neottianthe cucullata** (Linnaeus) Schlechter

多年生草本。块茎圆球形或卵形。茎直立或近直立,其上具 2 枚近对生的叶。叶近平展或直立伸展,卵形至椭圆形,上表面有时具少数或多而密的紫红色斑点。总状花序具花几至10 余朵,常偏向一侧;花紫红色或粉红色;花瓣披针状线形,与萼片贴生;唇瓣中部 3 裂。花期 8~9 月,果期 10 月。

分布于神农架红坪(阴峪河),生于海拔800~1000m 的山坡林下。少见。

全草(百步还阳丹)醒脑回阳,活血散瘀,接骨生肌。

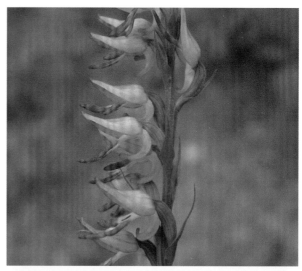

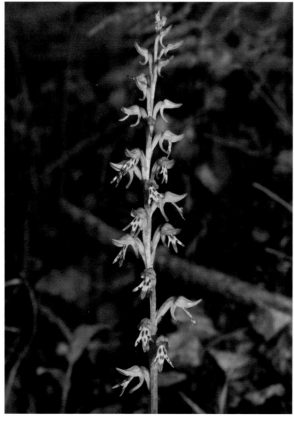

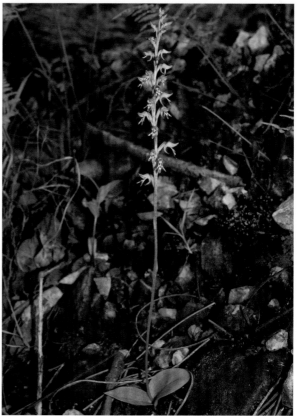

(十三)手参属 **Gymnadenia** R. Brown

地生草本。块茎肉质,下部裂片细长,呈掌状分裂。茎直立。叶互生。花序顶生,总状,具多花数;小花红色、紫红色、白色,罕为淡黄绿色;花瓣直立。蒴果直立。

16 种;我国 5 种;湖北 1 种;神农架 1 种,可供药用。

西南手参 Gymnadenia orchidis Lindley

多年生草本。根肉质块状，压扁，3~5 指状分裂，裂片先端尖。茎直立，卵状椭圆形，较粗壮，上部具 1 至数枚苞片状小叶。叶片椭圆形或椭圆状长圆形。总状花序具多数密生的花，圆柱形；花紫红色或粉红色，极罕带白色。花期 6~7 月，果期 8 月。

分布于神农架木鱼(老君山)、红坪(红河)，生于海拔 2000~2800m 的山坡草丛中。常见。

块茎（手参）滋养，生津，止血。

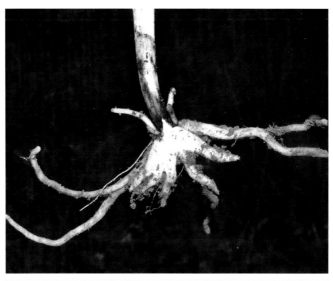

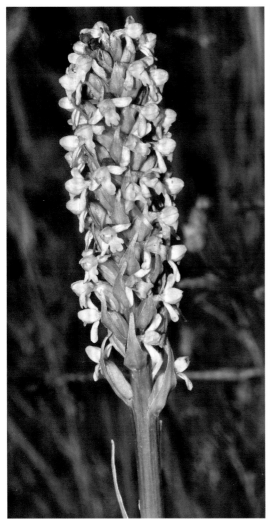

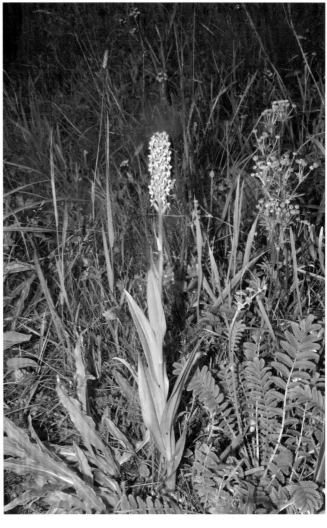

（十四）阔蕊兰属 Peristylus Blume

地生草本。块茎肉质，不裂。茎直立，具 1 至多枚叶。叶散生或集生于茎上部或基部。总状花序顶生，常具多数花，有时密生，呈穗状；花苞片直立；子房扭转；花小，子房与花序轴紧靠，倒置，唇瓣位于下方；萼片离生；花瓣不裂；唇瓣 3 深裂或 3 齿裂，基部具距，距囊状或圆球形。蒴果长圆形，常直立。

70 种；我国 19 种；湖北 2 种；神农架 1 种，可供药用。

小花阔蕊兰 Peristylus affinis (D. Don) Seidenfaden

多年生草本。块茎长圆形，肉质。茎细长，无毛，近基部具 2~3 枚筒状鞘，中部具叶，在茎上部常具 1 至多枚披针形的苞片状小叶。叶片椭圆形或椭圆状披针形。总状花序具花 10~20 朵；花小，白色；花瓣斜卵形，直立伸展，稍肉质，先端钝，具 1 条脉；唇瓣向前伸展，3 浅裂。花期 6~9 月，果期 10 月。

分布于神农架各地，生于海拔 2200~2800m 的山坡草丛中。少见。

块茎补肾壮阳，活血止痛。

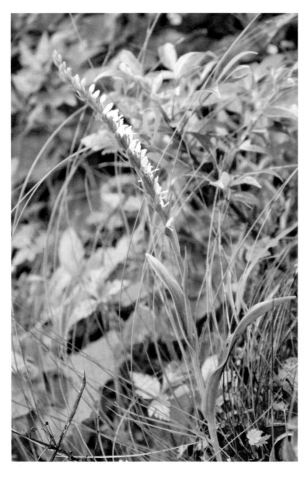
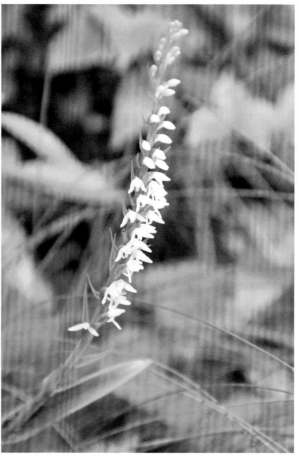

（十五）玉凤花属 Habenaria Willdenow

地生草本。块茎肉质，椭圆形或长圆形，不裂，颈部具几条细长的根。茎直立，基部常具 2~4 枚筒状鞘，鞘以上具 1 至多枚叶。叶散生或集中生于茎的中部、下部或基部，稍肥厚。总状花序顶生，具花少数或多数；花苞片直立，伸展；子房扭转；花瓣不裂或分裂；花小、中等大或大，倒置；萼片离生；柱头 2 个，分离，凸出或延长。

600 种；我国 54 种；湖北 4 种；神农架 4 种，均可供药用。

■ 分种检索表

1. 叶密生于茎中部以下，但不为基生；子房被星状毛·····················1. 毛葶玉凤花 **H. ciliolaris**
1. 叶在茎上散生；子房无毛。
  2. 植株干时变黑；唇瓣侧裂片外侧为线状刚毛状。
    3. 距长超过子房长度 1 倍·····················2. 长距玉凤花 **H. davidii**
    3. 距和子房等长或较短·····················4. 裂瓣玉凤花 **H. petelotii**
  2. 植株干时不变黑；唇瓣侧裂片外侧为细裂齿·····················3. 鹅毛玉凤花 **H. dentata**

1 毛葶玉凤花 Habenaria ciliolaris Kraenzlin

多年生草本。块茎肉质，长椭圆形或长圆形。茎粗，直立，圆柱形。叶片椭圆状披形至椭圆形，先端渐尖或急尖，基部收狭抱茎。总状花序具花 6~15 朵；花葶具棱，棱上有柔毛；花白色或绿白色，中等大；花瓣直立，斜披针形，不裂；柱头 2 个，隆起，长圆形。花期 7~9 月，果期 10 月。

分布于神农架各地，生于海拔 400~1000m 的山坡林下。少见。

块茎补肾壮阳，解毒消肿。

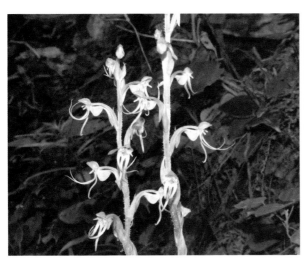
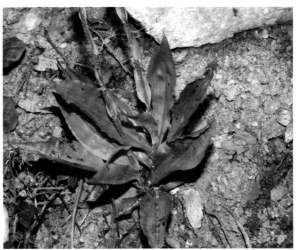

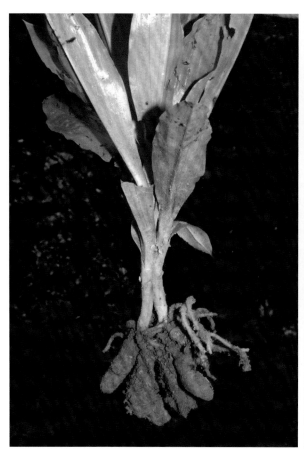
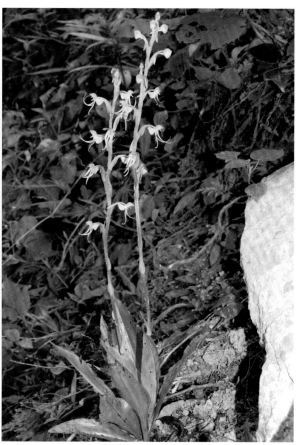

2　长距玉凤花 Habenaria davidii Franchet

　　多年生草本。块茎肉质，长椭圆形或长圆形。叶片卵形至长圆状披针形，基部抱茎，向上逐渐变小。总状花序；花大，绿白色或白色；萼片淡绿色或白色，边缘具缘毛，中萼片长圆形，侧萼片反折，斜卵状披针形；花瓣白色；唇瓣白色或淡黄色，基部不裂，在基部以上 3 深裂，裂片具缘毛，侧裂片外侧边缘具篦齿状深裂，细裂片丝状，距细圆筒状，下垂。花期 6~8 月，果期 10 月。

　　分布于神农架各地，生于海拔 500~800m 的山坡林缘。少见。

　　块茎壮腰，补肾。

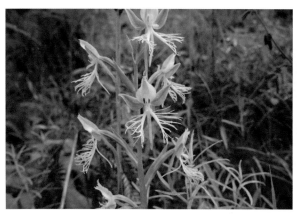
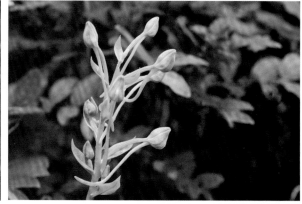

3　鹅毛玉凤花　**Habenaria dentata** (Swartz) Schlechter

　　多年生草本。块茎肉质，长圆状卵形。茎粗壮，直立，圆柱形，无毛，基部具 2~3 枚筒状鞘，下部具 2~5 枚疏生叶，上部具 4~5 枚苞片状小叶。叶片长圆形至长椭圆形，基部抱茎。总状花序；花白色；中萼片宽卵形，侧萼片张开或反折，斜卵形；花瓣镰状披针形；唇瓣宽倒卵形，3 裂，侧裂片近菱形或近半圆形，距细圆筒状棒形，下垂。花期 7 月，果期 10 月。

　　分布于神农架各地，生于海拔 800~1200m 的山坡林缘。少见。

　　块茎利尿，消炎，解毒。

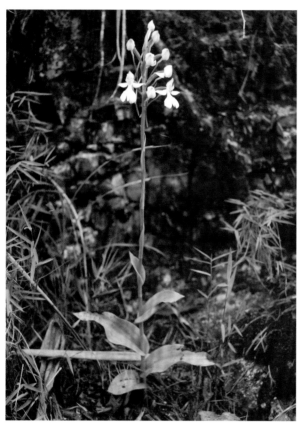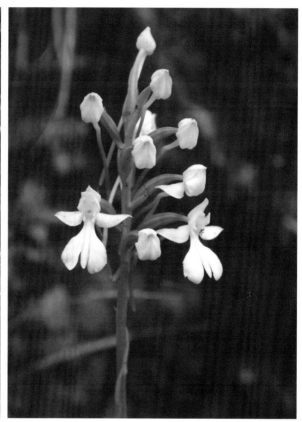

4　裂瓣玉凤花　**Habenaria petelotii** Gagnepain

　　多年生草本。块茎肉质，长圆形。茎粗壮，直立，圆柱形，具 5~6 枚叶。叶片卵形至长圆状披针形，在中部集生，向下具多枚筒状鞘，向上具多枚苞片状小叶。总状花序具 3~12 朵疏生的花；花淡绿色或白色，中等大；中萼片卵形，凹陷，呈兜状；花瓣从基部 2 深裂，裂片线形，近等宽，叉开，边缘具缘毛，距圆筒状棒形，下垂。花期 6~8 月，果期 9 月。

　　分布于神农架各地，生于海拔 400~600m 的山坡林缘。少见。

　　块茎补肺肾，利尿。

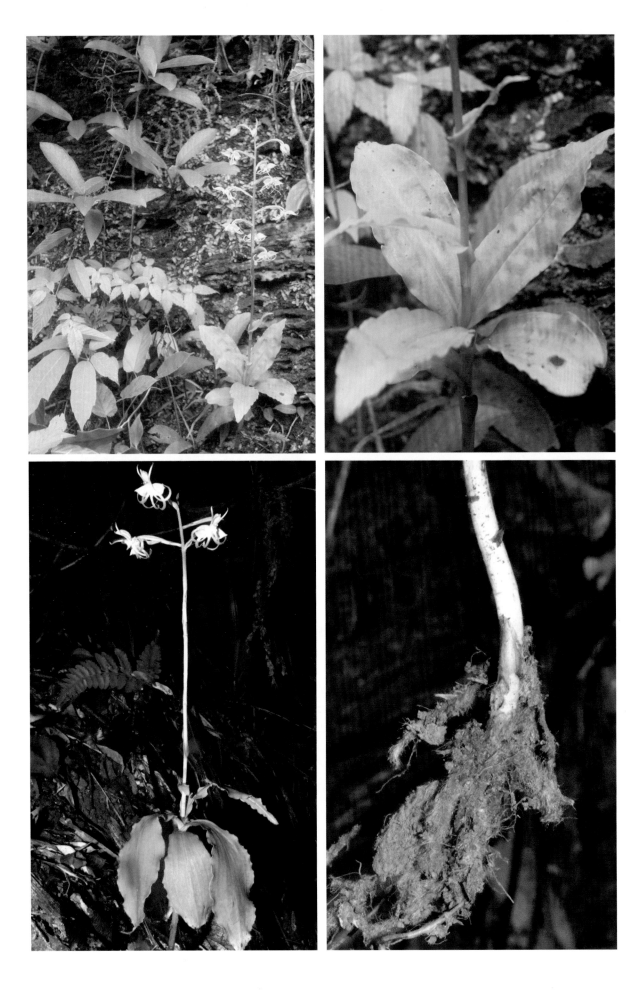

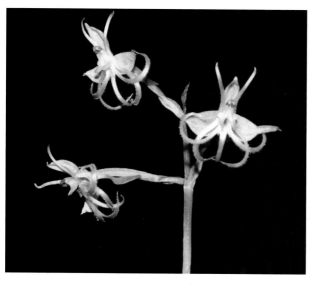
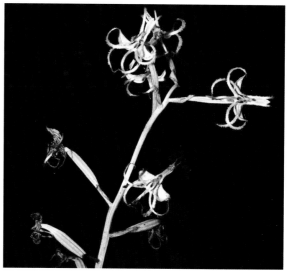

（十六）天麻属 **Gastrodia** R. Brown

地下块茎肥厚，通常肉质，平卧，偶有直立者，具节，节上轮生膜质鳞片。地上茎直立，一般淡褐色至肉黄色，节上具筒状抱茎鞘。总状花序顶生，疏生数朵至多朵花；花苞片宿存，膜质；萼片与花瓣合生成花被筒；唇瓣通常不裂，略短于花被筒。蒴果直立，倒卵形至椭圆状纺锤形。

20 种；我国 15 种；湖北 1 种；神农架 1 种，可供药用。

天麻 **Gastrodia elata** Blume

多年生草本。根状茎肥厚，块茎状，椭圆形至近哑铃形，肉质。茎直立，橙黄色至蓝绿色，无绿叶，下部被数枚膜质鞘。总状花序具花 30~50 朵；花苞片长圆状披针形，膜质；花扭转，橙黄至黄白色，近直立；萼片和花瓣合生成花被筒，近斜卵状圆筒形，顶端 5 裂；唇瓣长圆状卵圆形，3 裂，上部离生。蒴果倒卵状椭圆形。花期 5~7 月，果期 9 月。

分布于神农架各地，生于海拔 1000~2500m 的山坡竹林或阔叶林下。少见。

块茎息风定惊。

本种为国家重点保护的野生药材，但在神农架，野生天麻被人采挖，资源濒临枯竭。

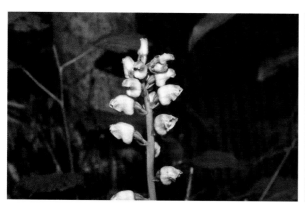
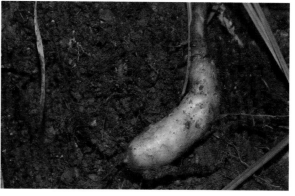

（十七）虎舌兰属 Epipogium J. G. Gmelin ex Borkhausen

腐生草本。地下具珊瑚状根茎或肉质块茎。茎直立，有节，肉质，无绿叶，通常黄褐色，疏被鳞片状鞘。总状花序顶生，具花数朵或多数；花苞片较小；子房膨大；花常多少下垂；萼片与花瓣相似，离生，有时多少靠合；唇瓣较宽阔，3 裂或不裂，肉质，凹陷，基部具宽大的距；唇盘上常具带疣状突起的纵脊或褶片。

3 种；我国 3 种；湖北 1 种；神农架 1 种，可供药用。

裂唇虎舌兰 Epipogium aphyllum Swartz

多年生草本。地下具分枝的、珊瑚状的根茎。茎直立，淡褐色，肉质，无绿叶，具数枚膜质鞘，鞘抱茎。总状花序顶生，具花 2~6 朵；花黄色，带粉红色或淡紫色晕，多少下垂；萼片披针形或狭长圆状披针形；花瓣与萼片相似，常略宽于萼片；唇瓣近基部 3 裂。花期 8~9 月，果期 10 月。

分布于神农架红坪（金猴岭），生于海拔 2500~2800m 的山坡密林下。少见。

全草（裂唇虎舌兰）活血散瘀，止痛，补虚。

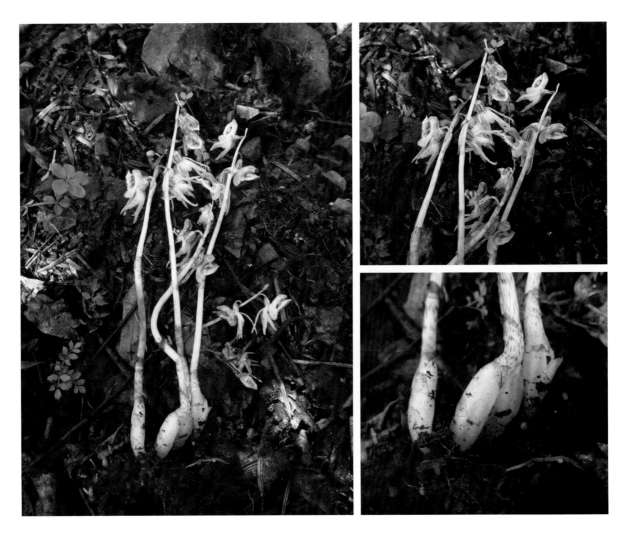

（十八）白及属 Bletilla H. G. Reichenbach

地生草本。茎基部具膨大的假鳞茎，具荸荠似的环带，肉毛绒，富黏性。总状花序顶生；花紫红色至白色，倒置；萼片与花瓣相似近等长，离生；唇瓣中部以上常明显 3 裂，侧裂片直立；蕊柱细长，两侧具翅；花药着生于药床的齿状中裂片上，帽状，内屈或者近悬垂；花粉块 8 个，呈 2 群，无黏盘；柱头 1 个。蒴果长圆状纺锤形，直立。

6 种；我国 4 种；湖北 3 种；神农架 3 种，可供药用的 2 种。

分种检索表

1. 萼片和花瓣紫红色或粉红色···1. 白及 **B. striata**
1. 萼片和花瓣黄色，或外面黄绿色，内面黄白色，罕近白色··············2. 黄花白及 **B. ochracea**

1 白及 Bletilla striata (Thunberg) H. G. Reichenbach

多年生草本。假鳞茎扁球形。茎粗壮，直立。叶 4~6 枚，狭长圆形或披针形，先端渐尖，基部收狭成鞘并抱茎。花序具花 3~10 朵；花苞片长圆状披针形；花大，紫红色或粉红色；唇瓣较萼片和花瓣稍短，倒卵状椭圆形，白色带紫红色；唇盘上面具 5 条纵褶片，从基部伸至中裂片近顶部，仅在中裂片上面为波状；蕊柱柱状，具狭翅，稍弓曲。花期 4~5 月，果期 8 月。

分布于神农架各地，生于海拔 400~800m 的常绿阔叶林下、路边草丛或岩石缝中。常见。

块茎（白及）收敛止血，消肿生肌。

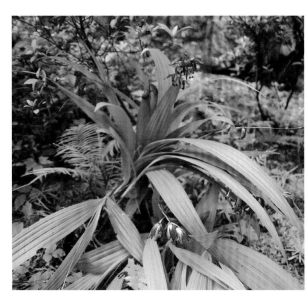
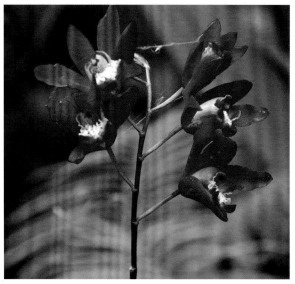

2 黄花白及 **Bletilla ochracea** Schlechter

多年生草本。假鳞茎扁斜卵形，较大。茎较粗壮，常具 4 枚叶。叶长圆状披针形，先端渐尖或急尖，基部收狭成鞘并抱茎。花序具花 3~8 朵；花中等大，黄色，或萼片和花瓣外面黄绿色，内面黄白色，罕近白色；萼片和花瓣近等长，长圆形；唇瓣椭圆形，白色或淡黄色，在中部以上 3 裂；唇盘上面具 5 条纵脊状褶片，褶片仅在中裂片上表面为波状。花期 6~7 月，果期 8 月。

分布于神农架各地，生于海拔 800~1600m 的林缘、路边草丛或岩石缝中。常见。

块茎（黄花白及）收敛止血，消肿生肌。

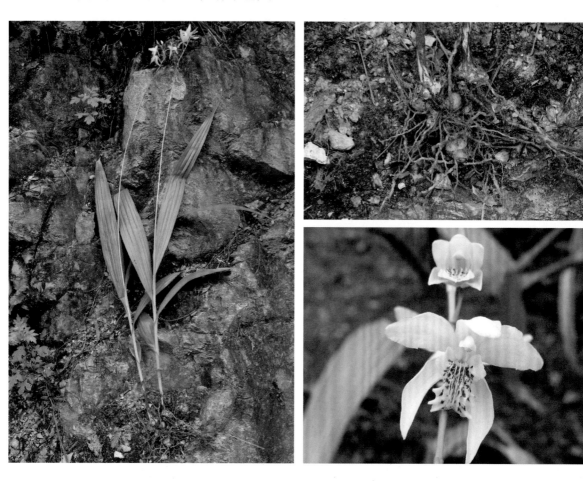

（十九）羊耳蒜属 **Liparis** Richard

地生或附生草本，通常具假鳞茎或有时具多节的肉质茎。假鳞茎密集或疏离，外面常被膜质鞘。叶 1 至数枚，基生或茎生，多条脉，基部多少具柄，具或不具关节。花葶顶生；总状花序疏生或密生多花；花苞片小，宿存；花小或中等大，扭转；萼片相似；花瓣通常比萼片狭，线形至丝状；唇瓣不裂或偶 3 裂；花粉块 4 个，2 对，蜡质。蒴果，常多少具 3 条钝棱。

320 种；我国 63 种；湖北 7 种；神农架 5 种，可供药用的 4 种。

■ **分种检索表**

1. 叶在假鳞茎上无明显的关节可见。

  2. 茎肉质，圆柱状，多节 ·······················1. 见血青 **L. nervosa**

  2. 茎非圆筒状，多节，肉质，具包于叶鞘的假鳞茎。

    3. 叶常 2~3 枚，狭椭圆形至线状披针形 ···········2. 香花羊耳蒜 **L. odorata**

    3. 叶常 2 枚，稀 3 枚，卵形至椭圆形 ···········3. 羊耳蒜 **L. campylostalix**

1. 叶在假鳞茎上具明显可见的关节 ···············4. 小羊耳蒜 **L. fargesii**

1	见血青 **Liparis nervosa** (Thunberg) Lindley

多年生草本。茎圆柱状，肥厚，肉质，具数节。叶（2）3~5 枚，卵形至卵状椭圆形，膜质或草质，先端近渐尖，全缘，基部收狭并下延成鞘状柄，无关节。花葶发自茎顶端；总状花序；花紫色；中萼片线形或宽线形，长 8~10mm，先端钝，侧萼片狭卵状长圆形，稍斜歪；花瓣丝状；唇瓣长圆状倒卵形，长约 6mm。蒴果倒卵状长圆形或狭椭圆形。花期 2~7 月，果期 10 月。

    分布于神农架各地，生于海拔 800~1200m 的山坡林下。少见。

    全草清热，凉血，止血。

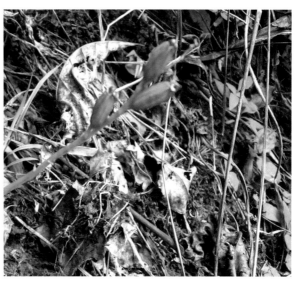

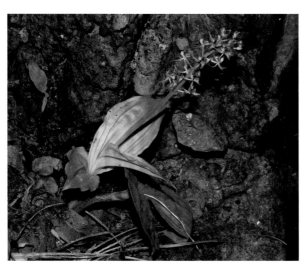

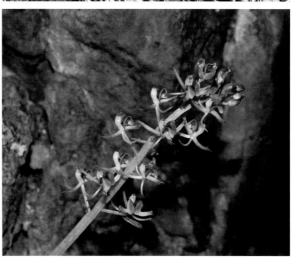

2 香花羊耳蒜 Liparis odorata (Willdenow) Lindley

多年生草本。假鳞茎近卵形，具节，外被白色的薄膜质鞘。叶 2~3 枚，狭椭圆形至线状披针形，膜质或草质，先端渐尖，全缘，基部收狭成鞘状柄。花葶明显高出叶面；总状花序；花苞片披针形，常平展；花绿黄色或淡绿褐色；中萼片线形；花瓣近狭线形，向先端渐宽；蕊柱稍向前弯曲，两侧具狭翅。蒴果倒卵状长圆形或椭圆形。花期 4~7 月，果期 10 月。

分布于神农架各地，生于海拔 2000~2500m 的山坡草丛中。少见。

全草清热解毒，凉血止血，化痰止咳。

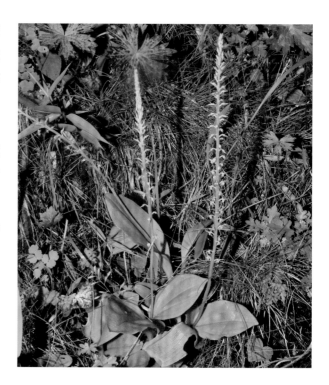

3 羊耳蒜 Liparis campylostalix H. G. Reichenbach

多年生草本。假鳞茎卵形，外面具白色膜质的鞘。叶 2 枚，对生，膜质或草质，卵形至椭圆形，先端急尖或钝，边缘皱波状或近全缘，基部收狭成鞘状叶柄。总状花序顶生；花少数疏生，淡绿色，有时带淡紫色或粉红色；萼片披针形；花瓣丝状；唇瓣具不明显细齿或近全缘，基部无胼胝体或褶片状附属物。蒴果倒卵状长圆形。花期 6~8 月，果期 9~10 月。

分布于神农架各地，生于海拔 800~1200m 的林下或灌丛中。常见。

全草止血止痛。

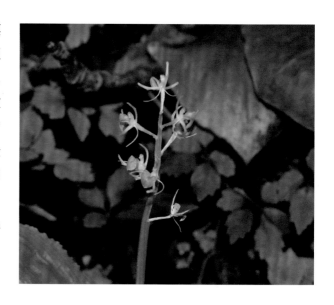

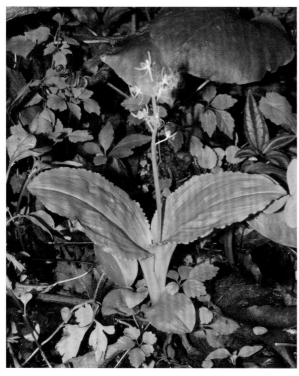
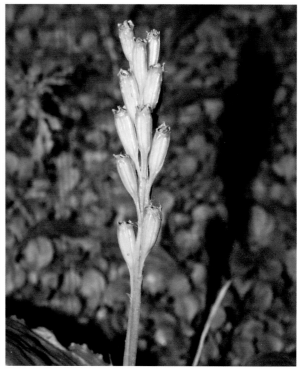

4 小羊耳蒜 Liparis fargesii Finet

多年生附生草本，很小，常成丛生长。假鳞茎近圆柱形。叶椭圆形或长圆形，坚纸质。花序柄扁圆柱形，两侧具狭翅，下部无不育苞片；总状花序，通常具花 2~3 朵；花淡绿色。蒴果倒卵形。花期 9~10 月，果期翌年 5~6 月。

分布于神农架各地，生于海拔 800~1000m 的山坡密林下。常见。

全草润肺止咳，祛风除湿，息风止痉，活血通络。

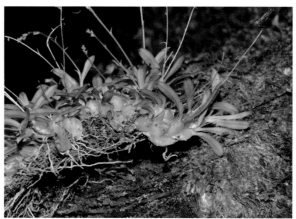

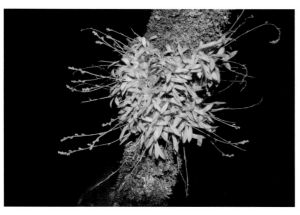
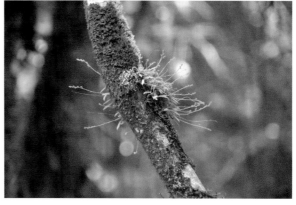

（二十）原沼兰属 **Malaxis** Solander ex Swartz

陆生或附生兰。茎肉质或变为假鳞茎状。叶肉质或膜质，基部常不对称。总状花序顶生，具多数小花；花瓣常为丝状或条形；唇瓣位于上方，基部常具 1 对向后延伸的耳，并围抱蕊柱；蕊柱较短，通常具短而宽的翅；花粉块 4 个，2 对，蜡质，无附属物。

300 种；我国 1 种；湖北 1 种；神农架 1 种，可供药用。

原沼兰 **Malaxis monophyllos** (Linnaeus) Swartz

多年生草本。假鳞茎卵球形或近球形。叶 1 枚，生于假鳞茎顶端。花葶近直立；总状花序具花 5~22 朵；花苞片披针形至卵状披针形；花淡紫褐色；萼片倒披针形，侧萼片略斜歪；花瓣倒披针形或狭披针形。蒴果椭圆形，下垂。花期 5~6 月，果期 9~12 月。

分布于神农架各地，生于海拔 2000~2500m 的山坡林下。常见。

块茎活血祛瘀，消肿止血。

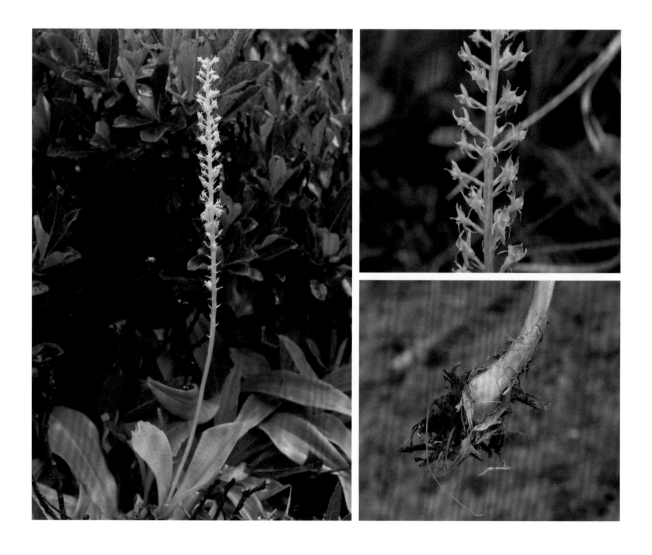

（二十一）山兰属 Oreorchis Lindley

一年生草本，陆生。根肉质肥大，无根毛，具共生菌。假鳞茎具数节，球茎状，顶端具 1~2 枚叶。总状花序从假鳞茎上部节上抽出；花较小；花被张开；唇瓣 3 裂，无距；蕊柱长，无蕊柱足；花粉块 4 个，蜡质，具花粉块柄与黏盘。

16 种；我国 11 种；湖北 2 种；神农架 2 种，可供药用的 1 种。

长叶山兰 Oreorchis fargesii Finet

多年生草本。假鳞茎椭圆形至近球形，有 2~3 节，外被撕裂成纤维状的鞘。叶 2 枚，偶 1 枚，生于假鳞茎顶端，线状披针形或线形，具关节，关节下方由叶柄套叠成假茎状。花葶从假鳞茎侧面发出，直立；总状花序通常多少缩短，具较密集的花；花通常白色并具紫纹；花瓣狭卵形至卵状披针形；唇瓣轮廓为长圆状倒卵形，近基部处 3 裂。花期 5~6 月，果期 9~10 月。

分布于神农架宋洛（徐家庄），生于海拔 1200m 的山坡林下的石缝中。少见。

假鳞茎清热解毒，消肿散瘀。

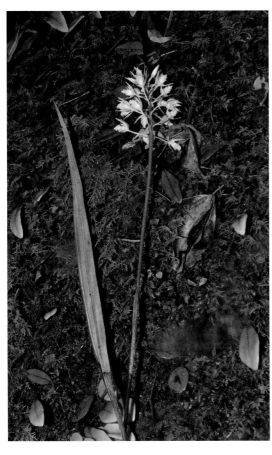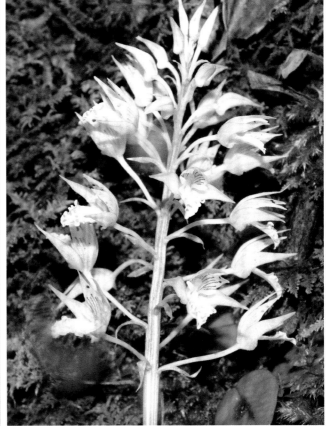

（二十二）杜鹃兰属 Cremastra Lindley

地生草本，具地下根茎与假鳞茎。假鳞茎球茎状或近块茎状，基部密生多数纤维根。叶 1~2 枚，生于假鳞茎顶端，通常狭椭圆形，有时具紫色粗斑点，基部收狭成较长的叶柄。花葶从假鳞茎上部一侧节上发出，直立或稍外弯，较长，中下部具 2~3 枚筒状鞘；总状花序具花多朵；花苞片较小，宿存；花中等大；萼片与花瓣离生，近相似，展开或多少靠合；唇瓣下部或上部 3 裂，基部具爪并具浅囊，侧裂片常较狭而呈线形或狭长圆形，中裂片基部具 1 枚肉质突起。

4 种；我国 3 种；湖北 1 种；神农架 1 种，可供药用。

杜鹃兰 Cremastra appendiculata (D. Don) Makino

多年生草本。假鳞茎卵球形或近球形。叶 1 枚，生于假鳞茎顶端。花葶近直立；总状花序；花苞片披针形至卵状披针形；花淡紫褐色；萼片倒披针形，侧萼片略斜歪；花瓣倒披针形或狭披针形。蒴果近椭圆形，下垂。花期 5~6 月，果期 9~12 月。

分布于神农架各地，生于海拔 800~1200m 的山坡林下。少见。

假鳞茎（毛慈菇、活血珠）消肿散结，清热解毒。

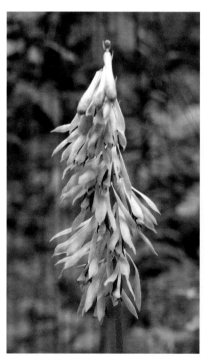
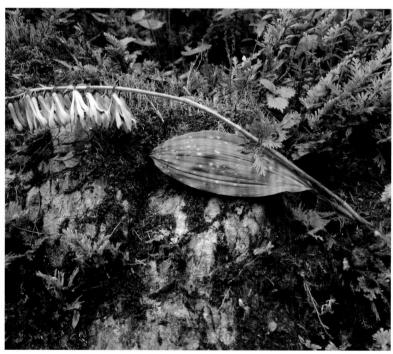

（二十三）独花兰属 Changnienia S. S. Chien

多年生草本。假鳞茎近椭圆形或宽卵球形，肉质，近淡黄白色。叶1枚，宽卵状椭圆形至宽椭圆形。花葶长10~17cm，紫色；花苞片小，凋落；花大，白色而带肉红色或淡紫色晕；唇瓣具紫红色斑点；萼片长圆状披针形；花瓣狭倒卵状披针形，略歪斜。

1种，我国特有，神农架有分布，可供药用。

独花兰 Changnienia amoena S. S. Chien

本种特征同独花兰属。花期4月，果期7月。

分布于神农架各地，生于海拔400~1000m的林下腐殖质丰富的土壤上。常见。

全草（独花兰）清热凉血，解毒。

本种为国家二级重点保护野生植物。

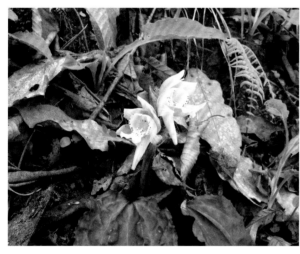 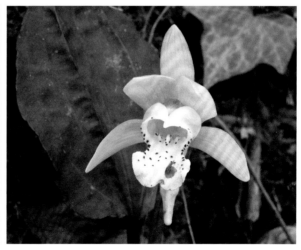

（二十四）兰属 Cymbidium Swartz

附生或地生草本，罕有腐生。假鳞茎，卵球形至梭形。叶数枚至多枚，通常生于假鳞茎基部或下部节上，2列，带状，具关节。花葶侧生，直立、外弯或下垂；总花序具数花或多花；花苞片长或短，花期不落；花较大或中等大；萼片与花瓣离生，多少相似；唇瓣3裂；唇盘上具2条纵褶片；蕊柱较长；花粉块蜡质。

55种；我国49种；湖北8种；神农架4种，可供药用的2种。

■ 分种检索表

1. 花红褐色或偶见绿黄色·······························1. **多花兰 C. floribundum**
1. 花浅黄绿色，唇瓣具紫红色斑·····················2. **蕙兰 C. faberi**

1　多花兰　**Cymbidium floribundum** Lindley

多年生草本，附生。假鳞茎近卵球形，稍压扁，包藏于叶基内。叶通常 5~6 枚，带形，坚纸质，先端钝或急尖。花葶自假鳞茎基部穿鞘而出，近直立或外弯；花苞片小；花较密集；萼片与花瓣红褐色或偶见绿黄色。蒴果近长圆形。花期 4~8 月，果期 10 月。

分布于神农架各地，生于海拔 600~800m 的溪谷边岩壁上。少见。

根滋阴清肺，化痰止咳。

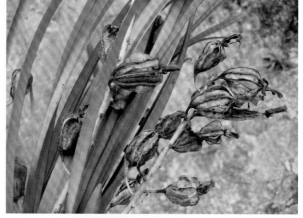

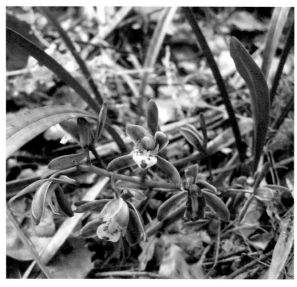

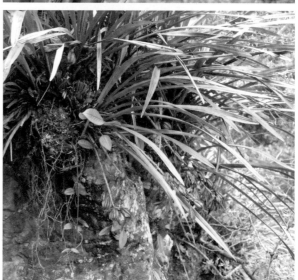

2　蕙兰　**Cymbidium faberi** Rolfe

多年生草本。假鳞茎不明显。叶 5~8 枚，带形，直立性强，基部常对折而呈 "V" 字形，叶脉常透明。花葶略外弯；总状花序，花序中部苞片短于花梗和子房；花常为浅黄绿色，唇瓣具紫红色斑，具香气；花瓣与萼片相似；唇瓣长圆状卵形；蕊柱稍向前弯曲，两侧具狭翅。蒴果近狭椭圆形。花期 3~5 月，果期 7 月。

分布于神农架各地，生于海拔 500~1000m 的山坡林下。常见。

根（蕙兰根）润肺止咳，杀虫。

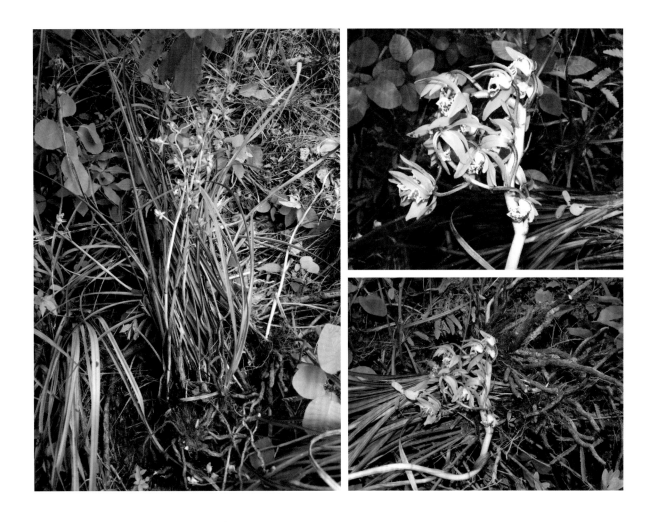

（二十五）鹤顶兰属 Phaius Loureiro

　　地生草本。根圆柱形，粗壮，长而弯曲，密被淡灰色绒毛。假鳞茎丛生，长或短，具少至多节，常被鞘。叶大，数枚，互生于假鳞茎上部，基部收狭为柄并下延为长鞘，具折扇状脉，干后变靛蓝色；叶鞘紧抱于茎或互相套叠而形成假茎。花葶1~2个，侧生于假鳞茎节上或从叶腋中发出；花苞片大，早落或宿存；花通常大；萼片和花瓣近等大；唇瓣近3裂或不裂。

　　40种；我国9种；湖北2种；神农架1种，可供药用。

黄花鹤顶兰 Phaius flavus (Blume) Lindley

　　多年生草本。假鳞茎圆锥形，具鞘。叶2至数枚，互生于假鳞茎的上部，长圆状披针形，先端渐尖，基部收狭为柄，两面无毛，叶表面多具黄色斑块而稍区别。花葶从假鳞茎基部或叶腋发出，疏生数枚大型的鳞片状鞘；总状花序具多数花；花瓣长圆形；唇瓣贴生于蕊柱基部，下表面白色带茄紫色的前端，内表面茄紫色带白色条纹。花期3~6月，果期8月。

　　分布于神农架各地，生于海拔400~800m的山坡林下溪边阴湿处。少见。

　　假鳞茎清热止咳，活血止血。

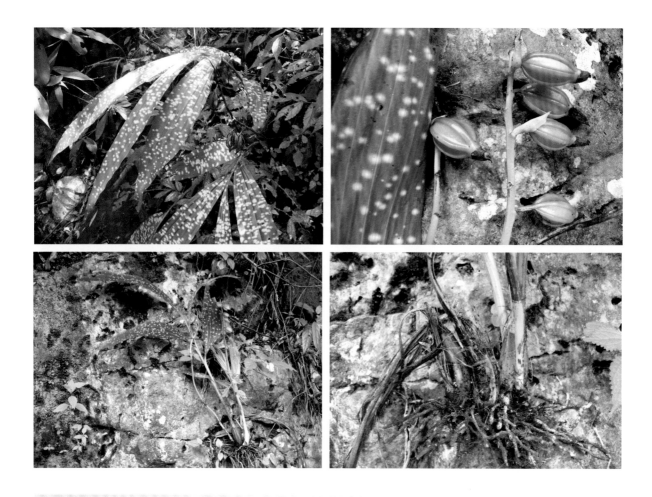

（二十六）虾脊兰属 Calanthe R. Brown

地生草本。根密被淡灰色长绒毛。假鳞茎通常粗短，圆锥状。叶少数，常较大，少狭窄而呈剑形，基部收窄为长柄或近无柄，柄下为鞘，在叶柄与鞘相连接处有一关节或无。总状花序具少数至多数花，花通常张开；萼片近相似，离生；花瓣比萼片小；唇瓣常比萼片大而短，基部与部分或全部蕊柱翅合生而形成管。

150 种；我国 51 种；湖北 12 种；神农架 11 种，可供药用的 5 种。

■ **分种检索表**

1. 唇瓣无距，3 裂⋯⋯⋯⋯⋯⋯⋯⋯⋯⋯⋯⋯⋯⋯⋯⋯⋯⋯⋯⋯1. 三棱虾脊兰 **C. tricarinata**

1. 唇瓣具距。

  2. 距长 1~4mm⋯⋯⋯⋯⋯⋯⋯⋯⋯⋯⋯⋯⋯⋯⋯⋯⋯⋯⋯⋯2. 细花虾脊兰 **C. mannii**

  2. 距长 4mm 以上。

    3. 唇瓣两侧裂片之间具附属物或鸡冠状褶片，中裂片先端 2 裂⋯⋯3. 剑叶虾脊兰 **C. davidii**

    3. 唇瓣两侧裂片之间或中裂片具膜状褶片、脊突或无附属物，中裂片先端不裂或稍凹。

      4. 唇盘上具 3 条褶片，唇瓣中裂片先端凹缺或 2 浅裂⋯⋯⋯⋯⋯⋯4. 虾脊兰 **C. discolor**

      4. 唇盘上具 2~7 条龙骨状脊，唇瓣中裂片先端渐尖或稍钝⋯5. 钩距虾脊兰 **C. graciliflora**

1 三棱虾脊兰 **Calanthe tricarinata** Lindley

多年生草本。根状茎不明显。假鳞茎圆球状，具 3 枚鞘和 3~4 枚叶。叶在花期尚未展开，薄纸质，下表面密被短毛。花葶从假茎顶端的叶间发出，被短毛；花序之下具 1 至多枚卵状披针形的膜质苞片状叶；总状花序；花苞片宿存，膜质；花梗和子房密被短毛；萼片和花瓣浅黄色；唇瓣红褐色，基部合生于整个蕊柱翅上；唇盘无距，具 3~5 条鸡冠状褶片。花期 5~6 月，果期 8 月。

分布于神农架各地，生于海拔 1200~1500m 的山坡林下。常见。

根、根茎舒筋活络，祛风除湿，止痛。

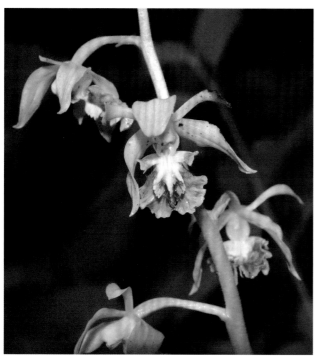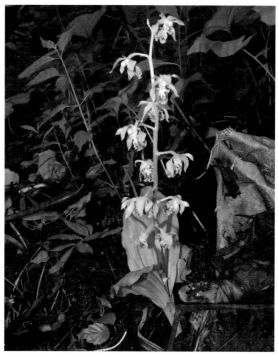

2 细花虾脊兰 **Calanthe mannii** J. D. Hooker

多年生草本。根状茎不明显。假鳞茎粗短，圆锥形，具 2~3 枚鞘和 3~5 枚叶。叶在花期尚未展开，倒披针形或长圆形，下表面被短毛。花葶密被短毛；总状花序，疏生或密生 10 余朵小花；花苞片宿存，披针形，膜质，无毛；花梗和子房密被短毛；萼片和花瓣暗褐色；花瓣具 1~3 条脉，无毛；唇瓣金黄色；蕊柱白色，腹面被毛；蕊喙小；花粉块狭卵球形。花期 5 月，果期 8 月。

分布于神农架各地，生于海拔 800~1200m 的山坡林下。少见。

全草清热解毒，软坚散结，祛风镇痛。

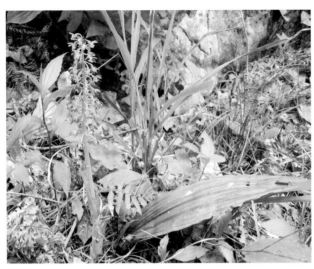
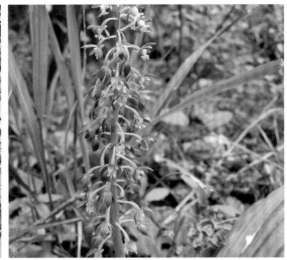

3 剑叶虾脊兰 Calanthe davidii Franchet

　　多年生草本。假茎具数枚鞘和 3~4 枚叶。叶剑形或带状，具 3 条主脉，两面无毛。花葶出自于叶腋；花序之下疏生数枚紧贴花序柄的筒状膜质鞘，总状花序密生许多小花；花苞片宿存，草质，下表面被短毛；花黄绿色、白色或带紫色；唇瓣与整个蕊柱翅合生；唇盘外面疏生毛，内面密生毛；蕊柱粗短，近无毛或被疏毛。蒴果卵球形。花期 6~7 月，果期 9~10 月。

　　分布于神农架各地，生于海拔 800~1500m 的山坡林下。常见。

　　根茎（马牙七）清热解毒，散瘀止痛。

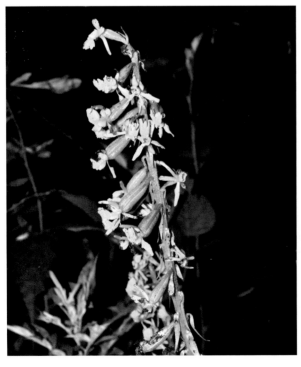
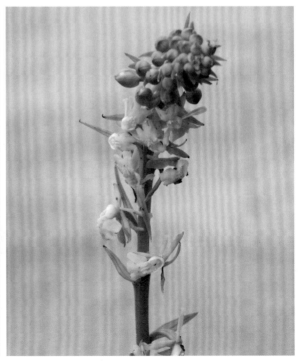

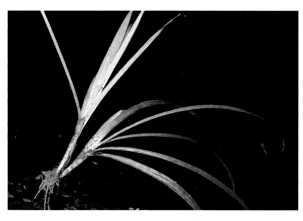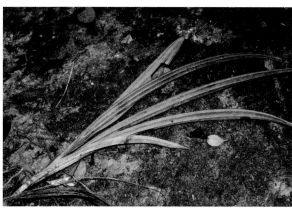

4　虾脊兰　Calanthe discolor Lindley

　　多年生草本。根茎不甚明显。假鳞茎粗短，具 3~4 枚鞘和 3 枚叶。叶在花期尚未展开，下表面密被短毛。花葶从假茎上端的叶间抽出，密被短毛；总状花序疏生约 10 朵花；花苞片宿存，膜质；花梗和子房密被短毛；萼片和花瓣褐紫色；唇瓣白色；唇盘上具 3 条膜片状褶片；花粉块棒状。花期 4~5 月，果期 10 月。

　　分布于神农架各地，生于海拔 400~800m 的常绿阔叶林下。少见。

　　根茎散结，解毒，活血，舒筋。

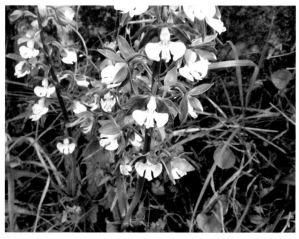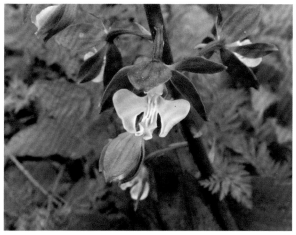

5　钩距虾脊兰　Calanthe graciliflora Hayata

　　多年生草本。假鳞茎短，具 3~4 枚的鞘和叶。叶在花期未完全展开，两面无毛。花葶出自于假茎上端的叶丛间，密被短毛；花序柄常具 1 枚鳞片状的鞘，无毛；总状花序疏生，具多数花；花梗白色，密被短毛；萼片和花瓣在外面褐色，内面淡黄色；唇瓣浅白色；唇盘上具 2~7 条平行的肉质龙骨状脊，外面疏被短毛，内面密被短毛。花期 3~5 月，果期 10 月。

分布于神农架木鱼，生于海拔 1400m 以下的山坡林下。常见。

根活血散瘀，止痛，消肿。

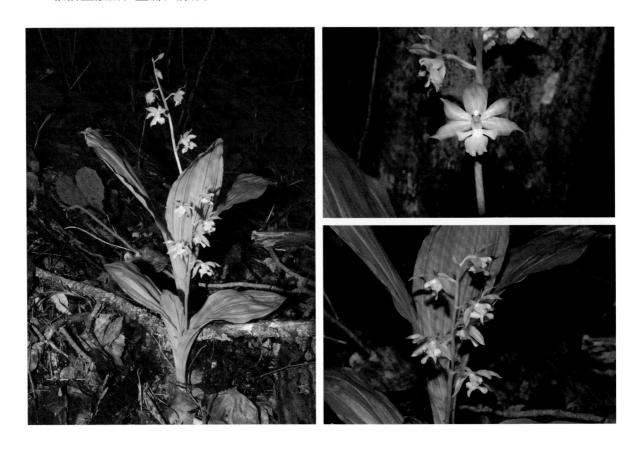

（二十七）独蒜兰属 Pleione D. Don

附生、半附生或地生小草本。假鳞茎常较密集，卵形，向顶端逐渐收狭成长颈或短颈，叶脱落后顶端通常具皿状或浅杯状的环。叶 1~2 枚，生于假鳞茎顶端，一般在冬季凋落。花葶从老鳞茎基部发出，直立，与叶同时或不同时出现；花序具花 1~2 朵；花苞片常具色彩，较大，宿存；花萼片离生，相似；花瓣一般与萼片等长；唇瓣明显大于萼片，不裂或不明显 3 裂，有时贴生于蕊柱基部而呈囊状，上部边缘啮蚀状或撕裂状，上面具 2 至数条纵褶片或沿脉具流苏状毛。

26 种；我国 23 种；湖北 2 种；神农架 1 种，可供药用。

独蒜兰 Pleione bulbocodioides (Franchet) Rolfe

半附生草本。假鳞茎卵形至卵状圆锥形。叶狭椭圆状披针形或近倒披针形，纸质。花葶直立；花粉红色至淡紫色；唇瓣上具深色斑；中萼片近倒披针形，侧萼片稍斜歪；花瓣倒披针形，稍斜歪。蒴果近长圆形。花期 4~6 月，果期 9 月。

分布于神农架各地，生于海拔 1400~2000m 的密林石上。常见。

假鳞茎（山慈菇）清热解毒，消肿散结。

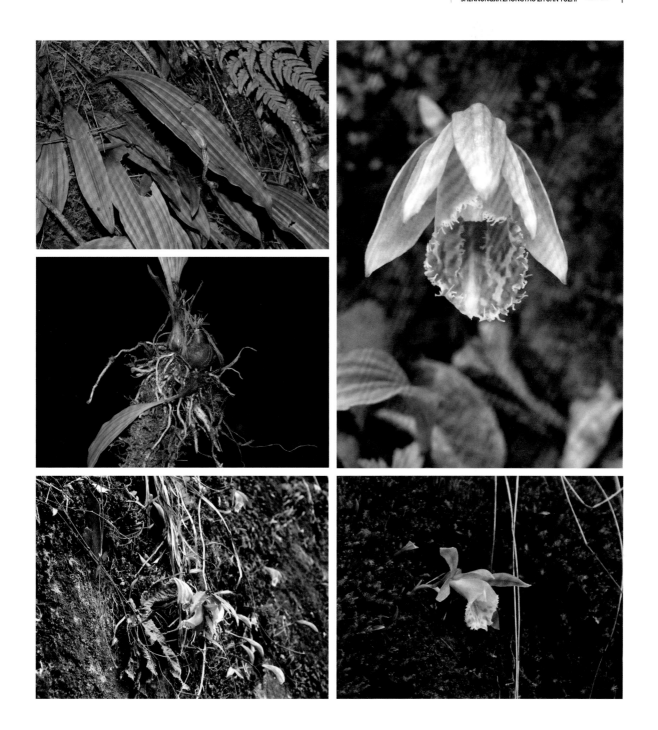

（二十八）石仙桃属 *Pholidota* Lindley ex Hooker

假鳞茎疏离或密集，顶端具 1~2 枚叶。花葶生于假鳞茎顶端，与幼叶同时出现；总状花序具多花；花序轴常多少曲折；侧萼片背面通常具龙骨状突起；唇瓣基部无耳状小裂片，但具囊；蕊柱较宽而短，顶端具宽阔的翅，围绕花药，无蕊柱足；花粉块 4 个，蜡质，具弹性花粉块柄。

30 种；我国 12 种；湖北 1 种；神农架 1 种，可供药用。

云南石仙桃 **Pholidota yunnanensis** Rolfe

根茎匍匐、分枝，常相距 1~3cm 生假鳞茎。假鳞茎近圆柱状。叶披针形，坚纸质。花葶生于幼嫩假鳞茎顶端；总状花序具花 15~20 朵；花苞片卵状菱形，逐渐脱落；花白色或浅肉色；中萼片宽卵状椭圆形或卵状长圆形，侧萼片宽卵状披针形；花瓣不凹陷，背面无龙骨状突起。蒴果倒卵状椭圆形，具 3 条棱。花期 5 月，果期 9~10 月。

分布于神农架各地，生于海拔 500~1200m 的山谷中树上或岩石上。常见。

假鳞茎（石枣子）滋阴润肺，祛风除湿，镇痛，生肌。

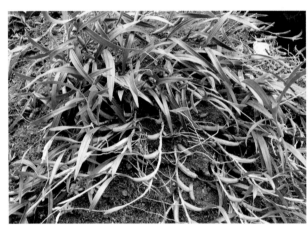 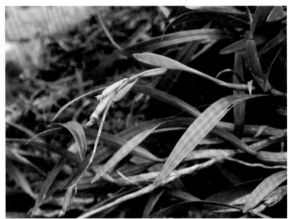

（二十九）苹兰属 **Pinalia** Lindley

附生草本，通常具根茎。茎常膨大成形状各异的假鳞茎，少有不膨大者，具 1 至多节，基部被鞘。叶 1 至数枚，通常生于假鳞茎顶端或近顶端的节上，较少不膨大，茎上呈 2 列排列或散生于茎上。花序侧生或顶生，常排列成总状；花苞片小或稍大；花瓣与中萼片相似或较小；唇瓣生于蕊柱足末端，无距，常 3 裂。

160 种；我国 17 种；湖北 1 种；神农架 1 种，可供药用。

马齿苹兰 **Pinalia szetschuanica** (Schlechter) S. C. Chen & J. J. Wood

多年生草本。叶长圆状披针形。花序 1~2 个，自假鳞茎顶端叶的内侧发出，较叶短，具花 1~3 朵，基部具小的鞘状叶；花苞片披针形；花白色，唇瓣黄色；中萼片椭圆形，侧萼片斜长圆形，基部与蕊柱足合生成萼囊；花瓣倒卵状长圆形；唇瓣 3 裂。蒴果圆柱形，被褐色长柔毛。花期 5~6 月，果期 10 月。

分布于神农架各地，生于海拔 800~1200m 的山谷中的树上或岩石上。少见。

全草清肝明目，生津止渴，润肺。

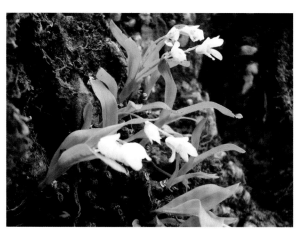
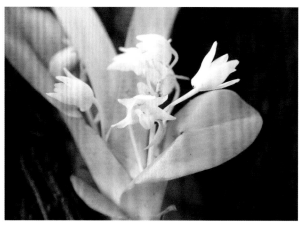

（三十）石斛属 Dendrobium Swartz

附生草本。茎丛生，具节，具少数或多数叶。叶互生，扁平，圆柱状或两侧压扁，先端不裂或2浅裂，基部具关节和通常具抱茎的鞘。总状花序或有时伞形花序，生于茎中部以上的节上；萼片离生，侧萼片宽阔的基部着生于蕊柱足上，与唇瓣基部共同形成萼囊。

1100种；我国78种；湖北7种；神农架5种，可供药用的4种。

■ 分种检索表

1. 花金黄色···2. 细叶石斛 D. hancockii
1. 花黄绿色、乳白色或带淡红色。
　2. 花大，萼片长 2.5~4cm····································1. 细茎石斛 D. moniliforme
　2. 花小，萼片长不及 2.5cm·································3. 黄石斛 D. catenatum

1　细茎石斛 Dendrobium moniliforme (Linnaeus) Swartz

多年生草本。茎细圆柱形，不分枝，具少数至多数节，淡黄色带污黑色。叶革质，互生于茎的上部，先端钝，基部具抱茎的鞘。总状花序1~4个，具花1~2朵；花序柄基部被3~4枚宽卵形的膜质鞘；花苞片干膜质；花梗和子房白色；花大，乳白色或带淡红色；唇盘中央具1个黄绿色的斑块，密布短毛；蕊柱足内面常具淡紫色斑点，密布细乳突。花期5月，果期10月。

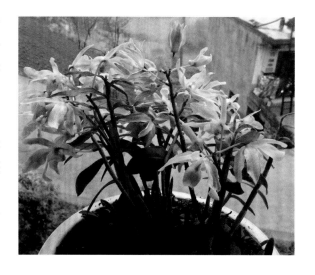

分布于神农架各地，生于海拔800~1000m的阔叶林中的树干上或林下岩石上。少见。

全草滋阴益胃，生津止渴。

2 | 细叶石斛 Dendrobium hancockii Rolfe

　　多年生草本。茎直立,质地较硬,通常分枝,具纵槽或条棱,干后深黄色或橙黄色。叶通常3~6枚,互生于主茎和分枝的上部,狭长圆形。总状花序具花1~2朵;花苞片膜质,卵形;花金黄色;中萼片卵状椭圆形,侧萼片卵状披针形,萼囊短圆锥形;花瓣斜倒卵形或近椭圆形;唇瓣中部3裂。花期5~6月,果期10月。

　　分布于神农架各地,生于海拔800~1400m的山坡林中的树上或石壁上。少见。

　　茎(黄草石斛)养阴益胃,生津止渴。

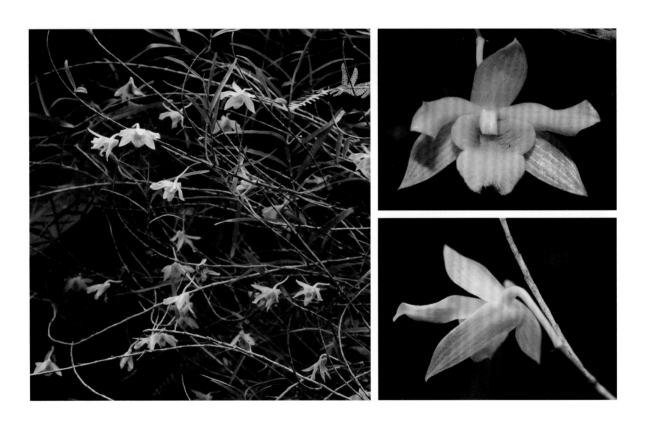

3 | 黄石斛 铁皮石斛 Dendrobium catenatum Lindley

　　多年生草本。茎直立,圆柱形,具多节,略带黑色,常在中部以上互生3~5枚叶。叶2列,纸质,长圆状披针形,边缘和中肋常带淡紫色;叶鞘常具紫斑,老时其上缘与茎松离而张开,并且与节留下1个环状铁青的间隙。总状花序常从落了叶的老茎上部发出;萼片和花瓣黄绿色;萼囊圆锥形;唇瓣白色,不裂或不明显3裂。花期3~6月,果期8月。

　　原产于我国华中、华南地区,神农架有栽培。

　　全草生津养胃,滋阴清热,润肺益肾,明目强腰。

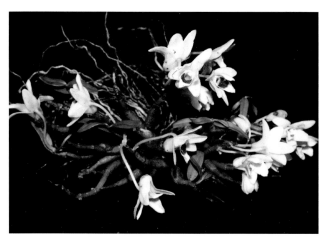 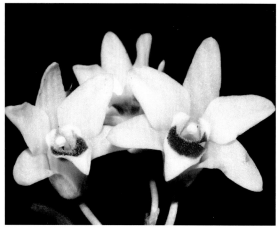

（三十一）厚唇兰属 **Epigeneium** Gagnepain

附生兰，具根茎。假鳞茎着生于根茎上，顶端具 1~2 枚叶，中央抽出花葶。花葶具花 1 至数朵；侧萼片与蕊柱足合生成短的萼囊；唇瓣 3 裂；唇盘上具纵褶片；蕊柱长，具短的蕊柱足；花粉块 4 个，蜡质，无花粉块柄。

35 种；我国 11 种；湖北 1 种；神农架 1 种，可供药用。

单叶厚唇兰 **Epigeneium fargesii** (Finet) Gagnepain

多年生草本。根茎匍匐，密被栗色筒状鞘。假鳞茎斜立，近卵形，顶生 1 枚叶，基部被膜质栗色鞘。叶厚革质，干后栗色，卵形或宽卵状椭圆形。花序生于假鳞茎顶端，具单朵花；花不甚张开；萼片和花瓣淡粉红色；花瓣卵状披针形，比侧萼片小，先端急尖，具 5 条脉；唇瓣几乎白色，小提琴状。花期通常 4~5 月，果期 7 月。

分布于神农架各地，生于海拔 800~1200m 的山坡石上。少见。

全草滋阴清热，生津益胃。

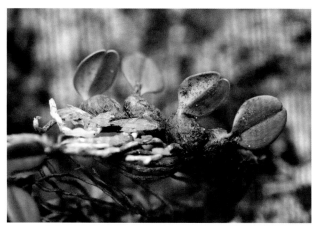 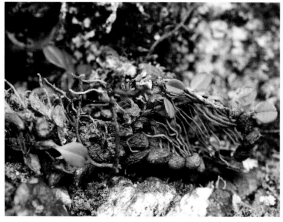

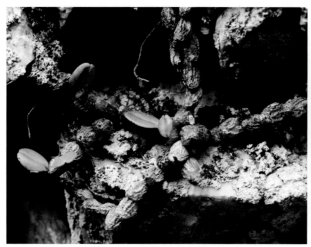 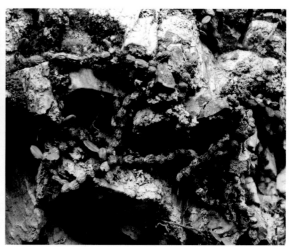

（三十二）石豆兰属 Bulbophyllum Thouars

附生兰。假鳞茎生于细长的根茎上，顶端具叶1枚，极罕2枚。通常花序为头状、总状或伞形花序，罕有退化为单花；萼片3枚，相似；唇瓣小，肉质，基部与蕊柱足末端连接而形成活动或不活动的关节；不裂；蕊柱短，常具明显的翅，翅向顶端延伸成1对芒状或齿状附属物，高出于花药之上；蕊柱足明显；花粉块4个，多少成2对，蜡质，一般无附属物；罕具黏盘。

约1900种；我国103种；湖北7种；神农架4种，可供药用的2种。

分种检索表

1. 花序柄较粗壮，粗1~3mm ·· 2. *密花石豆兰* B. odoratissimum
1. 花序柄纤细，粗约0.5mm ·· 1. *广东石豆兰* B. kwangtungense

---

1 广东石豆兰 Bulbophyllum kwangtungense Schlechter

多年生草本。假鳞茎直立，圆柱状，顶生1枚叶。叶革质，长圆形。花葶1个，从假鳞茎基部或靠近假鳞茎基部的根茎节上发出，直立，纤细；总状花序缩短呈伞状，具花2~7朵；花淡黄色；萼片离生，狭披针形；花瓣狭卵状披针形，先端长渐尖，具1条脉或不明显的3条脉，仅中肋到达先端，全缘；唇瓣肉质，狭披针形，向外伸展。花期5~8月，果期10月。

分布于神农架各地，生于海拔600~1000m的山坡石上。少见。

全草（广东石豆兰）滋阴润肺，止咳化痰，清热消肿。

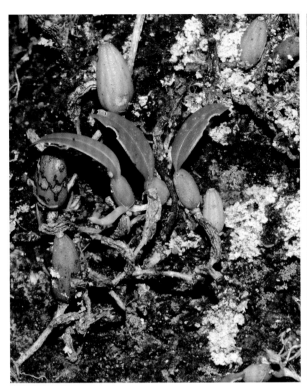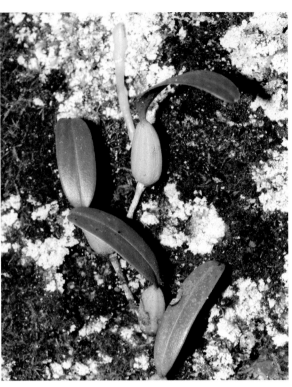

2　密花石豆兰 **Bulbophyllum odoratissimum** (Smith) Lindley

　　多年生草本。假鳞茎近圆柱形，直立，顶生1枚叶。叶革质，长圆形，近无柄。花葶淡黄绿色，从假鳞茎基部发出，1~2个，直立；总状花序缩短，呈伞状，常下垂，密生花10余朵；初时萼片和花瓣白色，以后萼片和花瓣的中部以上转变为橘黄色；花瓣近卵形或椭圆形；唇瓣橘红色，肉质，舌形，稍向外下弯。花期4~8月，果期10月。

　　分布于神农架新华，生于海拔600~1400m的山坡石上。少见。

　　全草（果上叶）润肺化痰，生津。

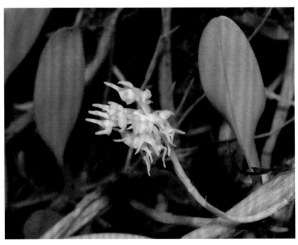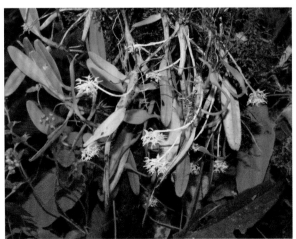

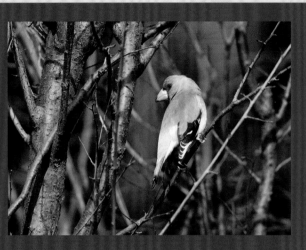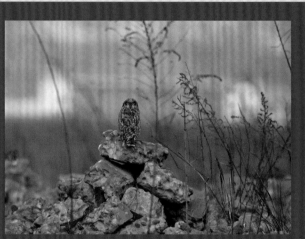

第二章

神农架药用动物资源

神农架药用环节动物资源

环节动物是身体分节、两侧对称、具有真体腔的动物。分节性身体由若干相似的体节或环节构成，体分为头部、躯干部和肛部。除大部分蛭类外，其他环节动物多具几丁质刚毛、疣足。环节动物具真体腔，相邻的体腔由隔膜隔开。行无性生殖和有性生殖，无性生殖的环节动物可行分裂、出芽及碎裂等，有性生殖的环节动物为雌雄异体。全球约有 17000 种，栖息于海洋、淡水或潮湿的土壤中。

正蚓科 Lumbricidae

刚毛单尖，对生，通常呈"S"字形，前几节的交配毛末端有隆脊及沟，通常位于突出的乳突上。雄性生殖孔通常在第 15 节上或很少在第 14 节上。雌性生殖孔通常在第 14 节上。

神农架可供药用的 1 属，1 种。

异唇蚓属 Allolobophora Reynolds

口前叶通常为上叶式，偶尔为插入叶式。各体节只有 4 对刚毛，排列紧密，单尖，"ʃ"形（即两端较细，外端约 1/3 处有 1 个节，大部分藏在体壁中）。具背孔。环带马鞍形，出现在雄性生殖孔后面的一段体节上。雄性生殖孔 1 对，孔的前后有唇状腺肿，超过前、后节间沟。雌性生殖孔 1 对。受精囊孔 2 对。砂囊 1 个，大，占 1 节以上。无精巢囊，2 对精巢和精漏斗游离，储精囊 4 对，第二对较发达，无前列腺。卵巢 1 对，有受精囊，但无盲管。

神农架可供药用的 1 种。

背暗异唇蚓 Allolobophora caliginosa trapezoides Duges

身体背腹端扁平，体色多样，一般环带后到末端色浅，环带马鞍形，渐深，呈暗蓝色、褐色、淡褐色或微红褐色。在第 30~33 节上腹面两侧各有 1 条纵隆起。每节 4 对刚毛。雄性生殖孔 1 对，较大，横列状，在第 15 节上。雌性生殖孔在第 14 节上。受精囊孔 2 对，小而圆，其管极短。口前叶为上叶式。刚毛紧密对生。储精囊 4 对。

分布于神农架各地，生于潮湿且富含有机质的泥土中。少见。

干燥全体清热，定惊，平喘，通络等。

医蛭科 Hirudidae

体中型至大型。体节各有 5 环。5 对眼排列成规则的弧形。体背面有感觉乳突 8 列，腹面 6 列。肛门区域无耳状突。典型的颚有齿，也有无齿或缺少颚的种类。咽部短于身体长度的 1/4，其后部具明显的嗉囊及盲囊。精囊在依节成对排列的大囊内。

神农架可供药用的 1 属，1 种。

医蛭属 **Hirudo** Linnaeus

背面通常有纵行的条纹，但偶尔有斑点存在或全部一色。5 对眼，甚发达。体表感觉乳突通常背面 8 列，腹面 6 列。咽部有 6 条内纵褶，背中 1 对及腹侧各 1 对，其前端又同颚的内基相合并。嗉囊每节各有 1 对大的初生侧盲囊和 1 对小的次生侧盲囊。精管膨胀，呈梨形，具有不甚长的阴茎囊。阴道囊纺锤形或卵圆形，没有盲囊。

神农架可供药用的 1 种。

日本医蛭 蚂蟥、水蛭 **Hirudo nipponica** (Whitman)

体狭长，略呈圆柱状，背腹稍扁平，前端钝圆，在正常体态时头部宽度小于最大。背面有 5 条黄白色的纵纹，以中间 1 条为最宽和最长，黄白色纵纹将灰绿色分隔成 6 条纵纹，背中 2 条最宽阔，背侧 2 对较细。灰绿色纵纹在每节中环上较宽且色淡。体背侧缘及腹面均为黄白色，而在背侧又各有 1 条很细的灰绿色纵纹。口孔很大，口底有新月形的颚 3 枚。

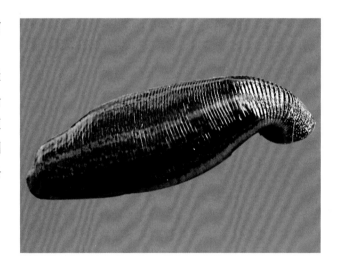

分布于神农架各地，生于水田、沼泽中。常见。

干燥全体破血通经，消积散瘀，消肿解毒，堕胎等。

黄蛭科 Haemopidae

体中型至大型。颚小而弱，常具有 2 列钝齿板。除了多数种具有后盲囊外，嗉囊无其他盲囊。雄性生殖器中型或大型，有发达的阴茎存在。

神农架可供药用的 1 属，1 种。

金线蛭属 **Whitmania** Blanchard

尾吸盘中等大小。背面通常有纵纹。完全体节数除少数种为 16 节外，大多数种均为 17 节，每节有 5 个大小相等的环。眼 5 对，弧形排列。生殖孔间隔 5 个环。颚小，有 2 列不规则的齿板或全无，无唾液腺，乳突在颚的两侧。无嗉囊、盲囊，或仅有最后 1 对侧盲囊。

神农架可供药用的 1 种。

宽体金线蛭 水蛭
Whitmania pigra (Whitman)

体长略呈纺锤形，扁平，长 6~13cm，宽 0.8~2cm。背面暗绿色，具 5 条由细密的黄黑色斑点组成的纵线，中线较深。体环数 107 环。雄性生殖孔在第 33~34 环沟间，雌性生殖孔在第 38~39 环沟间。前吸盘小，颚齿不发达。

分布于神农架各地，栖息于水田、河流、湖泊等处。常见。

干燥全体破血通经，消积散瘀，消肿解毒，堕胎等。

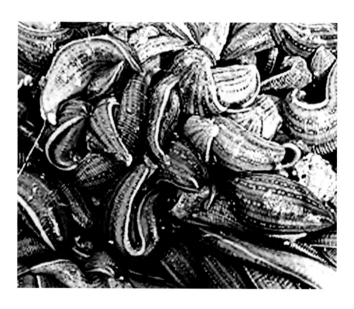

神农架药用软体动物资源

软体动物是三胚层、两侧对称、具有真体腔的动物。软体动物在形态上变化很大，但在结构上都可分为头、足、内脏囊及外套膜4个部分。外套膜会向体表分泌碳酸钙，形成一个或两个外壳包围整个身体，少数种类壳被体壁包围或壳完全消失。具有完整的消化道，出现了呼吸系统与循环系统，也出现了比原肾更进化的后肾。全球现存的有11万种以上，分布于陆地、淡水（湖泊与小溪）和海洋中。

蛞蝓科 Limacidae

俗名蜒蚰、鼻涕虫。体柔软，外形呈不规则的圆柱形。壳退化为1块石灰质的薄板，被外套膜包裹而成内壳。有尾嵴。体呈灰色、黄褐色或橙色，经常分泌黏液，爬行后会留下银白色的痕迹。雌雄同体，交尾产卵。

神农架可供药用的1属，1种。

野蛞蝓属 Agriolimax

神农架可供药用的1种。

野蛞蝓 Agriolimax agrestis (Linnaeus)

长梭形，柔软、光滑而无外壳，体表暗黑色、暗灰色、黄白色或灰红色。触角2对，暗黑色，下边1对短，称前触角，上边1对长，称后触角，端部具眼。口腔内有角质齿舌。体背前端具外套膜，为体长的1/3，边缘卷起，其内有退化的贝壳，上有明显的同心圆线，即生长线。呼吸孔在体右侧前方，其上有细小的色线环绕。黏液无色。

分布于神农架各地，生活于潮湿阴暗的农田及荒地。常见。

全体消肿止痛，平喘，固脱等。

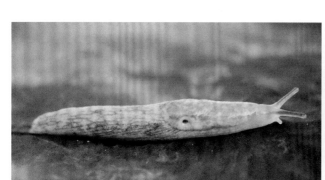 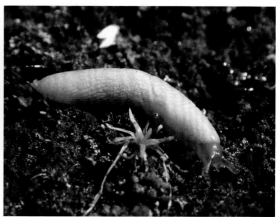

巴蜗牛科 Bradybaenidae

蜗牛形态变异大，贝壳一般呈圆锥形或球形，左旋或右旋。体螺层大，膨胀。壳面光滑，常有深褐色带。头部有 2 对触角，眼位于后 1 对触角顶端。雌雄同体。生殖器官有恋矢囊，内有石灰质的恋矢以及圆形或棒状的黏液腺。阴茎常具有鞭状器。无厣，在干燥或寒冷时分泌白色的黏液膜封闭壳口，称为膜厣。

神农架可供药用的 1 属，1 种。

巴蜗牛属 **Bradybaena** Beck

贝壳小型到中型，扁平圆锥形或低矮球形，稍薄，壳面稍光滑，并有无数螺纹，且颜色常有变化，从淡白色到淡褐色或浅黄色，在体螺层周缘上常有 1 条或多条色带。有 5~6 个螺层，凸出，体螺层在前方下降。壳口呈圆形或半月形，口内无齿，口缘内厚而扩大，在壳轴处常外折，向外弯曲，在内唇上常有特殊的胼胝，有脐孔。

神农架可供药用的 1 种。

同型巴蜗牛 **Bradybaena similaris** (Ferussae)

贝壳中型，呈扁球形，壳高 12mm，宽 16mm，有 5~6 个螺层，壳质厚，坚实，壳顶钝，缝合线深，壳面呈黄褐色或红褐色，有稠密而细致的生长线。体螺层周缘或缝合线处常有 1 条暗褐色带。壳口呈马蹄形，口缘锋利，轴缘外折，遮盖部分脐孔。脐孔小而深，呈洞穴状。个体之间形态变异较大。

分布于神农架木鱼（九冲）、宋洛、新华、阳日，生于潮湿的灌丛、草丛中、田埂上、乱石堆里、枯枝落叶下、作物根际土块和土缝中，以及温室、菜窖、畜圈附近的阴暗潮湿、多腐殖质的环境中。常见。

干燥贝壳、全体利水消肿，清热解毒等。

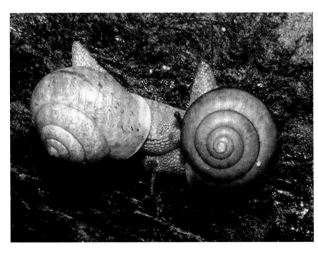 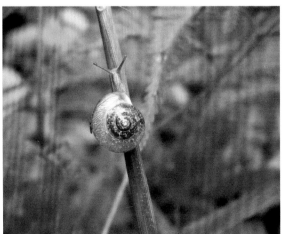

田螺科 Viviparidae

陀螺形或圆锥形，各螺层膨胀。壳面光滑或具有螺棱，呈绿褐色或具有褐色色带。壳口卵圆形，边缘完整、锋锐。脐孔狭窄或被内唇遮盖。雄性右触角变粗，形成交配器官。眼位于触角基部外侧，隆起。

神农架可供药用的 2 属，2 种。

■ 分属检索表

贝壳壳面具生长纹或棱，壳面不光滑···1. 环棱螺属 Bellamia
贝壳壳面无突出的纹或棱，壳面光滑···2. 圆田螺属 Cipangopaludina

（一）环棱螺属 Bellamia

螺壳圆锥形，螺环面近于平。体环大，具旋棱。壳口卵圆形，口缘薄，上端角状。脐小。
神农架可供药用的 1 种。

方形环棱螺 石螺
Bellamia guadrata (Benson)

贝壳中等大小，壳质厚而坚固，外形呈长圆锥形，有 7 个螺层；壳面绿褐色或黄褐色，有细密而明显的生长纹及螺棱；壳口呈宽卵圆形，上方有 1 个锐角，周缘完整，外唇简单，内唇上方贴覆于体螺层上。脐孔不明显。雄性右触角短而粗，弯曲，形成交配器官。

分布于神农架木鱼（九冲）、宋洛、新华、阳日，生于湖泊、河流、沟渠及池塘、水田中。罕见。

干燥贝壳（白螺蛳壳）清热解毒，散结，敛疮等。

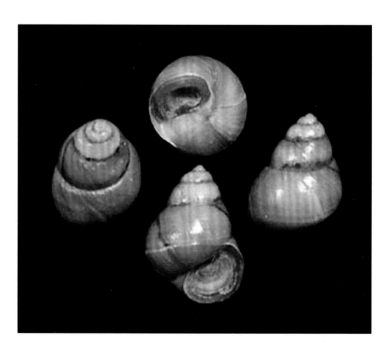

（二）圆田螺属 Cipangopaludina

神农架可供药用的 1 种。

中国圆田螺 ^{螺蛳} Cipangopaludina chinensis (Gray)

贝壳巨大，薄而坚硬，呈圆锥形，有 6~7 个螺层；壳表面光滑，无肋，有细密而明显的生长线，壳面黄褐色或绿褐色；壳口卵圆形，上方有 1 个锐角，周缘有黑色框边，外唇简单，内唇上方贴覆于体螺层上，部分或全部遮盖脐孔。脐孔呈缝状。

分布于神农架各地，生活于水草茂盛的湖泊、水库、河沟、池塘及水田内。常见。

全体清热，利尿等。

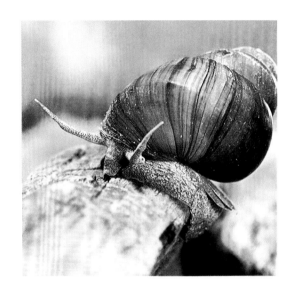

第三节
神农架药用节肢动物资源

节肢动物是一类身体分节、分区，附肢也分节的动物。身体部分具有相同结构、功能，附肢的体节组成体区，同时分化出了头部。多为雌雄异体，极少数例外。水生种类多体外受精，陆生种类均经交配体内受精。节肢动物是动物界中种类最多、数量最大的一类，全球约有 100 万种。节肢动物也是分布最广、适应能力最强的一类动物，海洋、淡水、土壤、动植物体内都是其生存场所。

缩头水虱科 Cymothoidae

身体多少背腹扁平，最后一个腹节与尾节愈合。腹肢扇状，与尾节一起形成一个尾扇。胸足的基节扩大，形成基节板，与胸部愈合。

神农架可供药用的 1 属，1 种。

日本鱼怪
鲤怪、鱼虱
Ichthyoxenus japonensis Richardson

雌体长 19~28mm，宽 11~15mm，身体两侧有时不十分对称。头节小，呈横的椭圆形或菱形，有 1 对复眼。第 1 触角 8 节，第 2 触角 9 节，均短小。头节的附肢还有大颚、第 1 小颚、第 2 小颚及颚足。胸部宽大，分 7 节，第 1 胸节的前缘和第 7 腹节的后缘均内凹。胸部的腹面有鳞片状的抱卵板 4 对，构成育卵室，内含卵可多至数百粒，怀卵时，育卵室膨大如球。胸足 7 对，执握状，前 3 对向前伸，后 4 对向后伸。腹部较窄，舌片状，分 6 节，前 5 节短小，尾节大而呈半圆形。腹板 5 对，双肢型，为呼吸器官。腹部的最后 1 对附肢为尾肢。雄体长 11~16mm，宽 6~8mm。体型显然比雌体窄小，一般为两侧对称。颚足较雌体的窄长。其腹部的第 2 腹肢的内侧有 1 根棒状突起，是交接器官。雌、雄活体为乳白色，固定标本逐渐变为黄色；体背部遍布黑色素点。

分布于神农架木鱼（九冲、红花）、宋洛、新华、阳日。寄生于鱼体内。罕见。

干燥全体降逆，开郁，解毒，止痛。

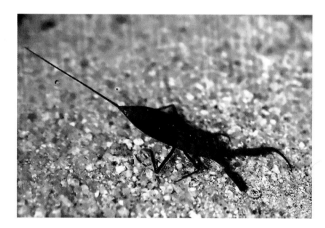

方蟹科 Grapsidae

　　头胸甲略呈方形或方圆形。额缘宽。眼柄短。口方形。第3颚足完全覆盖口腔，或有较大的斜方形空隙。

　　神农架可供药用的1属，1种。

绒螯蟹属　Eriocheir De Haan

　　头胸甲呈方形，其前缘具4枚齿叶，尖或钝或近于平直。前侧缘包括外眼窝齿共具4枚齿。第3颚足长节外末角不扩张，外肢窄长。大螯掌部的内外面或一面具绒毛。

　　神农架可供药用的1种。

中华绒螯蟹　毛蟹、河蟹、方蟹
Eriocheir sinensis H. Milne-Edwards

　　甲壳呈方圆形，背面黑绿色，腹面灰白色。体重100~250g。头胸甲的后半部略宽于前半部，前缘具4个额刺，左右两前侧缘各有4个侧刺。腹部退化，分7节，俗称脐；雌蟹呈圆形，称为团脐；雄蟹呈狭长形，称为尖脐。肛门开口在腹部末节上。有5对步足，第1对为螯足，呈钳状，有密毛，为捕食、抗敌及凿穴器官，第2~5对步足为行动器官。

　　分布于神农架大九湖（东溪）、阳日，栖息于河流中。少见。

　　全体续筋骨，散瘀结，通经，消积。

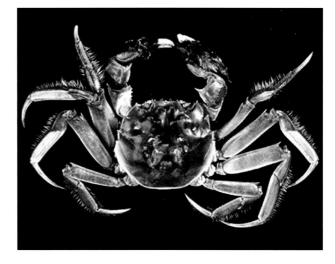

球马陆科 Glomeridae

球马陆科没有毒器，在其遇到危险时可由体节间的小孔排出马陆素进行防御。

神农架可供药用的 1 属，1 种。

滚山球马陆 滚山虫、滚山珠、日本球马陆
Glomeris nipponica Kishda

体为扁长圆柱形，长 20~30mm，宽 10~20mm，卷曲时略呈球形。体壁硬，头部有复眼和触角各 1 对。躯干部有 13 片背板，第 1 片为颈板，在头的后面，极小，第 2 片为胸部，巨大，中间的 10 片窄，末片最大。胸部腹面 2~4 节，各节有足 1 对，第 5 节以后每节有足 2 对，身体背面棕黄色或漆黑色，具光泽，腹面灰褐色。

分布于神农架各地，栖息于山坡较潮湿处，多在枯枝腐叶下或石块下。常见。

干燥全体消肿止痛，舒经活络，接骨；用于风湿痹痛，跌打损伤，骨折肿痛等。

圆马陆科　Strongylosomidae

神农架可供药用的 1 属，1 种。

陇带马陆属　**Kronopolites** Attems

神农架可供药用的 1 种。

宽跗陇马陆 　掸子虫
Kronopolites svenhedini (Virhoeff)

　　身体呈圆柱形。雌体长约 30mm，宽 3.5mm，雄体比雌体细小，长约 26mm，宽 2.5mm。由 20 个体节组成，全体可分为头部、胸部和腹部。头部有 1 对触角，分 7 节，末节顶端有 3~4 个感觉圆锥体；无眼，有侧头器，腹面的颚唇的颏节仅 1 片。胸部由第 1~4 体节组成，第 1 体节无附肢，第 2~4 体节各有步足 1 对。腹部由第 5~20 体节组成，第 5~18 体节各有 2 对步足，仅雄体第 7 体节的前对步足特化成生殖肢，第 19~20 体节无步足。肛门开口在最末体节的腹面。臭腺开口在第 5、7、9、10、12、13、15、19 体节两侧的突起上。全体呈褐色或略带棕色，身体的每一体节上都有 1 条黄色横纹。

　　分布于神农架松柏、宋洛、新华、阳日，喜生于阴暗潮湿的崖面、有腐殖质的草丛中或树荫下。常见。

　　干燥全体解毒，镇痛，和中开胃。

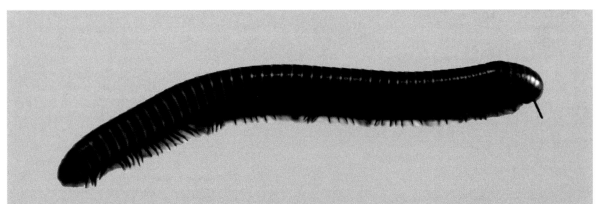

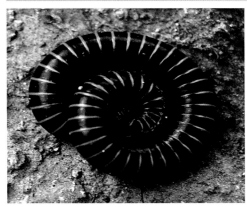
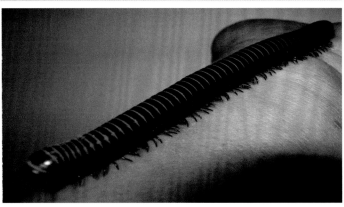

园蛛科 Araneidae

体长 2~60mm，大小差异大。结圆车轮形网。8 只眼一般黑色（少数前中眼黑色，其余白色），排成 2 列，每列 4 只，中眼区方形或梯形，2 列侧眼常相接近，并着生于眼丘上。额部较小眼区为狭，并且通常不超过眼直径的 2 倍。螯肢粗短，除窀蛛属（*Meta*）外，其余属在基节外侧有明显的隆起，即侧结节。外齿堤有 3~5 齿，内齿堤有 2~3 齿。第 4 对步足的基节互相接近，步足有刺，3 枚真爪，2 枚副爪。腹部三角形或椭圆形，有的种属边缘伸延成刺，或具疣状突起，腹部背面有明显花纹。雌体性触肢有一爪。不同类型的雄体性触肢器的中部把握器形态不同，是分属的主要依据之一。

神农架可供药用的 3 属，4 种。

■ 分属检索表

1. 中、大型蜘蛛···2
   中型蜘蛛···3
2. 中窝纵向，侧眼不着生在眼丘上，后眼列强前曲，中眼区长大于宽，前边小于后边，前侧眼小于后侧眼···**金蛛属 Argiope**
   中窝横向，前后侧眼着生在眼丘上，且较接近，2 列中眼间距分别小于其中侧眼间距···**园蛛属 Araneus**
3. 腹部近圆形，有叶状斑，斑侧缘缺刻浅；雌蛛垂体短小；雄蛛触肢器中突双叉状，呈水平伸展···**类肥蛛属 Larinioides**

（一）金蛛属 Argiope Audouin

中、大型蜘蛛。中窝纵向。后眼列强前曲，中眼区长大于宽，前边小于后边，前侧眼小于后侧眼，从背面观，前侧眼不易见。下唇宽大于长。雌体触肢末端具爪。步足 3 只爪，多刺，第 1 步足膝节与胫节长度之和小于其后跗节与跗节长度之和。雌体颜色艳丽，闪金光。雄体体型显著小于雌体。结圆网，网上有宽的波状丝带，雌体倒悬于网的中心，雄体附于网的边缘，有些种受惊后在网上像荡秋千似地颤动。

神农架可供药用的 2 种。

| 1 | 横纹金蛛 布氏黄金蛛
Argiope btuenmidhi (Scoppli) |

雌体体长 18~22mm，雄体体长 5.5mm。雌体头胸呈卵圆形，背面灰黄色，密被银白色毛。螯肢基节、触肢颚叶和下唇皆黄色。中窝横向排列，中窝、颈沟和放射沟皆深灰色。胸板中央黄色，边缘棕色。步足黄色，上有黑点及黑色刺，自膝节至后跗节各节都有黑色轮纹。腹部长椭圆形，背面

黄色，前端两侧肩部各有一隆起，自前至后共有 10 条左右黑褐色横纹，故名横纹金蛛，腹面中央有黑色斑，两侧各有 1 条黄色纵纹。外雌器垂体楔状。雄体腹部背面淡黄色，无黑色横纹，体色不如雌体鲜丽。

分布于神农架木鱼、松柏、阳日，生于阳光照射的草丛、潮湿地带。在草上或田边结垂直圆网，通过网中心，有一条上下相对的锯齿状白色丝带。少见。

全体解毒。

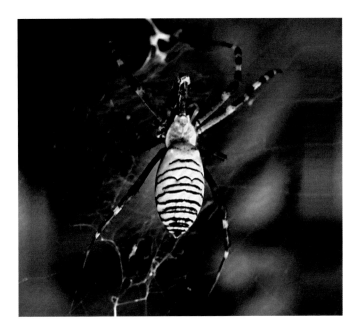

2 悦目金蛛 美丽金蛛 **Argiope amoena** L. Koch

雌体体长 19~23mm。前眼列端直，后眼列前曲。触肢黄色，有黑色刚毛和黑色轮纹。中窝横向，自中窝处向前至后中眼处有 2 条深色细纹。螯肢黑褐色。颚叶和下唇先端淡黄色，基部为深黑色。胸板两侧黑褐色，中央有黄色宽条纹。步足各节基部淡黄色，其余为黑褐色。腹部前端截形，肩部稍隆起，后端圆钝，腹部背面有黄色横纹和褐色横纹各 3 条，相间排列，第 1 条褐色横纹最窄，第 3 条最宽，上布白色和黑色斑皱。体色鲜艳。雄体体长 5~8mm，黑褐色，像雌体的幼体。

分布于神农架木鱼、松柏、阳日，生活于灌丛、草地、农田。常见。

全体解毒消肿，截疟杀虫，退黄生肌。

（二）园蛛属 **Araneus** Clerck

中、大型蜘蛛。中窝横向。前、后侧眼着生在眼丘上，且较接近，2 列中眼间距分别小于其中、侧眼间距，中眼区梯形，额狭。外雌器垂体呈舌状。触肢胫节有刚毛 2 根。结垂直圆网。

神农架可供药用的 1 种。

大腹园蛛 蜘蛛、团蛛、网蛛、圆网蛛 **Araneus ventriosus** (L. Koch)

雌体体长 12~22mm，雄体体长 10~15mm。体黑色或黑褐色，斑纹多变异。背甲扁平，前端宽，中央显赤褐色或黄褐色，两侧棕褐色，中窝横向，颈沟明显。螯肢黑褐色。胸板中央有一"T"字形黄斑区，周缘黑褐色。步足粗壮，黄褐色，具黑褐色轮纹。腹部背面前端有肩突，心脏斑黄褐色，两侧各有 2 个黑色筋点，呈梯形排列。腹背至体末端有一黑色叶斑，边缘有黑色波纹，叶斑两侧为黄褐色。腹部背面中央褐色，两侧各有一黑色条斑。纺器黑褐色。

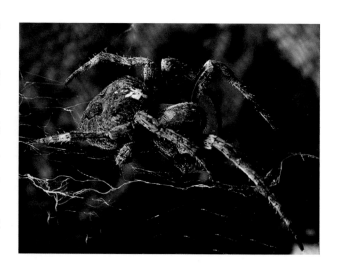

分布于神农架木鱼、松柏、阳日，多在居民点的屋檐下、仓库周围或庭院的篱笆上结车轮状大圆网，也在山林的树枝上、两树间、农作物间结网。常见。

干燥全体祛风，解毒，消肿，消瘰。蛛网止血，解毒。

（三）类肥蛛属 Larinioides

中型蜘蛛。腹部近圆形，有叶状斑，斑侧缘缺刻浅。雌体垂体短小，少环纹。雄体触肢器中突双叉状，呈水平伸展。

神农架可供药用的 1 种。

角类肥蛛 _{角园蛛}
Larinioides cornuta (Clerck)

雌体体长 8~13mm。背甲黑褐色，被白色细毛，从中窝前端延伸到后中眼有 2 条平行的深色线。胸板黑褐色。步足黄灰色、褐色或黄褐色，第 1 对步足最长，步足各节末端具有黑色斑纹。腹部卵圆形，背面黄白色，斑纹黑褐色，前方为 1 对云状斑纹，中后方有 1 个黑褐色、呈 "V" 字形的叶状斑，腹面正中央黑色，两侧有黄白色条斑。雄体体长 5.5mm，体色比雌体淡。背甲淡黄褐色。腹部背面黄色，斑纹红褐色。触肢器中部的把握器末端分叉，叉端一个尖，另一个钝圆。

分布于神农架各地，栖息于灌丛、农田。常见。

全体祛风，消肿，解毒，散结。

蜈蚣科 Scolopendridae

具 21 对步足及有足体节。头板前部两侧具 4 个单眼；触角 17~30 节以上，基部 2 节或多于 2 节光滑少毛；基胸板前缘具齿板。第 7 有足体节两侧具或不具气门。大部分腹板具或无平行纵缝线，但无十字沟线。前背板短或消失，前腹板分成左右 2 横条。所有步足跗节分为 2 亚节。

神农架可供药用的 1 属，1 种。

蜈蚣属 Scolopendra

神农架可供药用的 1 种。

少棘蜈蚣 蜈蚣
Scolopendra subspinipes mutilans L. Koch

体型扁平而长，成体体长 110~140mm。有 21 个体节。第 3、5、8、10、12、14、16、18、20 体节两侧各具气门 1 对；气门纵裂，呼吸腔有内、外瓣扇，分成外庭和内腔。头板和第 1 背板为金黄色。末背板有时近于黄褐色。胸板和步足均为淡黄色。背面自第 4~9 体节起，有 2 条不显著的纵沟。头板前部的两侧各有 4 个单眼，集成左右眼群。头部的腹面有颚肢 1 对，颚肢内部有毒腺；颚肢齿板前端有小齿 5 枚，内侧 3 小齿互相接近。步足 21 对，足端黑色，尖端爪状；最末步足最长，伸向后方，呈尾状；末对附肢基侧板端有 2 个尖棘，同肢前腿节腹面外侧有 2 棘，内侧 1 棘，背面内侧 1~3 棘。

分布于神农架各地，栖息于腐木、石隙间和阴湿的草地。常见。

干燥全体息风镇痉，通络止痛，攻毒散结；用于小儿惊风、肝风内动、痉挛抽搐、中风口㖞、蛇虫咬伤等。

壁钱科 Urocteidae

8眼异型，排成2列，前眼列前曲，后眼列端直或稍前曲，中眼区梯形。螯肢不发达，齿堤无齿。颚叶在下唇之前相遇。3只爪，上爪有单齿列。第4步足基节以胸板后缘间隔。后纺器长，由两节组成。肛突长，也由两节组成，节间环生许多长毛。无舌状体。

神农架可供药用的1属，1种。

壁钱属 **Uroctea** Dufour

本属特征同壁钱科。

神农架可供药用的1种。

华南壁钱 壁钱、壁钱虫、扁蛛
Uroctea compactilis L. Koch

雌体体长7mm。头胸部扁圆形，红褐色。额部向前伸突，呈半圆形。中窝前面有8根横向排列的黑色长刚毛。8只眼排成2列，后中眼白色，以前中眼为最大，后中眼间距为前中眼直径的2倍，后侧眼紧靠后中眼。螯肢小，触肢粗壮，均呈红褐色。胸板尖端伸达第4步足的基节间。步足橙黄色。腹部圆锥状，棕褐色，腹背上面密布白色鱼鳞状斑纹，背正中央有4个黑褐色圆斑，周缘白色。

分布于神农架大九湖（东溪）、木鱼（九冲）、松柏、下谷、阳日，生活于老住宅的墙壁、屋角、门背、林间树皮内或石下。常见。

虫体、巢膜攻毒散结，清热解毒，活血，止血。

漏斗蛛科 Agelenidae

中型无筛器蜘蛛，体长 8~12mm。背甲卵圆形，向前趋窄，在眼区部位长而窄。中窝纵向。8只眼排成 2 列，大小相当。螯肢具前堤齿 3 齿，后堤齿 2~8 齿。下唇长宽相当。两颚叶稍趋向汇合。步足长，稍细，有许多刺；跗节有听毛，愈向末端的听毛愈长；第 1、2 足对比明显。腹部窄卵圆形，向后趋窄，有羽状刚毛，背部有斑纹格式。2 书肺，1 对气孔接近纺器，或在生殖沟后方。2 前纺器稍分离或相距远；后纺器细长，2 节，末节向端部趋窄，或短，端节短或无。舌状体成对。外雌器各异。雄体触肢的胫节和膝节常有突起。

神农架可供药用的 1 属，1 种。

漏斗蛛属 **Agelena** Walckenaer

头胸部长，头区狭。两眼列强前曲，以致前中眼与后侧眼几乎呈直线排列，各眼近乎等大，中眼区长大于宽。额高为前中眼直径的 2~3 倍。螯肢后齿堤 3~4 齿。胸板心形，后端尖窄，并插入第 4 步足基节之间。前纺器分离，后纺器长，一般末节长于基节，仅少数种类后纺器末节短于基节。雄体触肢器胫节、膝节上有突起。

神农架可供药用的 1 种。

迷宫漏斗蛛 **Agelena labyrinthica** (Clarck)

雌体体长 6~15mm。头胸部背甲浅褐色，两侧各有 1 条深褐色纵条斑。中窝纵向深褐色。颈沟、放射沟明显。前眼列干直，后眼列强前曲，前、后侧眼靠近，中眼区呈长方形。螯肢棕色，前后齿堤各 3 齿。触肢黄褐色，跗节棕色，多褐色长毛。步足黄褐色，较长，各节末端褐色，有许多刺和听毛，跗节的听毛黑色。腹部长卵形，灰绿色或紫褐色，背部中央有 7~8 对"八"字形灰色斑纹，前端 2 对纵向，稍外斜，腹面灰色，有 2 条紫色色纵纹。后纺器长度为前纺器的 2 倍。雄体体长 5~11mm。斑纹与雌体同，体色较雌体深，呈黑褐色。步足较长，腹部宽度窄于头胸部之宽。触肢器纺锤形，基节和腿节色浅。

分布于神农架各地，栖息于坡地高粱、玉米、棉花、菜丛、柑橘树、稻田、杂草和灌木林中，结漏斗网捕虫，以成蛛或亚成蛛越冬。常见。

新鲜全体祛风，消肿，解毒。

衣鱼科 Lepismatidae

长4~20mm，原始无翅的小型昆虫。身体细长而扁平，全身被银灰色细鳞片。口器咀嚼式，外口式。左右复眼远离，无单眼。触角呈长丝状。第8、9节腹节的基肢片发达，盖住产卵器基部或阳茎侧突。腹部末端有2条较长的中尾丝和1条较长的中尾须，有刺突和翻缩泡。产卵器长。跗节2~4节。个体发育为表变态。

神农架可供药用的2属，2种。

（一）毛衣鱼属 Ctenolepisma

神农架可供药用的1种。

多栉毛衣鱼 毛衣鱼 Ctenolepisma villosa (Fabvicius)

身体细长，密被鳞片，无翅。雄体体长9~13mm，黄铜色，背面被微黑色鳞片。腹面鳞片色白。头小，口器外口式，适于咀嚼。触角丝状，多节，长达11~15mm。复眼由12只小眼组成，小眼排成3行，里行6只，中行5只，外行1只。胸部宽于腹部。腹部11节，第11节被第10节遮蔽，由腹基向后端逐渐缩小。腹末有尾须1对、中尾须1根及针突2对，尾须及中尾须细长，中尾须约等于体长，尾须稍短于中尾须，针突也伸到腹部末端之外。胸部每节后端各有刚毛栉1对。腹部2~6节各有刚毛栉2对，第7~9节各有刚毛栉1对。雌体大于雄体，有产卵管伸到腹末之外。

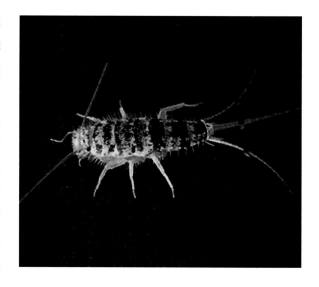

分布于神农架各地，生活于土壤中，以及朽木、落叶、苔藓和砖石下。常见。

干燥成虫（衣鱼）祛风明目，解毒散结，利尿通淋等。

（二）衣鱼属 Lepisma Linnaeus

神农架可供药用的1种。

家衣鱼
白鱼、蠹鱼、书虫
Lepisma saccharina (Linnaeus)

　　体长而扁，长约 10mm，体上被银灰色鳞片。头前下方和侧下方有密集的银白色长毛。复眼大而突出，由许多小眼聚积而成，棕黑色；单眼退化。触角细长，超过体躯之半，由 30 节以上丝状环节构成。口器外口式，适于咀嚼，下唇须 4 节。胸部是体躯最宽阔的区域，有气门 2 对，两侧有长毛。无翅。足 3 对相似，跗节 3 节，并有爪 1 对。腹部有完整的环节 10 节，后端环节较前端环节小；有气门 2 对，背板上具备 2~3 条簇生刚毛。第 11 腹节特化为中尾丝。尾须 1 对，等长。腹板上有 1 对腹刺。足基部无刺突。尾须第 10 腹节突出，由 50 节以上的环节构成。

　　分布于神农架各地，喜温暖的环境，生活于土壤中以及朽木、落叶、苔藓和砖石下。常见。

　　干燥全体祛风明目，解毒散结，利尿。

　　本种分布极广，我国各地都有分布，由于通商的关系，该种已成为世界性种类。

蜓科 Aeschnidae

体大型至甚大型。头部在背观，两眼互相接触，呈 1 条很长的直线。下唇端缘纵裂；雌性产卵器粗大。翅的中室有或无横脉；前后翅三角室形状相似，距离弓脉一样远；翅上有 1 个长的翅痣，在翅痣内端常有 1 条支持脉，有 1 条径增脉。

神农架可供药用的 1 属，1 种。

伟蜓属 Anax Leach

体型大，色泽美丽。胸部主要为绿色，腹部具有蓝色。弓分脉发自弓脉的上部，径增脉对着 1 个宽的区域，最外 1 条平行脉的起点前方直对翅痣端部，反翅宽，常有很发达的附加臀套。

神农架可供药用的 1 种。

碧伟蜓 大蜻蜓、绿蜻蜓
Anax parthenope Selys

雄体腹长 50mm，后翅长 50mm。体色带绿色。头部有复眼 1 对，额上具 1 条宽的黑色横带。胸部黄绿色，胸侧第 1 节及第 3 节上方 1/3 处具条纹。翅 2 对，膜质，透明，翅膜上常有轻微的金黄色光泽，前缘及翅痣黄色。腹部绿色至褐色、黑色，并有条纹和斑点。

分布于神农架各地，多在山间水草茂盛的溪流以及山区的小型静水池飞行。常见。

干燥虫体益肾滋阴，清热解毒，止咳等。

蜻科 Corduliidae

翅的前缘室与亚缘室的横脉常连成直线，翅痣无支持脉，前后翅三角室朝向不同，前翅三角室与翅的长轴垂直，距离弓脉较远，后翅三角室与翅的长轴同向，基边常与弓脉连成直线。臀圈足形，趾突出，具中肋。

神农架可供药用的 2 属，2 种。

■ 分属检索表

后翅基部不特别宽阔，不明显向翅尖收窄；翅痣前方或下方的横脉剧烈倾斜……………………………………………………………………………………………1. 红蜻属 Crocothemis

后翅基部明显宽阔，向翅尖收窄；翅痣前方的横脉不剧烈倾斜……………2. 黄蜻属 Pantala

（一）红蜻属 Crocothemis Brauer

体中型，红色。第 2 臀脉的位置稍变化，起始处直对臀横脉或稍后于臀横脉；翅痣长，下方遮盖 1 条或多于 1 条斜的横脉，斜脉间距较宽。

神农架可供药用的 1 种。

赤蜻蛉 红蜻、赤卒
Crocothemis servilia Drury

体长 35~30mm，翅展 70mm。未成熟时体黄褐色，成熟时呈鲜红色。前胸褐色，合胸背前方红色，侧面红色。翅透明，翅痣黄色，其上、下边缘厚，黑色，前后翅基部均具红斑。腹部红色，无斑纹。

分布于神农架木鱼（官门山），生于中、低海拔地区，常栖息于沼泽池塘、湖泊、水坑和流速缓慢的溪流。少见。

干燥虫体益髓填精，清肺止咳。

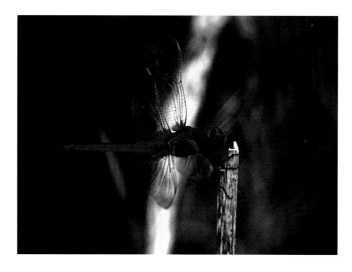

（二）黄蜻属 **Pantala** Hagen

前后翅第 3 中脉和第 4 中脉在翅结后方弯向翅后缘，并在弯曲处和末端两脉相互接近。后翅肘臀横脉 2 条。臀套窄而长，中肋较直。

神农架可供药用的 1 种。

黄蜻 黄衣、海蜻蛉
Pantala flavescens Fabricius

体长 52mm，翅展 90mm。体黄色。头部黄色，单眼间有 1 条黑色横纹。胸部黄色，具褐色斑点。翅甚宽，透明，基部淡橙黄色，翅痣黄色，痣的两端不平行，外端甚斜。腹部黄褐色，具黑斑。

分布于神农架木鱼（官门山、老君山），经常栖息于旷野池沼、河流等多水、草木繁茂的地方。常见。

干燥虫体补肾益精，解毒消肿，润肺止咳。

地鳖蠊科 Polyphagidae

密被微毛。头部近球形，通常头顶不露出前胸背板。唇部强烈隆起，与颜面形成明显的分界。前、后翅均较发达，但有时雌体完全无翅，前翅亚前缘脉具分支，后翅臀域非扇状折叠。中、后足腿节腹缘缺刺，跗节具跗垫，爪对称，中垫存在或缺如。

神农架可供药用的1属，1种。

真地鳖属 Eupolyphaga Chopard

体型中等。头顶通常不露出前胸背板。上唇隆起，唇基缝不到达触角窝下缘。触角不超过腹端。前胸背板横宽，边缘具刚毛，表面具颗粒和短毛。雄体下生殖板后缘增厚，具毛，腹突对称。雌体下生殖板横宽，后缘中央和两侧具弱的凹缘。

神农架可供药用的1种。

中华真地鳖 地鳖虫、土元、地乌龟 Eupolyphaga sinensis (Walker)

雌雄异型，雄体有翅，雌体无翅。雌体体长约30mm，体上下扁平，黑色而带光泽。头小，向腹面弯曲。口器咀嚼式，大颚坚硬。复眼发达，肾形；单眼2只。触角丝状，长而多节。前胸盾状，前狭后阔，盖于头上。雄体前胸呈波状纹，有缺刻，翅2对。

分布于神农架各地，生活于地下或沙土间。常见。

干燥虫体破瘀通经。

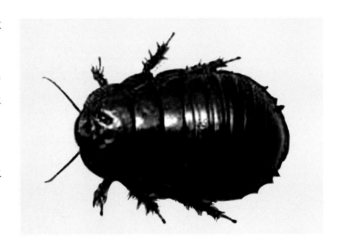

姬蠊科 Blattellidae

体小型，体长通常小于 15mm，雌雄同型。单眼明显。唇基缝不明显。前胸背板通常不透明。前翅与后翅发达或缩短，极少完全无翅。前翅革质，脉发达，亚前缘脉简单，后翅膜质，端域缺如，臀脉域呈折叠的扇形。中足和后足腿节腹面具或缺刺，跗节具跗垫，爪间具中垫。

神农架可供药用的 1 属，1 种。

小蠊属 **Blattella** Caudell

体小型。前、后翅发育正常，前翅具有中脉和肘脉，后翅前肘脉直或稍弯曲，不分支或具 1~3 条完整和 1~2 条不完整分支，前缘脉不膨大，有时端部稍加厚。前足腿节腹缘具粗刺，跗爪对称，不特化。雄体肛上板延长，膜质，下生殖板常不对称，腹突形状多变。雌体生殖板通常突出，后缘截形或宽圆形。

神农架可供药用的 1 种。

德国小蠊 德国蟑螂、德国姬蠊
Blattella germanica (Linnaeus)

体长 11~15mm，体色淡褐色。触角很长，呈丝状。前胸背板具 2 条内侧平直的纵向黑色条纹。前、后翅发达，雄体的长达尾端，雌体的远超腹端。各足爪对称，不特化。腹部第 1 背板不特化，第 7~8 背板特化。

分布于神农架各地，喜温暖、潮湿、食物丰富和多缝隙的环境。常见。

干燥或新鲜全体活血散瘀，解毒消疳，利水消肿。

螳螂科 Mantidae

　　体小型至大型，形状多样。头宽大于长。复眼大，单眼仅雄体的发达。前足腿节腹面内缘的刺长短交互排列，前足胫节外缘的刺直立或斜，彼此分开，有的退化。有的雄体触角有纤毛，少变粗，绝不呈双栉齿状。雌体的翅常退化或消失，前翅无宽带或圆形斑；中、后足一般无瓣。雄体下生殖板通常有 1 对腹刺。

　　神农架可供药用的 1 属，1 种。

斧螳属　**Hierodula** Rurmeister

　　神农架可供药用的 1 种。

广斧螳螂 拒斧、天马
Hierodula patellifera (Serville)

　　体型中等，绿色。头三角形；触角丝状；复眼发达，单眼 3 个。前胸粗短，前半部两侧扩大，最宽处为最狭处的 2 倍。两侧有明显的小齿。前翅革质，狭长如叶片状，外缘及基部青绿色，中部透明，外缘中间有淡黄色斑块，后翅膜质。前足镰刀状，基节下缘有 4 枚齿，中足和后足细长。

　　分布于神农架木鱼（官门山），常活动于农田附近，栖息在桑树、灌木或墙壁上。少见。

　　干燥卵鞘固精缩尿，补肾助阳。

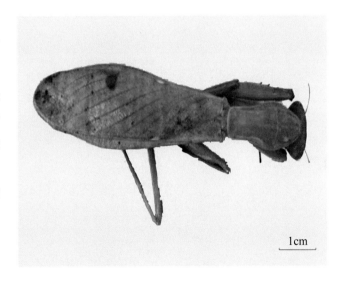

1cm

鼻白蚁科 Rhinotermitidae

兵蚁上唇发达，伸向前方，呈鼻状，不同类群上唇形状变化颇多。头部均有囟；触角 13~23 节；有翅成虫一般有单眼；左上颚 3 个缘齿，右上颚在端齿与第 1 缘齿间基部有 1 个附齿。前胸背板极扁平，狭于头宽。前翅鳞远大于后翅鳞，并与后翅鳞重叠，径脉极小，径分脉分支少，或不分支。

神农架可供药用的 1 属，1 种。

家白蚁属 Coptotermes Wasmann

兵蚁头前端明显变狭。囟为大型孔口，位于头前端，朝向前方。上颚细而弯曲，除基部为锯齿形缺刻外，其他部分光滑无齿。触角 13~17 节。上唇尖舌形。前胸背板平坦。有翅成虫头部宽卵形，囟位于头中部，后唇极短而平，触角 18~23 节。前胸背板狭于头。前翅鳞大于后翅鳞，翅脉有极浅淡的网状纹，翅面具毛，前翅中脉由肩缝处独立伸出，后翅中脉由径分脉基部分出，中脉距肘脉极近。

神农架可供药用的 1 种。

家白蚁 白蚁、台湾乳白蚁、蟹
Coptotermes formosanus Shiraki

兵蚁头及触角浅黄色，上颚黑褐色，腹部乳白色。头部椭圆形。上颚镰刀形，左上颚基部有一深凹刻，其前方另有 4 个小突起。上唇近于舌形。触角 14~16 节。前胸背板平坦，较头狭窄，前缘及后缘中央有缺刻。有翅成虫头背面深黄色，胸腹部背面黄褐色，腹部腹面黄色。翅为淡黄色。复眼近于圆形，单眼椭圆形。触角 20 节。前胸背板前宽后狭，前后缘向内凹。前翅鳞大于后翅鳞，翅面密布细小短毛。工蚁头淡黄色，胸腹部乳白色或白色。头后部呈圆形，而前部呈方形。后唇基短，微隆起。触角 15 节。前胸背板前缘略翘起。腹部长，略宽于头，被疏毛。

分布于神农架各地，营群体生活，群体一般居住于林地、土壤、树干，以及建筑木材中等。常见。

干燥雌体滋补强壮。

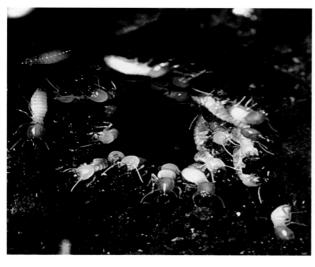
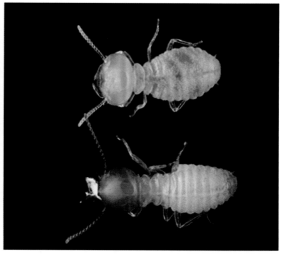

蝗科 Locustidae

触角线状，短于体长。前胸背板发达，马鞍形，盖住前胸和中胸背面。多数种类具 2 对发达的翅，少数具短翅或完全无翅；前、中、后足的跗节均为 3 节，爪间有中垫。

神农架可供药用的 2 属，2 种。

■ 分属检索表

前胸腹板在前足基部之间不具前胸腹板突 ……………………………………………………1. 飞蝗属 Locusta

前胸腹板在前足基部之间具前胸腹板突 ……………………………………………………2. 稻蝗属 Oxya

（一）飞蝗属 Locusta Linnaeus

头顶宽短，头顶中隆线明显，头侧窝消失。触角丝状，超过前胸背板后缘。复眼卵形。前胸背板前端缩狭，后端较宽，中隆线发达，后横沟较明显；前胸腹板平坦。前翅光泽透明并散布暗斑，后翅本色透明。后足腿节匀称，上侧中隆线呈细齿状，内侧黑色斑纹宽而明显，后足胫节无外端刺。爪间中垫明显，较小。鼓膜片较宽大。雄体下生殖板短锥形。雌产卵瓣粗短，其上产卵瓣的上外缘无细齿。

神农架可供药用的 1 种。

飞蝗 蝗虫 Locusta migratoria Linnaeus

体长约 54mm，黄褐色。头顶色淡。复眼棕色，卵圆形；单眼 3 只，作鼎足排列。触角丝状，褐色。口器咀嚼式。前胸发达，绿色，中央有隆起的纵线。前翅革质，狭而长，灰黄色，有不规则的斑纹。前、中足黄褐色，后足腿节绿色，内侧有带状黑绿色斑 3 条。腹部 11 节，在第 1 腹节上有听器，在第 2~8 腹节上有气门 8 对，末端有尾须。

分布于神农架各地，栖息于草地、农田。常见。

干燥虫体止咳平喘，解毒透疹，滋补强壮，排脓。

（二）稻蝗属 **Oxya** Audinet-Serville

头顶背观较短，缺纵隆线。触角丝状。颜面向后倾斜或较直，颜面隆起，全长具纵沟，侧隆线明显。复眼较大，椭圆形。前胸背板柱形，通常背面较平，中隆线较弱，侧隆线缺，3 条横沟较细，其后缘钝圆；前胸腹板突圆锥形。前翅发达，在背面相互毗连。后足胫节具外端刺，跗节第 1 节较扁。

神农架可供药用的 1 种。

中华稻蝗 ^{油蚂蚱}
Oxya chinensis (Thunberg)

体长圆形，长 30~40mm，黄绿色或绿色，有时黄褐色，有光泽。头顶有圆形凹窝，颜面中部沟深。复眼灰色，椭圆形。触角丝状，褐色。前胸发达，中部有横缝 3 条。前翅前缘部分呈绿色，其余部分为褐色。腹部黄褐色。

分布于神农架各地，活动于稻田、堤岸附近。常见。

干燥虫体止咳平喘，解毒透疹，滋补强壮，排脓。

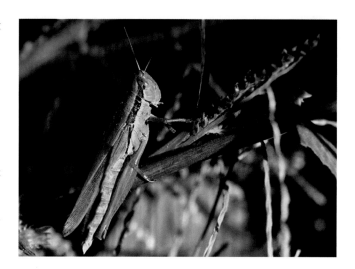

剑角蝗科 Acrididae

体形多样，粗短或细长，大多侧扁。头短锥形或长锥形，颜面向后倾斜，头部前端背面中央有细纵沟。触角剑状，其基部各节宽大于长，自基部向端部逐渐趋狭，呈剑状。前胸背板平坦，中隆线较弱，侧隆线完整或缺；前胸腹板具突起或缺。前、后翅发达，呈缩短或鳞片状，侧置。后足腿节外侧基部的上基片长于下基片，外侧具羽状平行隆线。腹部第 1 节背板两侧听器发达。

神农架可供药用的 1 属，1 种。

剑角蝗属 Acrida Linnaeus

体中大型，细长。头部长圆锥形，长于前胸背板，头顶极向前突出，头侧窝缺。颜面极倾斜，颜面隆起纵沟较深。复眼位于头的近前端。触角长，剑状。前胸背板中隆线和侧隆线均明显，侧隆线平行或弧形弯曲；后缘中央呈角形突出。前翅狭长，超过后足腿节的顶端。后足腿节细长。雄体下生殖板长锥形，顶尖。雌体下生殖板后缘具 3 个突起。

神农架可供药用的 1 种。

中华剑角蝗 中华蚱蜢、尖头蚱蜢、稻叶大剑角蝗
Acrida chinensis (Thunberg)

体长 80~100mm，常为绿色或黄褐色，雄虫体小，雌虫体大，背面有淡红色纵条纹。前胸背板的中隆线、侧隆线及腹缘均呈淡红色。前翅绿色或枯草色，沿肘脉域有淡红色条纹，或中脉有暗褐色纵条纹，后翅淡绿色。

分布于神农架各地，生活于农田、草地。常见。

干燥或新鲜全虫止咳平喘，定惊，解毒。

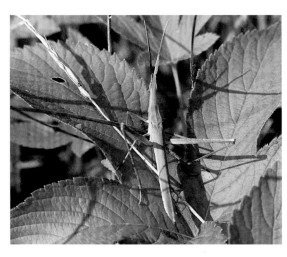 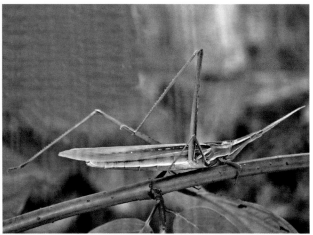

蚱科 Tetrigidae

体中小型。颜面隆起，呈沟状。触角丝状，着生于复眼下缘内侧。前胸背板一般较平坦，其侧叶后缘多数具 2 个凹陷，少数仅具 1 个凹陷，侧叶后角向下，端圆形。前、后翅发达，少数缺如。后足跗节基节明显长于端节。

神农架可供药用的 1 属，1 种。

蚱属 Tetrix Latreille

体小型。头不突起，侧面观头顶与颜面隆起形成角状；颜面隆起在侧单眼间通常凹陷，在触角间为弓形突出。触角丝状，多数 14 节。前胸背板前缘平截或呈钝角形，背面较平坦或前半部略呈屋脊形，肩角钝，后突楔形，一般仅到达腹端；中隆线全长明显，侧隆线在沟前区平行而呈方形，也有稍向中隆线倾斜的。前翅卵形，后翅不到达、到达或略超过前胸背板末端。

神农架可供药用的 1 种。

日本蚱 日本菱蝗
Tetrix japonica Bolivar

体小型，体长 8~13mm，黄褐色、褐色或暗褐色。颜面近垂直，纵沟深。触角丝状，着生于复眼下缘之间。前胸背板上无斑纹或具 2 个方形黑斑，前缘平直，中隆线明显，侧面观上缘前段略呈屋脊形。前翅卵形；后翅发达，略短于前胸背板后突。后足胫节褐色或黄褐色。

分布于神农架各地，生活于草地、农田。常见。

干燥虫体止咳平喘，滋补强壮，止痉，解毒。

螽斯科 Tettigoniidae

体小型至大型，较粗壮。头通常为下口式。触角较体长，着生于复眼之间，触角窝周缘非强隆起。前胸腹板具或缺刺。前翅和后翅发达或退化，雄体前翅具有发音器。前足胫节具背距，听器呈封闭型；后足胫节背面具端距；第1和第2跗节具侧沟。产卵瓣剑形。

神农架可供药用的1属，1种。

蝈螽属 Gampsocleis Fieber

头顶宽于触角第1节，背面缺沟。复眼圆形，突出。前胸背板不长于前足腿节，向后稍微扩宽，横沟3条，沟后区稍抬高，有时具弱的中隆线；前胸腹板具刺突，中胸腹板裂叶长于基部的宽。前翅发达或缩短。前足胫节背面外侧具3~4个距，内、外两侧听器均为封闭型；后足胫节腹面具2对端距。雄体尾须内齿位于基部，下生殖板具腹突。雌体产卵瓣平直或稍向下弯，端部斜截形。

神农架可供药用的1种。

螽斯 蝈蝈
Gampsaocleis gratiosa Brunner Wattenwyl

体绿色。触角丝状，长于体躯。复眼卵圆形。前翅近膜质，较弱，前缘向下倾斜，静止时左翅覆于右翅之上方，雄体在左前翅的轭区有圆形的发音器，右前翅的基部有光滑的鼓膜。听器位于前足胫节基部外侧。

分布于神农架各地，生活于荒地草丛中。常见。

干燥虫体利水消肿，通络止痛。

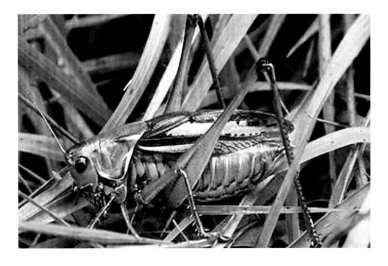

蟋蟀科 Gryllidae

体粗壮，体长 4.5~50mm，大小不等。触角长于体长，端部尖细。产卵器长，剑状。跗节 3 节。尾须长，不分节。雄体前翅有摩擦发音器，由音锉、刮器及镜膜组成。听器在前足胫节上。

神农架可供药用的 1 属，1 种。

蟋蟀属 **Gryllus** Linnaeus

体较大。头圆。单眼排列成一线。前胸背板背片宽平，光滑无毛。雄体前翅镜膜较大；后翅长或无。前足胫节具听器，第 1 跗节长，腹面具短刺；后足胫节背距粗壮，内外两侧均为 6 个；第 1 跗节背侧具粗刺，腹面具 2 列刺。产卵瓣剑状。

神农架可供药用的 1 种。

油葫芦 大头狗、亳螭虫、土蝈蚱子 **Gryllus testaceus** Walker

体长圆形，长约 20mm，雌体较大。体背面黑褐色，有光泽，腹面较淡。头部复眼 1 对，呈半球形突出，复眼的内缘和两颊黄褐色。触角 1 对，细长。前胸背板黑褐色，有 2 条月牙纹。翅 2 对；前翅淡褐色，有光泽；后翅黄褐色，尖端纵折露出腹端。后足腿节甚粗壮。尾须 1 对，褐色。雌体产卵管褐色。

分布于神农架各地，常栖息于杂草内或砖瓦、土块下。常见。

干燥虫体利水消肿，解毒。

蝼蛄科 Gryllotalpidae

　　口器为前口式。侧单眼 2 只，额部较强地凸起，一直延伸到唇基部。前胸背板卵形，前缘内凹。雄体前翅的发音器不发达；前足的基距远于腿节，前足胫节听器不发达，趾状突 3~4 个，跗节前 2 节呈片状，后足较短。雌体产卵瓣发育不全，退化。

　　神农架可供药用的 1 属，1 种。

蝼蛄属 Gryllotalpa Latreille

　　前足胫节具 4 个趾；胫节听器为封闭型，开口为 1 条窄缝；前足腿节具 1 基距。前翅侧区翅脉指向翅尖。

　　神农架可供药用的 1 种。

东方蝼蛄 ^{地蝲蛄} Gryllotalpa orientalis Burmeister

　　成虫全体淡黄褐色或暗褐色，全身密被短小软毛，体长 28~33mm。头圆锥形，暗褐色。复眼卵形，黄褐色。咀嚼式口器。触角丝状。前胸背板坚硬膨大，卵形，背中央有 1 个暗红色长心形凹斑。前翅革质，软短，黄褐色；后翅大，膜质透明，淡黄色。前足发达，扁铲状；后足胫节背侧内缘有 3~4 个能活动的刺。腹部纺锤形，柔软。尾须 1 对。

　　分布于神农架各地，栖息于庭院、田园及潮湿处。常见。

　　干燥虫体利水通淋，消肿解毒。

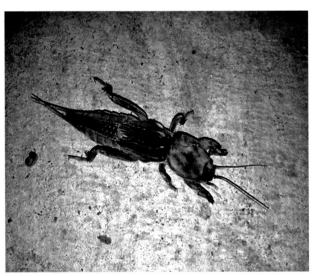
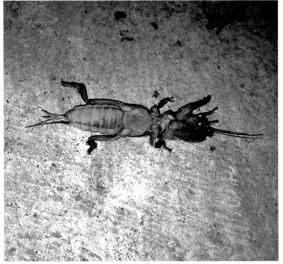

蚁蛉科 Myrmeleontidae

体大型，细长。头部和胸部一般有长毛。触角较短，约等于头胸之和，其末端膨大，呈棒状。翅狭长，翅痣下方有1个狭长的翅室。

神农架可供药用的1属，1种。

东蚁蛉属 **Euroleon** Esben-Pentersen

前翅的后肘脉和第1臀脉合并，第2臀脉和第3臀脉有一段合并，前肘脉的分叉角度较小，其2条分支平行前伸至翅缘；后翅的基径中横脉4条或4条以上，在径脉与径分脉之间有小的黑斑。足基节前无白色鬃，后足第1跗节短于第5跗节，距不弯曲。侧生殖突无长而弯的鬃。

神农架可供药用的1种。

中华东方蚁蛉 蚁狮、地牯牛、砂猴、缩缩、倒退虫
Euroleon sinicus Navás

体长24~32mm。头部黄色多黑斑，额大部分黑色，头顶有6个大黑斑，中间2个被中沟略分开。唇基中央有1大黑斑，下颚须短小，下唇须很长且末端膨大。触角黑色。胸部黑褐色，前胸背板两侧及中央各有1条黄色纵纹，近端部还有1对小黄点，中、后胸则几乎全为黑褐色。腹部黑色，第4节以后各节后缘有细黄边。足基节黑色，转节黄色，腿节和胫节黄褐色，有黑斑，跗节除第1节为黄色外，其余均为黑色。翅透明，有许多小褐点；翅痣黄色，翅脉大部分为黑色；前翅具10余个褐色斑。

分布于神农架各地。成虫生活于草丛中；幼虫居于干燥沙地土中，营漏斗状穴。少见。

幼虫虫体通窍利水，消肿解毒。

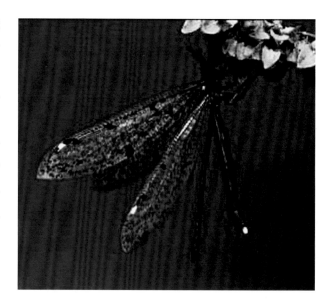

蝉科 Cicadidae

体中到大型。触角短，刚毛状或鬃状，自头前方伸出。3只单眼，呈三角形排列。前、后翅均为膜质，常透明；后翅小，翅合拢时呈屋脊状放置，翅脉发达。前足腿节发达，常具齿或刺；跗节3节。雄蝉一般在腹部腹面基部有发达的发音器官。雌蝉产卵器发达。

神农架可供药用的1属，1种。

蚱蝉属 **Cryptotympana**

神农架可供药用的1种。

黑蚱蝉 鸣蜩、秋蝉、知了
Cryptotympana atrata (Fabricius)

体长44~48mm，黑色，有光泽。复眼1对，单眼3只。触角短小，位于复眼前方。胸部发达，后胸背板上有1个显著的锥状突起，向后延伸。翅2对，膜质，黑褐色，静止时覆在背部如屋脊状。腹部7节，黑色。

分布于神农架各地，成虫生活于树上，幼虫生活在土壤中。常见。

干燥虫体清热解毒，息风定惊。蝉蜕疏散风热，利咽透疹，明目退翳，解痉。

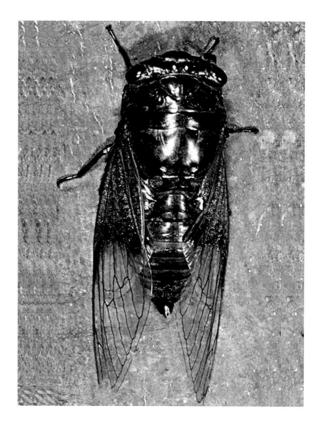

蜡蝉科 Fulgoridae

体中到大型，美丽而奇特。头大多圆形，有些具大型头突，直或弯曲。胸部大，前胸背板横形，前缘极度突出，达到或超过复眼后缘；中胸盾片三角形，有中脊线及亚中脊线；肩板大。前、后翅发达，翅脉到端部分叉，并多横脉，呈网状；前翅爪片明显，后翅臀区发达。后足胫节多刺。腹部通常大而扁宽。

神农架可供药用的 1 属，1 种。

斑衣蜡蝉属 Lycorma Stål

头略突出，突出部分很短并向上折转；颜过于宽，上面部分较狭，有两条平行的侧隆线，有时中部以下隆线消失；顶基部截形，后角不突出。前胸背板有细的中线，中线两侧各有一浅凹陷。前翅中等宽度，端部脉纹网状；后翅宽，比前翅稍短，后缘波状，端区脉纹分叉密。前足腿节端部不扩大，后足腿节有 4~5 根刺。

神农架可供药用的 1 种。

斑衣蜡蝉 樗鸡、红娘子
Lycorma delicatula White

体长 15~25mm，翅展 40~50mm。头狭小，额延长如象鼻。复眼黑褐色。前胸背板灰褐色。腹部大，黑褐色，腹部背面黑色，间被白色粉霜。前翅革质，基部淡褐色，稍带绿色，有 20 个左右的黑点，端半部深褐色；后翅膜质，基部鲜红色，具有 7~8 个黑斑，端部黑色，红色和黑色交界处有白带，体翅常有粉状白蜡。尾端逐渐狭小。

分布于神农架红坪（大龙潭）、木鱼（官门山），喜干燥炎热处。少见。

干燥虫体活血通络，攻毒散结。

瘿绵蚜科 Pemphigidae

体表多有蜡粉或蜡丝，常有蜡腺。触角 5~6 节，有原生感觉圈，其附近有副感觉圈 3~4 个，触角次生感觉圈呈条状或片状。有翅蚜前翅具 4 条斜脉，中脉减少，至多分叉 1 次；后翅肘脉 1~2 条，静止时翅合拢于体背，呈屋脊状。中胸前盾片三角形，盾片分为 2 片。腹管退化成小孔状、短圆锥状，或缺。尾片宽半月形。性蚜体很小，翅、喙退化，只产 1 枚卵。产卵器缩小为被毛的隆起。

神农架可供药用的 1 属，1 种。

倍蚜属 Schlechtendalia Lichtenstein

前翅翅痣延长成镰状。有翅蚜触角原生感觉圈有睫。

神农架可供药用的 1 种。

角倍蚜 倍蚜、五倍子蚜
Schlechtendalia chinensi (Bell)

有翅型体长约 1.5mm，无翅型体长约 1.1mm，淡黄褐色至暗绿色。蜡板发达，体被白色蜡粉。秋季，有翅型触角 5 节，第 3 节最长，第 5 节稍短于第 3 节，第 3~5 节的感觉圈数分别为 10：5：10，环形，宽阔；春季有翅型的感觉圈数比秋季有翅型的数量多。翅透明，翅痣长，呈镰刀状弯曲。前翅中脉不分支，基部消失。后翅脉正常。跗节 1 节。无腹管。尾片小，半圆形。

分布于神农架，栖息于漆树科植物的树叶上，形成干燥虫瘿。夏季寄主为盐肤木，冬季寄主为青苔。少见。

干燥虫瘿（五倍子）敛肺降火，涩肠止泻，固精止遗，敛汗止血。

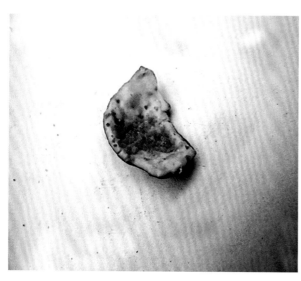 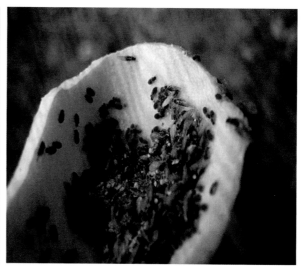

蜡蚧科 Coccidae

雌虫长卵形、卵形，或扁平或隆起，呈半球形或圆球形。体壁有弹性或坚硬，光滑，裸露，或被有蜡质虫胶等分泌物。体分节不明显。触角通常 6~8 节。足短小。腹部末端有臀裂，肛门有肛环及肛环刺毛，肛门上有 1 对三角形肛板。雄体触角 10 节；单眼 4~10 只，一般 6 只；交配器短；腹部末端有 2 条长蜡丝。第 1 龄若虫椭圆形，扁平，触角通常 6 节；足发达。

神农架可供药用的 1 属，1 种。

白蜡蚧属 Ericerus Guerin-Meneville

雌成虫背面高度向上隆起，常呈半球形，腹面膜质。触角与足纤细，触角 6 节。跗节与胫节几乎等长，在关节间无硬化片；爪的下表面通常有一小齿，爪冠毛较细，顶端膨大。5 个孔腺组成气门腺路，多孔腺分布在虫体腹面；管状腺分布在虫体的背面和腹面。气门刺成群。体缘刺发达而排列紧密。体背小刺呈圆锥形。

神农架可供药用的 1 种。

白蜡虫
木蜡虫、树蜡虫
Ericerus pela (Chavannes)

雌体椭圆形，长 1.2~1.5mm，宽 1.3mm 左右。体表褐色，有黑斑点。单眼 1 对。口器为甲壳质针状吸收器。环节不明显，无翅，触角及足皆不发达。腹面灰黄色，有多个尖棘，沿身体边缘排列。尾端有深凹陷。雄体体色与雌体相同。初孵时，形态与雌虫相似，但有粗大的足，腹部有硬棘及蜡孔。头部两侧有大小不等的单眼各 5 只。触角 1 对，分为 7 节。胸部圆形，有 1 对翅，长约 5mm，膜质透明。经泌蜡后，虫体变成圆形。

分布于神农架，栖息于木犀科植物白蜡树、女贞及女贞属其他植物的枝干上。少见。

雄体所分泌的蜡质（虫白蜡）止血，生肌，定痛。

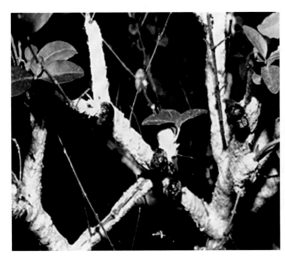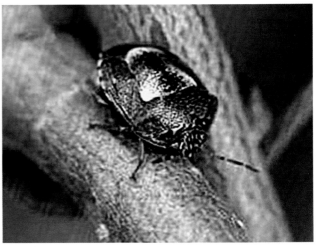

蝽科 Pentatomidae

体小型至大型，多为椭圆形，背面一般平，体色多样。触角5节，极少数4节。单眼常为2只。前胸背板常为六角形。中胸小盾片发达，三角形，约为前翅长度之半，遮盖爪片端部。前翅半鞘翅，发达，长过体腹部。爪片末端尖，无爪片接合缝。膜区纵脉5~12条，多从1条基横脉上发出。臭腺发达。

神农架可供药用的1属，1种。

麻皮蝽属 Erthesina Spinola

头部侧缘前端呈角状突出。前胸背板前缘呈锯齿状。腹下中央具纵沟。生殖囊腹缘具发达内褶。神农架可供药用的1种。

麻皮蝽 黄斑蝽、麻蝽象、麻纹蝽
Erthesina full (Thunberg)

体长20~25mm。体黑褐色，密布黑色刻点及细碎不规则黄斑。头部狭长。触角黑色，5节。喙4节，浅黄色，末节黑色，达第3腹节后缘。头部前端至小盾片有1条黄色细中纵线。前胸背板前缘及前侧缘具黄色窄边。胸部腹板黄白色，密布黑色刻点。腹部侧接缘具小黄斑，腹面黄白，节间黑色，两侧散生黑色刻点，气门黑色，腹面中央具1条纵沟。

分布于神农架各地。成虫于枯枝落叶下、草丛中、树皮裂缝、梯田堰坝缝、围墙缝等处越冬。常见。

干燥成虫虫体活血散瘀，消肿止痛。

兜蝽科 Dinidoridae

体中型至大型，色暗。头侧叶宽，形状变化较大，有的边缘具外长突。具单眼。触角4或5节。喙4节，伸达中足基节。小盾片不超过腹部中半部。前翅革质部完整，膜区具脉纹网状或横脉数量较多。跗节2~3节。

神农架可供药用的1属，1种。

兜蝽属 Aspongopus Laporte

触角5节。前胸背板前侧缘较平直，不甚向外弓出。腹部侧接缘不明显。前足腿节下方无刺或有微刺。

神农架可供药用的1种。

九香虫 黑兜虫、瓜黑蝽、屁板虫
Aspongopus chinensis Dalls

体长17~22mm，椭圆形，一般紫黑色，带铜色光泽。头部、前胸背板及小盾片较黑。头小，略呈三角形。复眼突出，呈卵圆形，位于近基部两侧；单眼1对，橙黄色。喙较短，触角6节。前胸背板及小盾片均具不规则横皱纹。翅2对，前翅为半鞘翅，棕红色，翅末1/3为膜质，纵脉很密。足3对，后足最长，跗节3节。腹面密布细刻及皱纹，后胸腹板近前缘区有2个臭孔，位于后足基前外侧。成虫有翅能飞。

分布于神农架各地，其寄主植物主要是葫芦科植物。少见。

干燥虫体行气止痛，温肾壮阳。

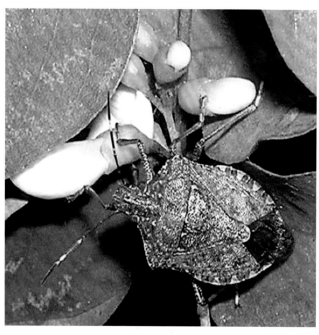 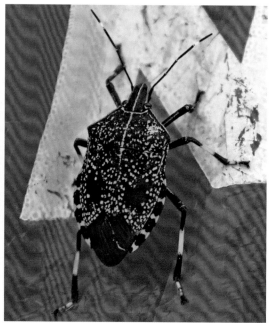

螟蛾科 Pyralidae

体小型至中型。喙基部有鳞片。下唇须 3 节，长，前伸。后翅亚前缘脉与径脉在中室以外短距离愈合或极其接近。腹基部有膜听器。

神农架可供药用的 2 属，2 种。

■ 分属检索表

无单眼，下颚须三角形 ·· 1. 条草螟属 Proceras

有单眼，下颚须毛刷状 ·· 2. 秆野螟属 Ostrinia

（一）条草螟属 Proceras Bojer

成虫无单眼。前翅亚前缘脉与径脉合并，后翅中室闭合。

神农架可供药用的 1 种。

高粱条螟 甘蔗条螟、高粱钻心虫、蛀心虫
Proceras venosata Walker

成虫体长 12~14mm，展翅 24~34mm。头、胸部背面灰黄色。复眼暗黑色。前翅灰黄色，翅外方有 20 多条暗褐色条纹，外缘有 7 个小黑点；雄体后翅淡黄色，雌体后翅银白色。腹部黄白色。幼虫头棕褐色，前胸硬皮板及末节硬皮板淡黄褐色，胸腹部其余各节淡黄色或黄褐色，背面有 4 条淡紫色纵纹，各节近前缘有 4 个黑褐色斑纹，近后缘有 2 个黑褐色斑纹。

分布于神农架各地，寄主为高粱、玉米、粟、麻、甘蔗等植物，幼虫在寄主的茎秆内越冬。少见。

干燥幼虫虫体凉血止血。

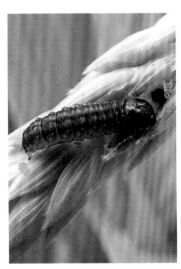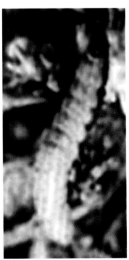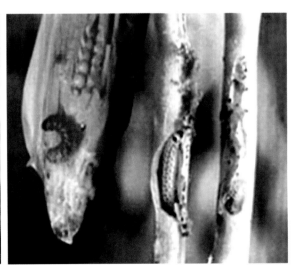

（二）秆野螟属 Ostrinia Hübner

额圆形。有单眼。口缘发达。触角细锯齿状，雄蛾有粗厚纤毛，雌蛾触角纤毛稀疏。下唇须向前伸直，末节短小；下颚须毛刷状。前翅径脉只有第 3 分支与第 4 分支共柄，第 2 径分脉分离；后翅第 2 中脉、第 3 中脉及第 1 肘脉与中室下角接近。

神农架可供药用的 1 种。

玉米螟 玉米钻心虫、玉米髓虫 **Ostrinia nubilalis** Hubern

体长 10~13mm，翅展 20~30mm，体黄褐色。腹末较瘦尖。触角丝状，灰褐色。前翅黄褐色，有 2 条褐色波状横纹，两纹之间有 2 条黄褐色短纹；后翅灰褐色。雌蛾色较浅。前翅鲜黄色，线纹浅褐色；后翅淡黄褐色。腹部较肥胖。老熟幼虫头黑褐色，背部颜色有浅褐色、深褐色、灰黄色等多种，中、后胸背面各有毛瘤 4 个，腹部 1~8 节背面有 2 排毛瘤。

分布于神农架各地，寄主为高粱、玉米等植物，幼虫在寄主的茎秆内越冬。少见。

干燥幼虫虫体凉血止血，清热解毒。

蚕蛾科 Bombycidae

无喙。触角双栉齿状。前翅顶角多呈钩状突出，径脉 5 条，基部共柄；后翅无翅缰，亚前缘脉与第 1 径脉的合脉与中室由 1 条横脉相连。胫节无距。

神农架可供药用的 1 属，1 种。

家蚕蛾属 Bombyx Linnaeus

体白色。喙退化。下唇须退化。雄体触角比雌体触角长。翅灰褐色至棕赭色，前翅顶角下方明显内陷，内侧有暗褐色月牙斑，第 1 中脉与径分脉共柄。腿节、胫节上密被长毛。后足胫节具 1 对距。雄性外生殖器爪形突呈蝴蝶结状。抱器长，与爪形突近等高。

神农架药用有 1 种。

家蚕 桑蚕
Bombyx mori (Linnaeus)

雌、雄蛾全身均密被白色鳞片。体长 16~23mm，翅展 39~43mm。雄蛾体翅黄白色至灰白色。前翅外缘顶角后方向内凹切，各横线色稍暗，不甚明显，端线与翅脉灰褐色；后翅较前翅色淡，边缘鳞毛稍长。雌蛾腹部肥硕，末端钝圆；雄蛾腹部狭窄，末端稍尖。雌蛾体色灰白色至白色，胸部第 2~3 节稍膨大，有皱纹。幼虫体圆筒形，灰白色，有暗色斑纹，全体疏生黄褐色短毛，腹部第 8 节背面有 1 个尾角。

分布于神农架各地。少见。

被白僵菌寄生致死的干燥带菌虫体（僵蚕、白僵蚕）祛风定惊，化痰散结。干燥粪便（蚕沙）祛风除湿，活血定痛。白僵蛹祛风定惊，化痰散结。

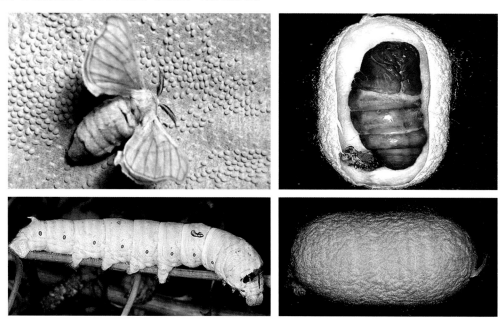

天蚕蛾科 Saturniidae

体大型或特大型。头小。触角宽大，双栉齿状。喙和下颚须退化，下唇须 1~3 节。前后翅宽大，斑纹相似；前翅顶角大多向外突出，中室端部通常具不同形状的眼形斑或月牙形斑；后翅肩角发达，无翅缰，亚前缘脉与第 1 径脉的合脉从中室基部分离或以横脉相连；有些种类后翅臀角延伸成尾突。

神农架可供药用的 2 属，2 种。

■ 分属检索表

前、后翅中室斑圆形 ···1. 柞蚕蛾属 Antheraea
前、后翅中室斑月牙形 ···2. 樗蚕蛾属 Samia

（一）柞蚕蛾属 Antheraea Hübner

前翅外线紫红色，倾斜度大，在中室部分有一外向的深色纹。顶角外突，较尖。

神农架可供药用的 1 种。

柞蚕 春蚕、槲蚕
Antheraea pernyi Geurin-Meneville

大型蛾类，翅展 110~130mm。体翅黄褐色。头部小。肩板及前胸背板前缘紫褐色。前翅较大，呈三角形，前缘紫褐色，有白色鳞片，顶角外伸较尖；后翅较小，略呈三角形；前后翅中央各有 1 个眼状斑，纹周有白色、红色、黑色、黄色等线条。腹部呈圆球形隆起，密被毛。

分布于神农架各地。少见。

僵蚕、鲜蛹、蚕沙生津止渴，止痉。

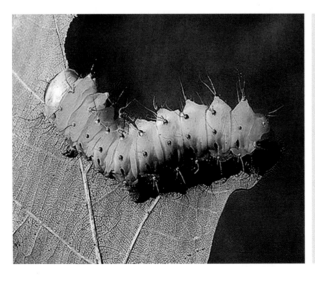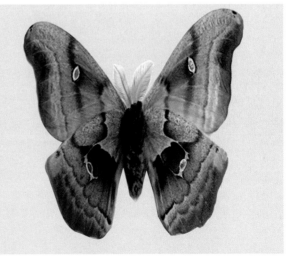

（二）樗蚕蛾属 Samia Hübner

体、翅黄褐色至赭褐色。前翅顶角外突，顶角钝，翅的外缘中部内陷，顶角下方有黑色点；前后翅中室有月牙形半透明斑，外线白色，宽细不等。雄性外生殖器的爪形突顶端呈角形双叉。

神农架可供药用的 1 种。

樗蚕 椿蚕、小乌桕蚕
Samia cynthia Walker et Felder

体长 25~30mm，翅展 110~130mm。体青褐色，头部、前胸后缘、腹部背面、侧线及末端均为白色。腹部背面各节有白色斑纹 6 对，其中间有断续的白纵线。前翅褐色，顶角后缘呈钝钩状，圆而突出，粉紫色，具有黑色眼状斑，斑的上边为白色弧形；前后翅中央各有 1 个较大的新月形斑，外侧具 1 条纵贯全翅的宽带，宽带中间粉红色，外侧白色，内侧深褐色，基角褐色，其边缘有 1 条白色曲纹。

分布于神农架各地。少见。

僵蚕、鲜蛹、蚕沙息风止痉，祛风止痛，化痰散结。

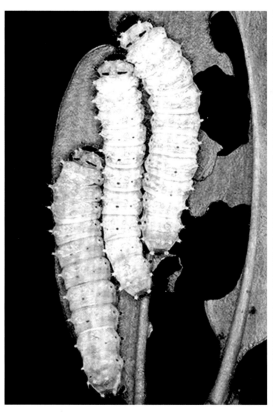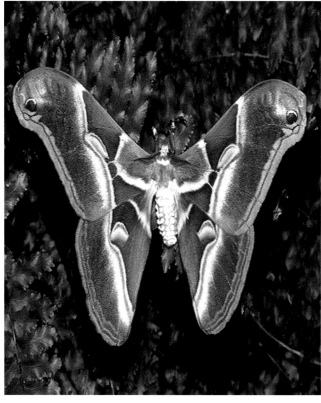

天蛾科 Sphingidae

体中型至大型，纺锤形，两端尖削。前翅窄长，外缘极斜。触角部或向端部略加粗，末端钩状。后翅亚前缘脉和第1径脉的合脉与径分脉之间在中室中部有一横脉相连。喙极长，等于或长于体长。

神农架可供药用的1属，1种。

面形天蛾属 Acherontia Laspeyres

喙较粗壮，下唇须向上伸，端部与头顶平齐。触角粗壮，端部细薄，内侧黄色。胸部背面有明显的骷髅形纹，尤其是具有2个黑色眼窝。前翅较宽，外缘圆滑；后翅底色杏黄色。腹部背面中央有蓝色背中线，两侧有黄色、黑色相间横纹。足跗节有白色环。

神农架可供药用的1种。

鬼脸天蛾 人面天蛾 Acherontia Lachesis Fabricius

翅展100~125mm。胸部背面有鬼脸形斑纹，眼点斑以上有灰白色大斑。腹部黄色，各环节间有黑色横带，背线蓝色较宽。前翅黑色、青色、黄色相间，内横线、外横线各由数条深浅不同的波状线条组成，中室上有1个灰白色点；后翅黄色，基部、中部及外缘处有3条较宽的黑色带，后角附近有1个灰蓝色斑。

分布于神农架各地。少见。

幼虫虫体宽胸，止咳，健胃。

凤蝶科 Papilionidae

体一般大型，翅展一般 70~100mm，最大可达 280mm。色泽艳丽，底色多为黑色、黄色或白色，有蓝色、绿色、红色等鲜艳的斑纹。前、后翅三角形，中室闭式；前翅有径脉 5 条，臀脉 2 条，一般仅有基横脉；后翅只有 1 条臀脉，肩角有一钩状肩脉，大多数种类第 3 中脉常延伸成一长的尾突。

神农架可供药用的 1 属，3 种。

凤蝶属 Papilio Linnaeus

体通常黑色，少数黄色，多有白点。翅上常有红色、蓝色、黄色或白色斑，有的翅面上散布有金绿色鳞片，多数种类雌雄斑纹相同；前翅三角形，中室长而阔；后翅内缘区狭，弯曲凹入，形成 1 条沟，尾突内只有 1 条脉纹。

神农架可供药用的 3 种。

■ 分种检索表

1. 后翅近外缘嵌有 6 个黄色新月形斑，臀角有 1 个赭黄色斑 ···································· 2
   后翅中后区有 1 列白斑 ··· 1. 玉带凤蝶 P. polytes
2. 臀角处黄色圆斑中间没有黑点 ······························· 2. 金凤蝶 P. machaon
   臀角处黄色圆斑中心为 1 个黑点 ··························· 3. 柑桔凤蝶 P. xuthus

---

1 玉带凤蝶 缟凤蝶、白带凤蝶、玉带美凤蝶
Papilio polytes Linnaeus

翅展 95~110mm。雌雄异型。雄蝶体及翅黑色，脉纹色略深。前翅外缘有 1 列白斑，各斑被黑色脉纹穿过似成对的白斑，由前缘向后缘逐斑递增；后翅中后区有 1 列白斑，外缘波状，有尾突，后翅反面外缘凹陷处有橙色点，亚外缘处有 1 列橙色新月形斑，其余与正面相似。雌蝶多型，主要有 3 种类型：白带型，后翅外缘斑与雄蝶后翅的反面相似。白斑型，在后翅中部有 2~5 个白斑。赤斑型，后翅无白斑。幼虫头部黄褐色且有光泽，前胸背板绿色，前缘黄色，两侧的角状突呈黄橙色。体色暗绿色，背面灰色。后胸亚背线上有 1 对眼状纹和细的线状纹。第 1 腹节后缘有 1 条明显的黄褐色带。

分布于神农架各地。寄生于柑橘类植物上，尤其是橙和柠檬。少见。

干燥幼虫虫体理气，化瘀，止痛。

2 金凤蝶 黄凤蝶、茴香凤蝶、胡萝卜凤蝶
Papilio machaon Linnaeus

翅展 74~95mm，成虫体色鲜黄色。前翅外缘有黑色宽带，宽带内嵌有 8 个黄色椭圆形斑，中室端部有 2 个黑斑，翅基部 1/3 为黑色；后翅外缘黑色宽带嵌有 6 个黄色新月形斑，其内方另有略呈新月形的蓝斑，臀角有 1 个赭黄色斑，中间没有黑点；翅反面斑纹同正面，但色较浅。幼虫长圆筒形，体表光滑无毛，淡黄绿色，各节中部有 1 条宽阔的黑色横条纹。后胸节及第 1~8 腹节上的黑条纹有 6 个间距略等的橙红色圆斑，色泽鲜艳。

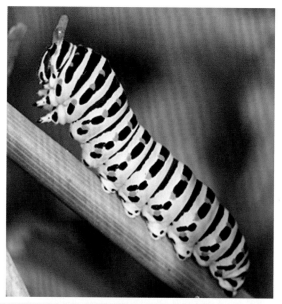

分布于神农架各地。幼虫寄生于茴香、胡萝卜、芹菜等伞形科植物上。少见。

干燥幼虫虫体理气，化瘀，止痛。

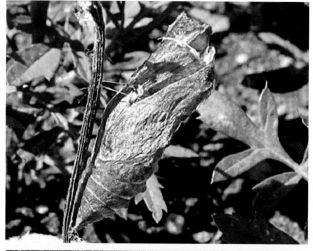
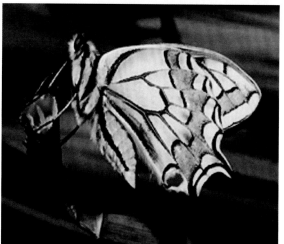
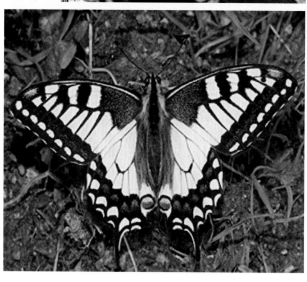
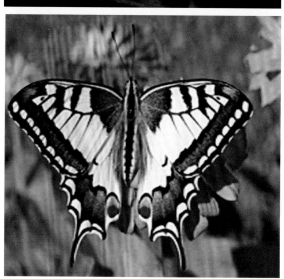

3 | 柑桔凤蝶 花椒凤蝶、橘黑黄凤蝶、橘凤蝶
Papilio xuthus Linnaeus

成虫体色暗或淡黄绿色，腹面有黑带，由胸部前方直达腹部末端，两侧有淡黄白色边缘。前翅黑色，近三角形，近外缘有 8 个黄色月牙斑，翅中央从前缘至后缘有 8 个由小渐大的黄斑；后翅黑色，近外缘有 6 个新月形黄斑，臀角处有 1 个橙黄色圆斑，中心为 1 个黑点，有尾突。幼虫长圆筒形，黄绿色。后胸背两侧有眼斑，腹胸两侧近气门线有白色纵行斑 1 列。

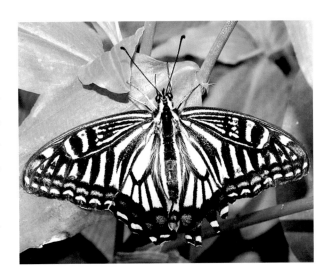

分布于神农架各地。幼虫多寄生于柚、柑、橘的嫩叶和嫩枝上。少见。

干燥幼虫虫体理气，化瘀，止痛。

粉蝶科 Pieridae

体多中型,翅展40~70mm,白色或黄色,鳞片细而光滑,有些种类体为红色或橙色,有黑色等斑纹。前翅三角形,径脉3条或4条,极少数为5条,基部多合并,臀脉1条;后翅卵圆形,无尾突,臀脉2条,中室为闭式。

神农架可供药用的1属,1种。

粉蝶属 Pieris Schrank

下唇须第3节较细,前伸。翅面白色,有时稍带黄色;前翅正面翅顶与外缘黑色,亚端常有1~2个黑斑,第2径脉与第3径脉合并,第4径脉极短,在近顶角处从第5径脉分出,不易见到或完全消失,第5径脉与第1中脉共柄,第2中脉与第3中脉基部远离,其间的横脉直,中室长约为前翅长度的1/2;后翅各翅脉独立,中室长超过后翅长度的1/2。

神农架可供药用的1种。

菜粉蝶 纹白蝶、菜青虫
Pieris rapae (Linnaeus)

体长12~20mm,翅展45~55mm,体黑色。胸部密被白色及灰黑色长毛。翅白色;雌蝶前翅前缘和基部大部分为黑色,顶角有1个大三角形黑斑,中室外侧有2个黑色圆斑,前后并列;后翅基部灰黑色,前缘有1个黑斑,翅展开时与前翅后方的黑斑相连接。

分布于神农架各地,栖息于十字花科、菊科、旋花科等植物。常见。

干燥成虫虫体消肿止痛。

丽蝇科 Calliphoridae

体中型至大型，常有蓝绿色光泽或淡色粉被。触角芒羽状或栉状。下侧片有鬃列。前翅第1中脉和第2中脉的合脉末端急剧向前弯曲。腹部短阔，末端节有粗毛或鬃。

神农架可供药用的2属，2种。

■ 分属检索表

侧颜上半有毛，下侧背片具毛⋯⋯⋯⋯⋯⋯⋯⋯⋯⋯⋯⋯⋯⋯⋯1. 金蝇属 Chrysomya

侧颜通常无毛，下侧背片无毛⋯⋯⋯⋯⋯⋯⋯⋯⋯⋯⋯⋯⋯⋯⋯2. 绿蝇属 Lucilia

（一）金蝇属 Chrysomya Robineaus-Desvoidy

体躯肥大圆浑，呈金属铜色、绿色、青紫色等。头比胸宽。中颜板狭长，陷入程度中等；侧颜上半有毛；颜堤宽，几乎全长都有毛，口上片稍突出；触角芒长羽状，且常在基部呈复行。后头凹陷。前胸基腹片、前胸侧板中央凹陷、下侧背片和翅后坡都具毛，小盾侧缘下面有毛。翅前缘脉腹面常仅基部有毛。前腹部常短而宽，各背板常具明显的暗色缘带。

神农架可供药用的1种。

大头金蝇 五谷虫、红点蝇、红头蝇
Chrysomya megacephala (Fabricius)

成虫蓝绿色。头部宽，黑色。复眼大，深红色。触角褐色。胸腹部带有紫色光泽。幼虫成熟时黄白色，前端尖细，后端截屏。体表有由小棘形成的环，后气门略高出表面，气门环不完全，后气门间距不大于后气门的横径，前气门具有10~13个指状突起。

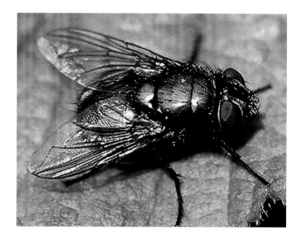

分布于神农架各地。幼虫滋生在粪便、垃圾、腐败物质中。常见。

干燥幼虫（五谷虫）、蛹壳清热解毒，消食化滞。

（二）绿蝇属 **Lucilia** Robineau-Desvoidy

体中型至大型。体色呈带青色、铜色、紫色、黄铜色等金属绿色。复眼无毛。侧颜和侧额覆有银白色或淡金黄色粉被。触角芒长羽状。颊高约为眼高的1/3。翅透明，有时有自前缘展开的暗色晕。有些种类腹部第3背板有中缘鬃。

神农架可供药用的1种。

丝光绿蝇 ^{绿豆蝇} **Lucilia sericata** (Meigen)

体长5~10mm，具金绿色的金属光泽。触角黑褐色，触角芒短，羽状。雄虫额较宽，约为一眼宽的1/3，在额的最狭处，侧额宽为间额的1/2；雌虫额约为一眼宽，侧额亦为间额的1/2。后侧顶鬃一般2对以上，肩胛的肩鬃后区有6根以上小毛，胸部背板横缝的后方有3对中鬃。幼虫蛆状。

分布于神农架各地。成虫活动范围极广，出入人群聚居之处；幼虫主要滋生于腥臭腐败的物质。常见。

干燥幼虫、蛹壳清热解毒，消食化滞。

虻科 Tabanidae

体中型至大型，强壮，多毛。头部半球形。复眼大，凸突。触角第 3 节延长，具 3~8 个亚节，并愈合为角状。上颚强壮，下颚宽叶状，下颚须 2 节，片状。胸部多毛。前翅透明或具斑纹，第 4 径脉与第 5 径脉分别达顶角前、后方，径脉和中脉的基室存在，臀室末端常关闭。上、下腋瓣约等大，边缘具毛。爪垫和爪间突均瓣状。腹部第 1 背板后缘中部有纵沟和切口。

神农架可供药用的 1 属，1 种。

虻属 **Tabanus** Linnaeus

体中型至大型，体色多为黑色至灰黑色。复眼有绒毛，活时具 1~4 条带或无带，雄虫复眼上半部分小眼面明显大于下半部分小眼面或相等。基胛发达，通常呈方形、矩形或直角形。触角第 3 节具锐角、钝角或直角突起。翅通常透明，少数种类有花斑，第 1 后室开放，也有少数种类关闭或有柄脉。后足胫节无端距。腹部通常有花纹。

神农架可供药用的 1 种。

华虻 中华虻、白斑虻、灰虻
Tabanus mandarinus Schiner

雌虻体长 16~18mm，灰黑色。前额黄灰色。基胛近卵圆形，黄棕色。触角第 1 环节基部棕红色，有明显锐角突起。翅透明，翅脉棕色。胸部背板灰色，有 5 条明显黑灰色纵带。腹部圆钝形，有明显的白斑。雄虫与雌虫相似，较雌虫稍大，仅腹部呈圆锥形。

分布于神农架各地，常生活于草丛及树林中。常见。

干燥雌性虫体（虻虫）破血通经，逐瘀消癥。

龙虱科 Dytiscidae

体小型至大型，长卵形，扁平，光滑。头缩入前胸内。触角11节，线状。鞘翅具条纹和刻点，后翅发达。后胸腹板缺横缝。后足基节左右接触形如腹板，但不覆盖在转节上。胫节和跗节扁平并有缨毛。雄体前跗节膨大，能分泌黏性物质抱握雌体。

神农架可供药用的1属，1种。

真龙虱属 Cybister

体长13~45mm，卵形或长卵形，前端略窄。黑色或深棕色，许多种类具绿色光泽。前胸背板及鞘翅侧缘有时具黄色侧缘带。腹面黑色或深棕色，有些种类间有黄棕色。复眼前缘完整。头、前胸背板和鞘翅具大刻点，很多种类雄性鞘翅有或无小瘤突，雌性鞘翅常具小短刻线。小盾片明显。后足跗节基部4节后缘无长纤毛，雄性前足跗节基部3节形成椭圆形吸盘。

神农架可供药用的1种。

三星龙虱 东方龙虱、水鳖虫、水龟子、东方潜龙虱、泽老
Cybister tripunctatus orientalis Gschwendtner

体长圆形，长24~28mm。背面黑绿色；腹面黑色或黑红色，或部分棕黄色。体与翅周边有黄带。头部近扁平，中央微隆起，两侧有浅凹陷及小点刻。触角黄褐色。前胸背板横宽，有细纵沟。鞘翅有3行不明显的点线。腹部第3~5节两侧有绿黄褐色斑纹。足黄褐色，具金色长毛，后足胫节短宽，胫节端部两侧生刺。雄体前跗节基部3节膨大成吸盘。

分布于神农架各地，生活于池沼、水田、河湖或多水草处。少见。

干燥成虫虫体补肾，缩尿，活血。

芫菁科 Meloidae

体中型，圆筒形或粗短。体壁和鞘翅较软，黑色、灰色或褐色。头下口式，后头缢缩如颈。复眼大。触角 11 节，丝状或锯齿状，雄体中部几节栉齿状。前胸窄于鞘翅基部，无侧缘，左右鞘翅部分重叠，末端分离。前足基节窝开式，前、中足基节左右相接，后足基节横形，前、中和后足的跗节分别为 5 节、5 节和 4 节，爪裂为 2 叉。可见腹板 6 节。

神农架可供药用的 2 属，3 种。

■ **分属检索表**

触角丝状较长，雄体触角变化较大，具长毛或呈栉齿状·····················1. 豆芫菁属 Epicauta

触角 11 节，较短，第 6~11 节膨大成棒状·····················2. 斑芫菁属 Mylabris

（一）豆芫菁属 Epicauta Dejean

体黑色，被黑色短毛，常后伏，亦常被淡色后伏长毛，有时形成条带状。头部黑色或红色。触角丝状较长，长达鞘翅的 1/2 或超过，雄体触角变化较大，具长毛或呈栉齿状。前胸背板和鞘翅无光泽，前胸背板刻点细密，长大于宽或长宽相等，两侧近平行，前方 1/3 向前变窄。前足腿节和胫节内侧端部凹入，有时丛生紧密的淡黄色或金色短毛，跗节爪光滑无锯齿。雄体前足胫节具 1~2 个端距，形状变化较多；雌体前足具 2 端距，等长尖细。

神农架可供药用的 2 种。

■ **分种检索表**

头部红色，具 1 条宽黑色纵带·····················1. 红头豆芫菁 E. ruficeps

头部黑色，仅两侧后方红色，额中间具 1 个红斑·····················2. 中国豆芫菁 E. chinensis

| 1 | 红头豆芫菁 | 鸡公虫 **Epicauta ruficeps Llliger** |

体中小型，体长 11~17mm。头部红色，具 1 条宽黑色纵带。触角基部有 1 对光滑的瘤，与头同色。前胸和鞘翅黑色。前胸背板稍狭于头，长约等于宽，近前端 1/3 处最宽；背面中央具 1 条细纵线，基部中央凹陷，刻点细密，刻点之间表面光亮。鞘翅基部宽于前胸的 1/3，两侧近于平行，肩部较发达，具角。腹面光亮。

分布于神农架各地。常见。

干燥虫体活血祛瘀，解毒消肿。

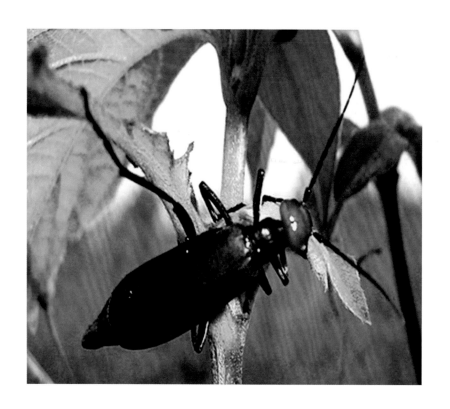

2 中国豆芫菁 中国黑芫菁、中华芫菁、毛胫豆芫菁、放屁虫
Epicauta chinensis Laport

　　体长 14.5~25mm，全体黑色，被细短黑色毛。头部具密刻点，仅头部两侧后方红色，其余黑色。额中间具 1 块红斑。触角基部内侧具 1 个黑色发亮圆扁瘤，雌体触角丝状，雄体触角栉齿状。前胸背板两侧平行，从端部的 1/3 处向前收缩，中间具 1 条由白色短毛组成的纵纹。沿鞘翅的侧缘、端缘及中缝处长有白毛。前足腿节、胫节背面密被灰短毛，中后足毛稀，雄体前足第 1 跗节基半部细，向内侧凹，端部阔，雌体不明显。

　　分布于神农架各地，成虫多活动于田间、草丛中。少见。

　　干燥虫体活血祛瘀，解毒消肿。

（二）斑芫菁属 Mylabris Fabricius

　　体色多为黑色，有时具绿色、蓝色金属光泽，密被绒毛，体形圆筒形。头部具刻点和黑色毛。触角 11 节，较短，渐向端部增粗，第 6~11 节膨大成棒状。前胸背板长大于宽或长宽略等，明显窄于头部和鞘翅基部，前方 1/3 处向前渐窄，常被刻点和竖毛。鞘翅近长方形，基部和端部较圆，内外缘近平行，盖住或露出腹部末端，鞘翅表面皱纹化，被黑色后伏短毛，每鞘翅具 4 条纵脊。

　　神农架可供药用的 1 种。

大斑芜菁 大芜菁、大黄斑芜菁
Mylabris phalerata Pallas

体长 15~30mm，全体被黑毛。头圆三角形，具粗密刺点。复眼大，略呈肾形。触角 1 对。前胸长稍大于宽。鞘翅端部宽于基部，底色黑色，每翅基部各有 2 个大黄斑，翅中央前后各有 1 条黄色波纹状横带，翅面黑色部分刻点密集，黄色部分刻点甚粗。

分布于神农架各地。常见。

干燥虫体（斑蝥）攻毒蚀疮，逐瘀散结。

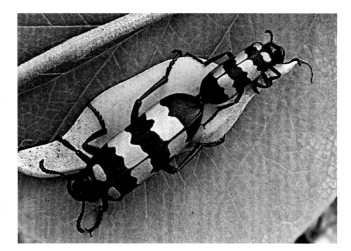

叩甲科 Elateridae

体小型至大型,体色多灰暗,体表多被细毛或鳞片状毛。头为前口式,深嵌入前胸。触角11~12节,锯齿状、丝状、栉齿状。前胸背板向后倾斜,与中胸连接不紧密,其后角尖锐;前胸腹板前缘具半圆形叶片向前突出,腹后突尖锐,插入中胸腹板的凹窝中,形成弹跳和叩头关节。后胸腹板中央无横缝。前足基节小,后足基节扁平盖住腿节,前、中、后足的跗节均为5节。

神农架可供药用的2属,2种。

■ 分属检索表

中茎顶端常具一小突,基叶伸达基片内·····································1. 梳爪叩甲属 Melanotus
中茎粗大或中部锯齿状··2. 线角叩甲属 Pleonomus

(一)梳爪叩甲属 Melanotus Eschseholtz

中茎顶端常有一小突,侧叶发达,略低于中茎顶端。
神农架可供药用的1种。

褐纹叩甲 跳百丈、跳搏虫
Melanotus caudex Lewis

体长9mm,细长,被灰色短毛,黑褐色。头部黑色向前凸,密生刻点。触角暗褐色。前胸背板黑色,刻点较头上的小后缘角后突。鞘翅长为胸部的2.5倍,黑褐色,具纵列刻点9条。腹部暗红色。足暗褐色。

分布于神农架各地。少见。

干燥虫体强壮筋骨,截疟。

(二)线角叩甲属 Pleonomus Menetries

中茎中部锯齿状,侧叶顶端具1~2根刚毛。
神农架可供药用的1种。

沟叩头甲 跳百丈、跳搏虫
Pleonomus canaliculiatus (Faldemann)

体细长而略扁平,约18mm,浓栗色,有光泽,密被金黄色短毛。头扁平,头顶有三角形凹洼。复眼1对。雄体触角11节,雌体12节。鞘翅上有纵沟。足黄褐色。腹部5节,各节能活动自如。

分布于神农架各地,多栖息于山地草丛、林缘灌丛中。少见。

干燥虫体强壮筋骨,截疟。

吉丁甲科 Buprestidae

体小型至中型，条形或舟形，有金属闪光。头嵌入前胸。触角 11 节，锯齿状，位于额区。前胸背板拱形，腹板突嵌在中胸腹板上；后胸腹板上有 1 条横沟。鞘翅表面具纵行脊纹。中足基节球形或锥形，后足基节扩大成板状；跗节 5 节，第 4 节双叶状。可见腹板 5 节，第 1、2 腹板常愈合。

神农架可供药用的 1 属，1 种。

脊吉丁甲属 Chalcophora

神农架可供药用的 1 种。

日本脊吉丁甲 Chalcophora japonica (Gory)

全体黑色，有铜色条纹，体长约 36mm。头呈三角形，头顶中央有 1 条深沟，两侧有不规则的金黄色刻点，并有不规则的直沟，沟内有不规则短毛。复眼褐色，卵圆形。触角黑褐色，栉齿状，11 节。前胸背板方形，前方略狭；胸背上有许多金黄色刻点或由金色刻点组成的不规则的纵线；前胸腹面中央有一宽的纵沟。鞘翅上有 5 条光滑的纵行隆起，外缘后端呈翅状。腹部第 1、2 节愈合不能动。腹面黄褐色，有光泽，前缘有淡黄色短毛。腹面及足均密布金黄色刻点。

分布于神农架各地，栖息于丛林中。少见。

干燥虫体杀虫，止痒；用于疥癣、风疹瘙痒。

天牛科 Cerambycidae

体小型至大型，体长 4~65mm，长形略扁，颜色多样。头突出，前口式或下口式。复眼发达，多为肾形，呈上下两叶。触角着生于额突上（触角基瘤），11 节，丝状。前胸背板多具侧刺突或侧瘤突，盘区隆突或具皱纹。鞘翅多细长，盖住腹部，但一些类群鞘翅短小，腹部大部分裸露。足细长，前足基节窝开放或关闭。腹部通常可见腹板 5 节，少有 6 节。

神农架可供药用的 4 属，4 种。

■ 分属检索表

1. 前、中足胫节无斜沟，头部向前倾斜，下颚须端节末端钝圆或平截………1. 颈天牛属 Aromia
   前足胫节内沿具斜沟，中足胫节外沿一般具斜沟，但有时缺如；头部额与体纵轴近于垂直，口器向下；下颚须端节末端狭圆 …………………………………………………………2
2. 触角柄节端疤关闭式，有时仅端疤内沿无明显的边缘，略开放……2. 星天牛属 Anoplophora
   触角柄节端疤开放式，端疤前缘无明显边缘…………………………………………3
3. 触角表面粗糙，具细刺或齿突…………………………………3. 白条天牛属 Batocera
   触角表面一般不粗糙，不具细刺或齿突…………………………4. 粒肩天牛属 Apriona

（一）颈天牛属 Aromia Serville

复眼深凹，小眼面细。触角之间额隆起，中央深凹，触角肌瘤呈钝角状突出。前胸背板显著横阔，两侧缘具明显刺突，表面有 4~5 个光滑瘤状突起。后胸腹板后角有臭腺孔。小盾片大，三角形。鞘翅两侧平行，端部稍窄。前足基节窝圆形，向后略开放；中足基节窝向后侧片开放；后足腿节逐渐膨大。

神农架可供药用的 1 种。

桃红颈天牛 红颈天牛、铁炮虫、哈虫 Aromia bungii Faldermann

成虫体长 28~37mm，体黑色发亮。头黑色，腹面有许多横皱，头顶部两眼间有深凹。触角蓝紫色，基部两侧各有一叶状突起。前胸背面大部分为光亮的棕红色或完全黑色，两侧各有刺突 1 个，背面有 4 个瘤突。鞘翅表面光滑，基部较前胸为宽，后端较狭。雄体较雌体小，前胸腹面密布刻点，触角超过虫体 5 节；雌体前胸腹面有许多横皱，触角超过虫体 2 节。

分布于神农架各地，栖息于柳、杨、栎、花椒等树上。少见。

干燥幼虫、成虫虫体活血通经，散瘀止痛，解毒消肿。

（二）星天牛属 Anoplophora Hope

体一般较大，中型，也有小型种类，体长形。复眼小眼面中等粗细。触角中等至粗壮，触角下沿无缨毛或基部基节有极少许缨毛。前胸背板宽显胜于长，具刺状突，前、后缘有横凹沟。小盾片近于半圆形或舌形。鞘翅一般肩部较宽，端部稍窄，端缘圆形。前足基节窝关闭，中足胫节中部外缘具 1 条斜沟，中胸腹板凸片上具瘤突，不甚明显。

神农架可供药用的 1 种。

星天牛　橘星天牛、铁牯牛、钻心虫
Anoplophora chinensis (Forster)

体黑色，有金属光泽，具白色斑点。触角第 3~11 节的每节基部有淡蓝色毛环。前胸背板中瘤明显，两侧另有瘤状突起，侧刺突粗壮。鞘翅基部颗粒大小不等，鞘翅约有 20 个白色毛斑，排成不整齐的 5 横行。

分布于神农架各地，生活于苹果、梨、柳、白杨、桑、榆树附近。少见。

干燥幼虫、成虫虫体平肝息风，活血化瘀。

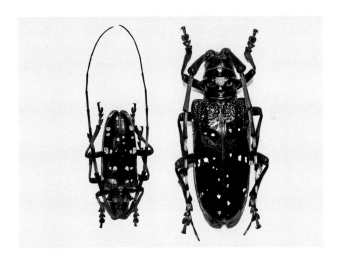

（三）白条天牛属 Batocera Castelnau

体褐色至黑色，被绒毛，具斑纹或无斑纹，腹面两侧从复眼至腹部末端，各有 1 条相当宽的白色纵纹。额长方形，上唇有 4 束簇毛位于同一横行上。复眼下叶横阔，显著长于颊。触角粗壮，具刺，基部数节粗壮，具皱纹，下沿有稀疏缨毛，柄节端疤开放式，触角基瘤突出，彼此分开较远。前胸背板宽远胜于长，两侧具刺突，前、后缘有横凹沟。小盾片宽舌状。鞘翅肩宽，肩上着生短刺，后端稍窄，端缘切斜，基部有颗粒。中胸腹板凸片无瘤突。

神农架可供药用的 1 种。

云斑天牛　多斑白条天牛
Batocera horsfieldi (Hope)

体长 32~65mm，黑色或黑褐色，密被灰白色绒毛。前胸背板中央有 1 对近肾形的白色或橘黄色斑，两侧中央各有 1 个粗大尖刺突。鞘翅上有排成 2~3 纵行的 10 多个斑纹，斑纹的形状和颜色变异很大，

色斑呈黄白色、杏黄色或橘红色混杂；翅中部前有许多小圆斑，或斑点扩大，呈云片状；翅基有颗粒状光亮瘤突，约占鞘翅的 1/4。

分布于神农架各地。少见。

干燥虫体活血化瘀，镇痉息风。

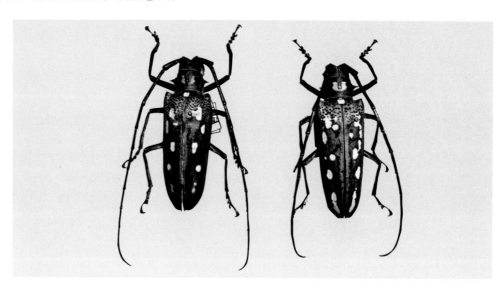

（四）粒肩天牛属 Apriona Chevrolat

触角略长于体长或显著长于体长，光滑无刺或齿。复眼下叶显著长于颊长。前胸背板无斑纹，常具横脊、皱纹。鞘翅常在肩后两侧平行，肩角显著，缘角具刺。前足不显著伸长，且无皱纹和齿。雄体最后 1 节可见腹板呈宽或窄梯形，端缘弧形内凹。雌体最后 1 节可见腹板窄梯形，端部 "m" 字形或平截，中央具缺刻。

神农架可供药用的 1 种。

桑天牛 水天牛、褐天牛、粒肩天牛、铁炮虫
Apriona germari (Hope)

体黑褐色，密生暗黄色细绒毛。触角鞭状，第 1~2 节黑色，其余各节灰白色，端部黑色。前胸背板宽大于长，两侧中央具细尖刺突，前后横沟之间有不规则的横脊线。鞘翅基部密生黑瘤突，肩角有黑刺 1 个。足细长，被灰白色短毛，腿节大，内侧有纵沟。

分布于神农架各地，生活于苹果、梨、柳、白杨、桑、榆树附近。少见。

干燥虫体活血，祛瘀，通经。

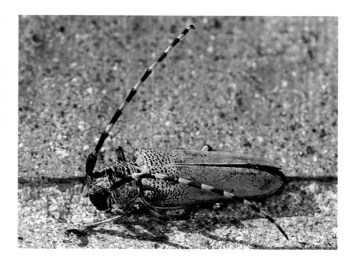

隐翅甲科 Staphylinidae

体小型至中型，细长，两侧近于平行或末端尖削，黑色、褐色或色鲜艳。头前口式。有时无复眼，单眼 1 或 2 只。触角 9~11 节，线状或稍呈棍棒状。鞘翅末端截断状，露出大部分腹节或至少露出末端 2~3 节；后翅发达或退化，卷褶在鞘翅下。跗节 5 节。

神农架可供药用的 1 属，1 种。

毒隐翅虫属　**Paederus**

体大型或中型，通常 2 种颜色。上颚镰刀状，大多数种类上颚中齿双尖形，有的具双齿或具背齿。外咽缝大部分强烈愈合，有时平行。第 1 腹板基部脊强烈隆起。具后翅或无后翅或后翅短小。足细长，第 4 跗节宽，双叶状。

神农架可供药用的 1 种。

红胸隐翅虫　^{青腰虫}**Paederus fuscipes** Curtis

体长 6.5~7.5mm。头部扁圆形，具黄褐色的颈。口器黄褐色，下颚须 3 节，黄褐色，末节片状。触角 11 节，丝状，末端稍膨大，着生于复眼间额的侧缘。前胸较长，呈椭圆形。鞘翅短，蓝色，有光泽，仅能盖住第 1 腹节，近后缘处翅面散生刻点。足黄褐色，后足腿节末端及各足第 5 跗节黑色。腹部长圆筒形，末节较尖，有 1 对黑色尾突。

分布于神农架各地，生活于田边、沟边及玉米根周围。少见。

干燥虫体解毒，杀菌，止痒。

蜣螂科 Scarabaeidae

体小型至中型，粗壮。触角8~9节，多毛。前足开掘式，中足左右远离，后足着生在体后部而远离中足，中、后足胫节端部膨大，胫节有一端距。常无小盾片。鞘翅盖住气门。腹部腹板6节。

神农架可供药用的2属，2种。

（一）蜣螂属 Catharsius

神农架可供药用的1种。

神农蜣螂虫 牛屎虫、推粪虫、蜣螂虫
Catharsius molossus (Linnaeus)

体宽卵圆形，黑色，略有光泽。胸下密被纤长绒毛。雄体头部前方呈扇面形，表面密被鱼鳞状皱纹，头上有一基部粗大向上收尖的角突。触角4节。前胸背板表面均匀分布圆疣状刻纹，在中部稍后高高突出成锐形横纹。鞘翅密布细皱纹，各有7条纵线。足短状。雌虫头顶无角突，而呈横脊状隆起。

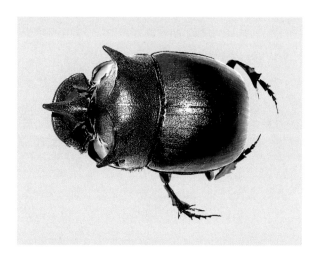

分布于神农架各地，常栖息于草原和农村的牛、马、驴的粪堆下，掘土穴居。少见。

干燥虫体破瘀定惊，通便，散结，拔毒去腐。

（二）粪蜣螂属 Copris

神农架可供药用的1种。

臭蜣螂 Copris ochus Motschulsky

体黑色，长20~30mm。雄体头顶有角状突起，前胸背板强烈向后下方凹陷，并在凹陷边缘形成尖角。雌体头部和前胸背板正常。鞘翅上有纵脊。

分布于神农架各地，常栖息于草原和农村的牛、马、驴的粪堆下，掘土穴居。少见。

干燥虫体破瘀定惊，通便，散结，拔毒去腐。

粪金龟科 Geotrupidae

体中型至大型，粗壮，黑色。触角 11 节，端部 3 节呈鳃片状。上颚和上唇突出。小盾片发达。鞘翅全盖住腹部，表面有明显沟纹，少数种类无后翅。前足胫节宽，外缘齿形或扇状；后足胫节端距 2 个；跗节细长。气门都在侧膜上。

神农架可供药用的 1 属，1 种。

华武粪金龟 **Enoplotrupes sinensis** Hope

体长 25mm 左右。雌体额头顶部具短小锥形的角突，雄体则有 1 个强大微弯的角突。前胸背板短阔，表面十分粗糙，雄体于盘区有 1 个端部分叉的几乎平直前伸的粗壮角突，角突前方及两侧光亮，雌体则于前中段有一端部微凹前伸的突起。

分布于神农架各地，常见于山中较开阔的地带。少见。

干燥虫体解毒，消肿，通便。

鳃金龟科 Melolonthidae

体小型至大型，椭圆形，色暗或美丽。触角8~10节，鳃片部3~5节，少毛。小盾片显著。腹板5节，腹末2节外露。鞘翅末端露出气门1个。前足开掘式，后足接近中足而远离腹部末端；爪成对，大小相似，爪有齿或中、后足爪仅1枚齿。

神农架可供药用的2属，3种。

（一）齿爪鳃金龟属 Holotrichia

体小型到大型，以中型种类为多，卵圆形或椭圆形。体色相对单调，多棕色、褐色至黑褐色，或全体一色。

神农架可供药用的2种。

■ **分种检索表**

每个鞘翅具4条隆线·····································1. 暗黑鳃金龟 **H. parallela**
每个鞘翅具3条隆线·····································2. 华北大黑鳃金龟 **H. oblita**

---

1 暗黑鳃金龟 Holotrichia parallela Motschulsky

体长椭圆形，体黑色至黑褐色，无光泽。触角鳃叶状，棒状部3节。前胸背板宽约为长的2倍，侧缘中央呈锐角状外突，刻点大而深，前缘密生黄褐色毛。鞘翅散布脐形刻点，具4条清晰的隆起带。幼虫前顶刚毛每侧1根。

分布于神农架各地，生活于果树林和农田。常见。

干燥幼虫虫体破血行瘀，明目退翳，通乳。

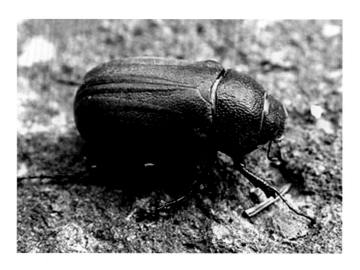

2 华北大黑鳃金龟 **Holotrichia oblita** (Faldermann)

　　成虫长椭圆形，体长 21~23mm，黑色或黑褐色，有光泽。胸、腹部生有黄色长毛，前胸背板宽为长的 2 倍，前缘钝角，后缘角几乎成直角。每鞘翅 3 条隆线。前足胫节外侧 3 枚齿，中后足胫节末端 2 个距。幼虫肛孔 3 条裂缝状，前方着生一群扁且尖端呈钩状的刚毛，并向前延伸到肛腹片后部的 1/3 处。

　　分布于神农架各地。常见。

　　干燥幼虫虫体破血行瘀，明目退翳，通乳。

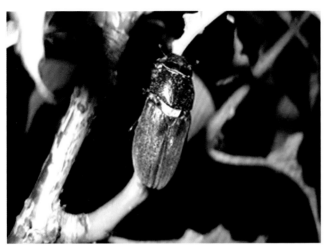 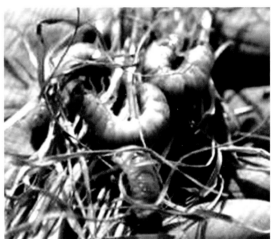

（二）云斑鳃金龟属 Polyphylla

　　体大型，长椭圆形，背面相当隆拱，体栗褐色至黑褐色。鞘翅色较淡，体上面被有各式白色或乳白色鳞片组成的斑纹，小盾片密被厚实鳞片，鞘翅鳞片多呈椭圆形或卵圆形，组成云纹状斑纹。

　　神农架可供药用的 1 种。

大云斑鳃金龟 　大云斑金龟、大理石须金龟
Polyphylla laticollis Lewis

　　体长 36~42mm，黑褐色。头部有粗刻点，密生淡黄褐色及白色鳞片。触角 10 节，雄体鳃片部 7 节，鳃片长而弯曲，雌体鳃片部 6 节，鳃片短小。前胸背板宽大于长的 2 倍，表面有浅而密的不规则刻点，有 3 条散布淡黄褐色或白色鳞片群的纵带，似"M"字形纹。小盾片半椭圆形，黑色，布有白色鳞片。胸部腹面密生黄褐色长毛。鞘翅布满不规则云斑。前足胫节外侧雄体有 2 枚齿，雌体有 3 枚齿。

　　分布于神农架各地，寄生于松、云杉、杨、柳、榆等林、果及多种农作物中。少见。

　　干燥幼虫虫体破血行瘀，明目退翳，通乳。

丽金龟科 Rutelidae

体型中等，多为蓝色、绿色等鲜艳色彩。上唇骨化。腹部侧膜和腹板上各有气门3个。鞘翅常具膜质边缘。后足胫节端距2个，爪1对，但不等长，后足的尤其显著，各爪短而可动。

神农架可供药用的1属，1种。

异丽金龟属 Anomala Samonelle

头不大，唇基横向，半圆形或梯形，前角呈弧状。下颚须末节长，椭圆形或较短的卵圆形，通常顶端稍收狭，或其上具较大的凹窝。触角9节，鳃片部3节。前胸背板相当宽横，大多数不太隆起，最宽在基部，少数在中间。小盾片相当大，弧三角形或半圆形。前足胫节通常具2枚外齿，基齿小于顶齿。腹部每节腹板有一横列细毛，腹毛常在第1~4节侧缘浓集成毛斑。

神农架可供药用的1种。

铜绿丽金龟
铜绿金龟子、青金龟子、淡绿金龟子
Anomala corpulenta Motschulsky

成虫体长19~21mm。触角黄褐色，鳃叶状。前胸背板及鞘翅铜绿色，具闪光，上面有细密刻点，鞘翅每侧具4条纵脉，肩部具疣突。前足胫节具2枚外齿，前、中足大爪分叉。幼虫头部黄褐色，前顶刚毛每侧6~8根，排成纵列。

分布于神农架各地。常见。

干燥幼虫虫体破血行瘀，明目退翳，通乳。

花金龟科 Cetoniidae

体小型至大型，宽阔，艳丽，有花斑纹或粉层。触角 10 节，棒状部 3 节。上颚小而薄，上唇藏于唇基之下，上颚具长毛。小盾片三角形。中胸后侧片从背面可见。鞘翅外缘在肩后凹，露出腹背侧缘区和后翅。中胸腹板有圆形凸出物向前伸出。跗节 4 或 5 节。

神农架可供药用的 2 属，2 种。

■ 分属检索表

中胸腹板突宽大或近圆形，前端圆弧形，基部强烈缢缩·····················1. **星花金龟属 Protaetia**
中胸腹板突狭而短，前端圆···2. **青花金龟属 Oxycetonia**

（一）星花金龟属 **Protaetia** Burmeister

体中型，近椭圆形，较短壮，通常体表具强金属光泽，有些体背常被薄厚不一的粉末状分泌物，外表常有白绒斑。头部通常光滑。唇基近方形，前缘向上折翘，有些具中凹，两侧具平行边框。前胸背板近梯形，两侧边缘弧形，后角微圆或圆弧形。中胸腹板突宽大或近圆形，前端圆弧形，基部强烈缢缩。前足胫节外缘具 3 枚齿，中、后足胫节外侧有不同形状的中隆突，内侧大多数排列缝状绒毛；跗节短粗或稍细长，爪细长，稍弯曲。

神农架可供药用的 1 种。

白点花金龟 东方白点花金龟 **Protaetia brevitarsis** Lewis

体长 18~22mm，宽 11~13mm，多为古铜色或黑紫铜色，有光泽。前胸背板、鞘翅和臀板上有白色绒状斑纹，前胸背板上通常有 2~3 对或排列不规则的白色绒斑。

分布于神农架各地。少见。

干燥幼虫破瘀，止痛，散风平喘，明目去翳等。

（二）青花金龟属 **Oxycetonia** Arrow

体型较小，椭圆形，多数具斑点和绒斑，有些遍布长绒毛，有时仅腹部具长绒毛。唇基狭长，前部强烈收狭，前缘具中凹，两侧边缘呈弧形或钝角形扩展。前胸背板稍短宽，近于椭圆形，后缘具中凹，背面微圆隆。中胸腹板突狭而短，前端圆。小盾片为长三角形，末端钝。鞘翅稍窄长，后外缘圆弧形，缝角不延伸。臀板短宽。足正常，前足胫节外缘具 3 枚齿；跗节较细长；爪稍小，弧形。

神农架可供药用的 1 种。

小青花金龟 小青花潜
Oxycetonia jucunda (Faldermann)

体长 11~16mm，长椭圆形，稍扁；背面暗绿色或绿色至古铜微红色及黑褐色，变化大，多为绿色或暗绿色；腹面黑褐色，具光泽，体表密布淡黄色毛和刻点。头较小，黑褐色或黑色。前胸背板半椭圆形，中部两侧盘区各具白绒斑 1 个，近侧缘亦常生不规则白斑。鞘翅翅面上生有白色或黄白色绒斑。臀板宽短，具白绒斑 4 个，横列或呈微弧形排列。

分布于神农架各地。少见。

干燥幼虫破瘀，止痛，散风平喘，明目去翳等。

象甲科 Curculionidae

体小型至大型，卵形、长形或圆柱形，体表常粗糙，或具粉状分泌物，体色暗黑或鲜明。头前口式，额和颊向前延伸成喙。口器位于喙的顶端，有口上片，无上唇；上颚扁平，铗状，口须短。复眼突出。触角膝状，10~12节，末端3节膨大。前胸筒状鞘翅盖住腹部，表面有刻点行列。可见腹板5节，第2腹板愈合。前足基节窝闭式，跗节5节或拟4节。

神农架可供药用的1属，1种。

鸟喙象属 Otidognathus

神农架可供药用的1种。

一字竹象甲 竹笋象甲、杭州竹象虫
Otidognathus davidis Fabricius

体梭形。头部黑色。两侧各生漆黑色椭圆形复眼。触角置于头管基部的触角沟内。前胸背板后缘弯曲，呈弓形，中间有1个梭形黑色长斑。胸部腹面黑色。鞘翅上各具刻点组成的纵沟9条，翅中各有黑斑2个，肩角及外缘内角黑色。腹部末节露于鞘翅外，腹面可见5节，黑色，第1节及末节两侧有赤褐色三角形斑。

分布于神农架各地，生活于竹林中。少见。

干燥成虫祛风湿，止痹痛。

犀金龟科 Dynastidae

体大型至特大型种类，性二型现象明显。其雄体头面、前胸背板有强大的角突或其他突起或凹坑，雌体则简单或可见低矮突起。上唇藏于唇基之下，上颚外露，背面不可见。触角 10 节，鳃片部由 3 节组成。前胸腹板垂突位于基节之间，呈柱形、三角形、舌形等。

神农架可供药用的 1 属，1 种。

叉犀金龟属 Allomyrina Arrow

体表光滑或被微茸毛，很少会见鳞毛，性二型现象显著。唇基平截，前缘多少深凹。上颚长尖，外缘弧凸或近平直。雄体额角单分叉或双分叉，胸角大多单分叉；雌体额部仅有 1 个瘤突或无，前胸背板有 1 个不同程度的深凹。鞘翅无刻点列，缝线同样缺失或者仅有痕迹存在。前足胫节外缘 3 齿，雄体胫节长于雌体；雄体前足跗节不加粗，只是爪和跗节端部比中部和基部更粗壮。后足胫节端部有 2 个短宽齿突。

神农架可供药用的 1 种。

双叉犀金龟
独角螂虫、独角蜣螂虫、紫蜣螂
Allomyrina dichotoma Linnaeus

体长达 32~95mm，呈长椭圆形，栗褐色到深棕褐色，脊面隆起。头部较小。触角 10 节，其中鳃片部由 3 节组成。雌雄异型；雄体头顶末端上有 1 个双分叉的角突，前胸背板中央生 1 个末端分叉的角突，背面比较滑亮；雌体体型略小，头胸上均无角突，头面中央隆起，横列小突 3 个，前胸背板前部中央有 1 个 "丁" 字形凹沟，背面较为粗暗。3 对长足强大有力，末端均有利爪 1 对。

分布于神农架各地，多栖居于树木的朽心、锯末木屑堆、肥料堆和垃圾堆。罕见。

雄虫虫体抗癌，镇惊，破瘀止痛，攻毒，通便。

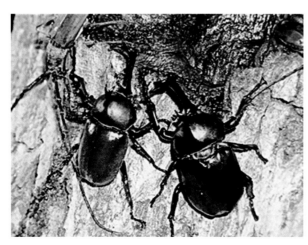
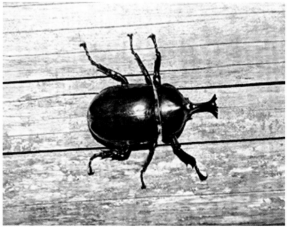

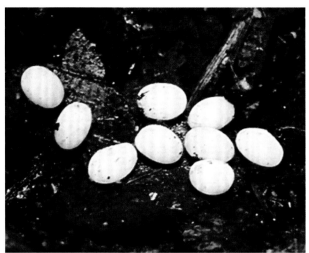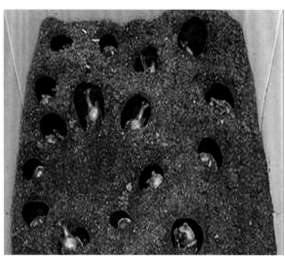

蜜蜂科 Apidae

　　体小型到大型，体长 2~39mm。多数体被绒毛或被由绒毛组成的毛带，少数光滑，或具金属光泽。雌体触角 12 节，雄体 13 节。前胸背板短，后侧方具叶突，不伸达翅基骨片；中胸背板的毛分支或羽状；后胸背板发达。前翅和后翅均有多个闭室，但前翅翅室变化大，亚缘室 2~3 个，后翅具臀叶，常有轭叶。雌体腹部可见节 6 节，雄体 7 节。前足基跗节具净角器，多数雌体后足胫节及基跗节扁平，并具由长毛形成的采粉器，一些种转节及腿节具毛刷。

　　神农架可供药用的 1 属，1 种。

蜜蜂属 Apis Linnaeus

　　体和复眼被密毛。前翅亚缘室 3 个，后翅轭脉及臀脉间凹浅。后足胫节无距，工蜂后足胫节及基跗节形成花粉篮。

　　神农架可供药用的 1 种。

中华蜜蜂 [C]　中华蜂、中蜂、土蜂
Apis cerana Fabricius

　　蜂群由工蜂、蜂王及雄蜂组成。工蜂全体被黄褐色毛；头略呈三角形；胸部 3 节。翅 2 对，膜质透明；足 3 对，有采集花粉的构造；腹部圆锥形，有毒腺和蜇针；腹下有蜡板 4 对，内有蜡腺，分泌蜡质。蜂王体最大，翅短小，腹部特长，生殖器发达，专营生殖产卵。雄蜂较工蜂稍大，头呈球形，尾无毒腺和蜇针，足上无采贮花粉构造，腹无蜡板及蜡腺。

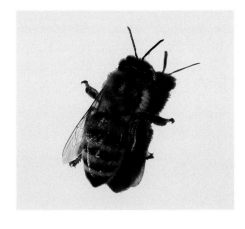

　　分布于神农架各地，活动于蜜源植物丰富且有水源的地方。常见。

　　蜂蜜调补脾胃，缓急止痛，润肺止咳，润肠通便，润肤生肌，解毒。蜂王浆改善睡眠，增进食欲，增强新陈代谢，提高造血功能和免疫力，保护肝脏，调节血压，降低血脂和胆固醇，抗菌，消炎，抗衰老。蜂胶补虚弱，化浊脂，止消渴；外用解毒消肿，收敛生肌。蜂毒对风湿性关节炎、类风湿关节炎、强直性脊柱炎、痛风、神经衰弱、坐骨神经痛、颈椎病、腰椎间盘病变、三叉神经痛、神经炎、偏头痛、支气管哮喘、荨麻疹、过敏性鼻炎、骨关节疼、下肢慢性溃疡、附件炎、盆腔炎、失眠、挫伤、癌性疼痛等有着显著的治疗效果。蜂蜡解毒，生肌，止痢，止血，定痛。蜂蛹祛风，解毒，杀虫，通乳。巢脾解毒消肿，祛风杀虫。

胡蜂科 Vespidae

体长 9~17mm，光滑或有毛，黄色或红色，有黑色或褐色的斑和带。上颚短，顶端斜截，有齿。触角略呈膝状。唇基顶端宽截，边缘多少有凹痕。前胸背板伸达肩板。翅狭长，休息时呈纵褶，前翅亚缘室 3 个，第 1 盘室狭长。第 1 腹节背板前方倾斜，后方水平状。中足胫节有 2 个端距，跗节爪简单。

神农架可供药用的 2 属，3 种。

■ 分属检索表

2 个触角窝之间呈三角形平面隆起，背面观呈梯形……………………………1. 胡蜂属 Vespa
2 个触角窝之间隆起或具瘤状突起…………………………………………2. 马蜂属 Polistes

（一）胡蜂属　Vespa Linnaeus

体大型，粗壮，多为棕色、黑色、黄色。颅顶及颊部宽远离后头缘。2 个触角窝之间呈三角形平面隆起，背面观呈梯形。

神农架可供药用的 2 种。

■ 分种检索表

前胸背板前缘中央向前隆起；前足胫节前缘内侧、跗节黄色，余呈黑色，中、后足胫节、跗节黄色，其余呈黑色………………………………………………………1. 墨胸胡蜂 V. velutina nigrithorax
前胸背板前缘平截；足基节、转节黑色，腿节棕色，仅内侧基部略呈黑色，胫节棕色，背面有 1 条黄色纵带；中足腿节黑色，后足腿节基半部黑色…………………………2. 黑尾胡蜂 V. ducalis

1　墨胸胡蜂 Vespa velutina nigrithorax Buysson

体长约 20mm，体被棕色毛。头胸黑色，被黑色毛。前胸背板前缘中央向前隆起。前足胫节前缘内侧、跗节黄色，余呈黑色；中、后足胫节、跗节黄色，余呈黑色。雄蜂腹部 7 节。

分布于神农架各地，主要在其巢穴附近的果园、水果摊旁、城市垃圾堆积地及树林等地方活动。常见。

干燥蜂巢、露蜂房消肿解毒。

2 | 黑尾胡蜂 双金环虎头蜂
Vespa ducalis Smith

雌蜂体长 24~36mm。唇基隆起，端部隆起，呈二齿状。前胸背板前缘平截，棕色，两侧下角黑色。中胸背板有 1 条细隆线，黑色，前缘中央两侧各有 1 个棕色条状斑。小盾片矩形，棕黄色。并胸腹节中央有 1 条纵沟，黑色。中、后胸侧板黑色。足基节、转节黑色，腿节棕色，仅内侧基部略呈黑色，胫节棕色，背面有 1 条黄色纵带；中足腿节黑色；后足腿节基半部黑色。腹部除第 1、2 节背板、第 2 节腹板基半部、第 3~6 节腹板为黑色之外，其余为棕色。

分布于神农架各地，主要在果园、水果摊旁、城镇垃圾堆积地及树林等地方活动。常见。

干燥蜂巢、露蜂房消肿解毒。

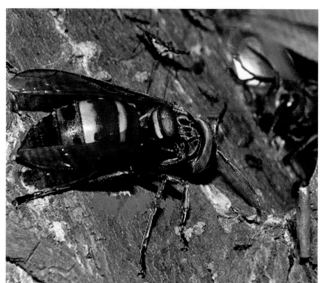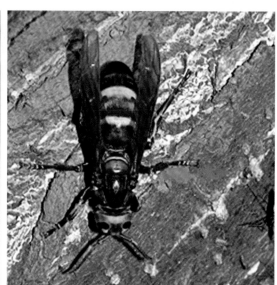

（二）马蜂属 Polistes Latreille

体中型至大型，多为棕色、黑色、黄色。2 个触角窝之间隆起或具瘤状突起。

神农架可供药用的 1 种。

黄星长角黄蜂 露蜂、大黄蜂
Polistes mandarinus Saussure

雌蜂黑色，体长 20~25mm。头三角形。复眼 1 对，单眼 3 只。触角 1 对。颜面、头顶、后头、唇基、上颚及颊均具黄褐色斑纹。胸部有刻点，前胸背板后缘及中胸背板有 2 条黄褐色纵线。腹部纺锤形，各腹节中央有黑色纵线，尾端有毒针。足 3 对，细长，黄褐色。

分布于神农架各地，营巢于树木上或屋檐下。常见。

干燥蜂巢、露蜂房祛风止痛，攻毒消肿，杀虫止痒。

蜾蠃科 Eumenidae

似胡蜂，体长 6~25mm，暗色，有白色、黄色、橙黄色或红色斑纹，雄体略小。雌体触角 12 节，雄体 13 节。复眼内缘中部凹入。上颚长，小刀状，左右交叉，或突向前，呈喙状。前胸背板向后伸至翅基片。中足基节相互接触，胫节具 1 个距，爪二叉状。停息时翅纵褶，前翅第 1 盘室甚长，长于亚基室；后翅有闭室，具臀叶。腹部第 1 节多长柄状或粗短，第 1、2 节间常收缩。

神农架可供药用的 1 属，1 种。

蜾蠃属 Eumenes Latreille

本属是蜾蠃科种类最多的属。在腹部第 2 节背板端部边缘有明显的褶状薄边。

神农架可供药用的 1 种。

镶黄蜾蠃 Eumenes (Oreumenes) decoratus Smith

体长 15~24mm。颅顶和颊黑色，额大部分黑色。触角间黄色。复眼间有 1 条黄色条纹。上颚端部 1 枚尖齿，内缘有 3 枚钝齿。前胸背板橙色并有三角形黑色区。中胸背板和小盾片黑色，后小盾片橙色，前缘黑色。并胸腹节大部分黑色，两边有橙色斑。腹部第 1 节柄状，从基部 1/3 处加粗，黑色，背板边缘有黄色斑；第 2 节最大，端部 1/3 处有橙色宽带，基部 2/3 黑色；腹部第 6 节背、腹板近三角形，黑色。

分布于神农架各地，生活于河谷及住宅，用泥土营巢筑在树枝或墙壁上。常见。

干燥成虫虫体降逆止呕，清肺止咳。

木蜂科 Xylocopidae

体中型至大型，体粗壮，黑色或蓝紫色，具金属光泽。触角膝状。单眼排成三角形。上唇部分露出，下唇舌长。胸部生有密毛。翅狭长，常有虹彩。腹部无柄，背面通常光滑，雌蜂尾端有 1 根粗短的刺藏于毛中。足粗，后足胫节表面覆盖很密的刷状毛；前、中足胫节有 1 距，后足胫节有 2 距。

神农架可供药用的 1 属，1 种。

木蜂属 Xylocopa Latreille

体中型至大型，黑色，常具各种颜色的毛被，如黑色、蓝色、红褐色、橘黄色、白色、红色、黄色等。下颚须 5~6 节。鞭节正常。背板一般黑色或黑褐色，常具金属光泽。翅多为紫色，具金属光泽，或透明或烟色，具金属光泽。中胸盾侧沟长，线状，一般至少为触角第 1 鞭节的 1/2。后足有或无胫基板。

神农架可供药用的 1 种。

黄胸木蜂 Xylocopa appendiculata Smith

体长 24~26mm。体被黄褐色毛；颜面被深褐色毛；颅顶后缘被黄毛；胸部及腹部第 1 节背板被黄毛；腹部末端后缘被黑毛；足被红褐色毛，但足胫节外侧被黄色毛。头宽于长，额脊明显。唇基前缘及中央光滑，唇基及颜面刻点密且大。中胸背板中盾沟明显，中央有 1 个光滑闪光小黑点，四周刻点大而密。小盾片后缘及腹部第 1 节背板前缘垂直向下，无脊状隆起。腹部各节背板刻点不均匀。翅褐色，端部较深，稍闪紫光。

分布于神农架各地，常在干燥的木材上蛀孔营巢。少见。

干燥蜂巢、全体祛风，杀虫，解毒等。

蚁科 Formicidae

本科具多型现象，分工蚁、蚁后及雄蚁 3 种品级，少数社会性寄生的种类无工蚁。若有翅，则后翅无轭叶和臀叶，具 1 个或 2 个闭室。触角膝状，柄节很长；蚁后和工蚁 10~12 节，雄蚁 10~13 节。偶尔后足基节的上方有 1 个后胸侧板内腺开口，外边观呈包状。腹部第 1 节或第 1~2 节特化成独立于其他腹节的结节状或鳞片状。腹末具螯针，有刺螯功能；或螯针退化，无刺螯功能，以臭腺而代替其防御功能，或形成能喷射蚁酸的喷射构造。

神农架可供药用的 1 属，1 种。

弓背蚁属 Camponotus Mayr

工蚁上颚三角形，咀嚼缘宽，具齿，下颚须 6 节。唇基梯形，不达额的外缘，下唇须 4 节。额隆线变宽，弯曲，略呈"S"字形，从唇基后缘开始隆起，额区小，宽大于长。触角 12 节，鞭节丝状。无单眼。胸部前面宽，后面稍侧扁，前、中胸和中、后胸背板缝明显。腹柄 1 节，上面有鳞片状或结节状的腹柄节；腹部略呈卵圆形，第 1 腹节没有整个腹部的 1/2 长。雌蚁头和腹柄与工蚁相同。有单眼。前胸短，后侧角向后达翅基；中胸背板和小盾片凸圆，后胸背板低于小盾片。腹部较长，粗大。前翅具 1 个缘室和 1 个肘室。雄蚁上颚比工蚁细。触角 13 节。单眼和复眼大而突出。胸部与雌蚁相同，但较粗大。腹柄节较粗，腹部略长，外生殖器小。

神农架可供药用的 1 种。

日本弓背蚁 Camponotus japonicus Mayr

体黑色。头大，近三角形。上颚粗壮。前、中胸背板较平。并胸腹节急剧侧扁，头、并腹胸及结节具细密网状刻纹，有一定光泽。后腹部刻点更细密。

分布于神农架各地，生活于农田、林地。常见。

虫体清热解毒。

神农架药用脊索动物资源

　　脊索动物的共同特征是在其个体发育全过程或某一时期具有脊索、背神经管和鳃裂，包括尾索动物、头索动物和脊椎动物。除去以上主要特征外，脊索动物还具有一些次要的特征，如密闭式的循环系统（尾索动物除外），如果心脏存在，总是位于消化管的腹面；肛后尾，即位于肛门后方的尾，存在于生活史的某一阶段或终生存在；具有胚层形成的内骨骼。至于后口、两侧对称、三胚层、真体腔和分节性等特征则是某些无脊椎动物也具有的。

　　全球已知的7万多种，现生的有4万多种。

鲤科 Cyprinidae

　　口裂上部完全由前上颌骨组成，口通常能伸缩。上下颌无齿，下咽骨有1~3列咽齿，极少4列，具下咽齿垫。通常具须1、2或4对，或缺如。体被圆鳞或裸出。背鳍1个，最后1根为不分枝鳍条或为硬刺；臀鳍最后1根不分枝鳍条也有变为硬刺的（鲤亚科）；腹鳍腹位；尾鳍多为叉形或内凹。

　　神农架可供药用的17属，18种。

■ 分亚科检索表

1. 鳃的上方没有螺形的鳃上器，眼的位置偏在头纵轴的上方，左右鳃膜各与颊部相连…………2
   　鳃的上方具有螺形的鳃上器，眼的位置稍偏在头纵轴的下方，左右鳃膜彼此连接，不与颊部相连……………………………………………………… **鲢亚科 Hypophthalmichthyinae**
2. 臀鳍无硬刺，如果有，则背鳍硬刺的后缘光滑无锯齿……………………………………3
   　臀鳍和背鳍皆具有后缘带锯齿的硬刺，个别的臀鳍硬刺无锯齿，臀鳍分枝鳍条通常为5根，个别的为6~7根………………………………………………… **鲤亚科 Cyprininae**
3. 臀鳍分枝鳍条通常在7根以上，如仅有5~6根，则背鳍起点位于腹鳍起点之后……………4
   　臀鳍分枝鳍条通常在6根以下，如多达7~10根，则口部具须，且背鳍前有平卧的倒刺……7
4. 臀鳍基部和肛门两侧不具有大型鳞片行列…………………………………………………5
   　臀鳍基部和肛门两侧各具有1列较大的臀鳞，肛门前一段无鳞部分夹在2枚侧鳞片之中…………………………………………………………… **裂腹鱼亚科 Schizothoracinae**
5. 通常无腹棱，少数种类具腹棱；侧线不完全，或贯穿尾柄的下方；背鳍无硬刺……………6
   　具腹棱；侧线完全，贯穿尾柄的中部；背鳍多数具硬刺……………… **鲌亚科 Cultrinae**

6. 第 5 块眶下骨（最后 1 块眶下骨）与眶上骨相接触；下颌前端具突起，与上颌的凹口相嵌，如下颌无突起，则背鳍起点位于腹鳍起点之后，且侧线鳞少于 40 枚⋯⋯⋯⋯ **鲴亚科 Danioninae**

第 5 块眶下骨不与眶上骨相连；下颌前端无突起；背鳍起点一般与腹鳍的起点相对，如背鳍较后，则有 50 枚以上的侧线鳞⋯⋯⋯⋯⋯⋯⋯⋯⋯⋯⋯⋯⋯ **雅罗鱼亚科 Leuciscinae**

7. 臀鳍分枝鳍条一般为 5 根，极少数为 6 根以上；鳞片基部具放射肋；背鳍不分枝鳍条 4 根以上⋯⋯⋯⋯⋯⋯⋯⋯⋯⋯⋯⋯⋯⋯⋯⋯⋯⋯⋯⋯⋯⋯⋯⋯⋯⋯⋯⋯⋯⋯⋯⋯⋯⋯⋯⋯⋯⋯8

臀鳍分枝鳍条一般为 6 根，少数为 5 根；鳞片基部无放射肋；背鳍不分枝鳍条为 3 根⋯⋯⋯⋯⋯⋯⋯⋯⋯⋯⋯⋯⋯⋯⋯⋯⋯⋯⋯⋯⋯⋯⋯⋯⋯⋯⋯ **鮈亚科 Gobioninae**

8. 上唇紧包在上颌的外表，无口前室；通常背鳍具硬刺⋯⋯⋯⋯⋯⋯ **鲃亚科 Barbinae**

上唇通常与上颌分离，或上唇消失，吻皮发达形成口前室，个别属无口前室，则有游离的下唇与下颌分离；背鳍无硬刺⋯⋯⋯⋯⋯⋯⋯⋯⋯⋯⋯⋯⋯ **野鲮亚科 Labeoninae**

鲢亚科 Hypophthalmichthyinae

体侧扁，腹棱完全或不完全。头大。眼位于头侧中轴之下方。口大，端位。无须。下咽骨具 1 或 2 个孔，下咽齿 1 行。左右鳃盖膜彼此连接而不与颊部相连。体被细小鳞片。侧线完全，前段显著弯向腹方，然后延伸至尾柄正中。背鳍短，无硬刺，起点在腹鳍基部之后，分枝鳍条 7 根。臀鳍无硬刺，分枝鳍条 10~15 根。

神农架可供药用的 2 属，2 种。

■ 分属检索表

腹棱仅存在于腹鳍基部至肛门之间，鳃耙互不相连⋯⋯⋯⋯⋯⋯**1. 鳙属 Aristichthys**

腹棱存在于胸鳍基部下方至肛门间的整个腹部；鳃耙互相连接，形成多孔的膜质片⋯⋯⋯⋯⋯⋯⋯⋯⋯⋯⋯⋯⋯⋯⋯⋯⋯⋯⋯⋯⋯⋯⋯**2. 鲢属 Hypophthalmichthys**

（一）**鳙属** Aristichthys Oshima

体侧扁而稍厚。头极大。吻短而钝。眼较小，位于头侧中轴之下方，距吻端近，眼间宽。口甚大，端位。下颌向上倾斜。唇薄。无须。鳞小。腹棱不完全，仅在腹鳍基部至肛门之间。侧线完全，在胸鳍上方弯向腹部，向后伸延至尾柄正中。背鳍短，无硬刺，分枝鳍条 7~8 根。臀鳍无硬刺，分枝鳍条 10~13 根。

神农架可供药用的 1 种。

鳙鱼 胖头鱼、花鲢
Aristichthys nobilis (Richardson)

体侧扁，稍高。口端位，口裂稍向上倾斜。吻圆钝。眼小，下侧位，在头侧正中轴下方。腹鳍基底至肛门处有狭窄的腹棱。体背部及体侧上半部为灰黑色，间有浅黄色，腹部银白色，体侧有许多不规则的黑色斑点。各鳍条呈灰白色，并有不少黑斑。

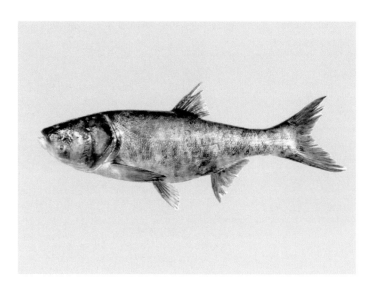

分布于神农架宋洛、阳日，喜欢生活于静水的中上层。常见。

胆汁降压。肉温脾胃，壮筋骨。头益脑提神。

（二）鲢属 Hypophthalmichthys Bleeker

体较高而比鳙侧扁，腹部自胸鳍基部下方至肛门之间有腹棱。头较鳙鱼小，头背部宽。吻短而圆钝。眼位于头侧中轴之下方，距吻端近。口较阔，端位。下颌略向上倾斜。无须。下咽齿1行，平扁，呈构形，冠面有羽状细纹。鳞细小。侧线完全。背鳍起点在腹鳍起点之后，无硬刺，末根不分枝鳍条为软条，分枝鳍条70根。臀鳍无硬刺，分枝鳍条11~15根。

神农架可供药用的1种。

鲢 白鲢
Hypophthalmichthys molitrix (Cuvieret Valencinnes)

体侧扁而稍高。头大，约为体长的1/4。吻短，钝圆，口宽。眼小，位于头侧中轴之下。腹部狭窄，腹棱自胸鳍直达肛门。体背侧面暗灰色，下侧银白色，各鳍淡灰色。

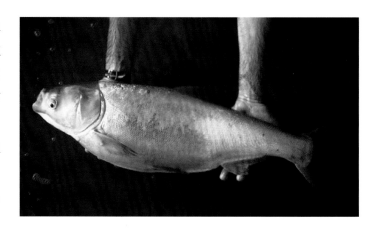

分布于神农架宋洛、阳日，喜生于水的上层。常见。

胆汁降压。肉温中益气，利水渗湿。

鲤亚科 Cyprininae

体延长，侧扁，略呈纺锤形。头中等大或较小。吻圆钝。眼中等大，上侧位。口小，前位、近前位、下位或上位。唇与颌相连，唇后沟中断。须1对、2对或消失。鳃孔宽大。下咽齿扁，臼状或匙状。体被中等大或大的圆鳞。侧线完全。背鳍基长，分枝鳍条一般在14根以上。臀鳍短，分枝鳍条5~6根。肛门紧接在臀鳍起点的前方。

神农架可供药用的2属，2种。

■ 分属检索表

下咽齿1行，铲形，齿式为4/4·······················1.鲫属 Carassius

下咽齿3行，臼齿形，齿式为1.1.3/3.1.1，少数有4行，齿式为1.1.1.3/3.1.1.1······2.鲤属 Cyprinus

（一）鲫属 Carassius Nilson

体侧扁。腹部圆。口端位。下颌稍向上倾斜，无须。下咽齿1行，齿式为4/4，侧扁。侧线平直，侧线鳞27~35枚。背鳍不分枝鳍条3根，分枝鳍条15~20根；最后1根不分枝鳍条为硬刺，后缘具锯齿。臀鳍不分枝鳍条3根，分枝鳍条5~8根，最后1根不分枝鳍条亦为带锯齿的硬刺。

神农架可供药用的1种。

鲫 喜头、鲫鱼
Carassius auratus (Linnaeus)

体侧扁，较厚，腹部圆。头短小，吻钝。口端位，呈弧形，下颌稍向上斜。唇较厚。眼中等大。无须，鳃耙长，呈披针形。下咽齿侧扁，齿冠有1道沟纹。尾柄短且高。腹膜黑色。

分布于神农架宋洛、阳日，栖息于水的下层。常见。

全体健脾利湿，温中和胃，活血通乳，利水消肿。

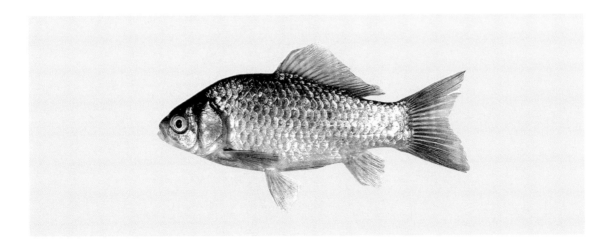

（二）鲤属 Cyprinus Linnaeus

体呈纺锤形，侧扁。口下位、端位或上位。须1对、2对或全缺。背鳍与臀鳍均具硬刺，最后1根硬刺后侧具锯齿。下咽齿3行，个别的为4行；主行除第1枚齿为光滑的圆锥形外，其他的齿呈臼齿形，齿冠较平，有1~5道沟纹；第2行齿旁还有1根针状突起。

神农架可供药用的1种。

鲤 **Cyprinus carpio** Linnaeus

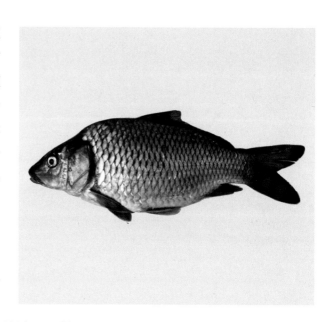

体侧扁，背部隆起。头较小。口下位或亚下位，呈马蹄形。上颌包着下颌。须2对，前须长约为后须的1/2。眼中等大。身体色彩随生活的水体不同而有较大的差异，通常背部为灰黑色或黄褐色，腹部为银白色或浅灰色，体侧带金黄色。背鳍和尾鳍基微黑色，尾鳍下叶红色，偶鳍淡红色。各鳞片的后部有由多数小黑点组成的新月形斑。

分布于神农架木鱼（红花）、宋洛、阳日，栖息于河流、池塘。常见。

肉开胃健脾，消肿利尿，止咳平喘，下乳安胎。胆消炎解毒。

裂腹鱼亚科 Schizothoracinae

一般是中型或小型鱼类，体长，略侧扁或近似圆筒形，腹部圆。口下位、亚下位或端位，口裂呈马蹄形、弧形或横裂。侧线平直或在体前部略下弯。下咽骨狭窄，呈弧形，或宽阔略呈三角形，下咽齿通常为3行或2行。齿的顶端尖而钩曲，呈匙状，或平截，呈铲状。具有臀鳞，即在肛门和臀鳍两侧各自排列着1列特化的大型鳞片，由此形成了腹部中线上的1条裂缝，故称"裂腹"。尾鳍叉形。

神农架可供药用的1属，1种。

裂腹鱼属 Schizothorax Heckel

身体长，略侧扁，腹部圆。口下位、亚下位或端位，口裂横直、弧形或马蹄形。下颌前缘有或无锐利角质。须2对。下咽齿3行，齿细圆，顶端尖而稍弯曲，咀嚼面凹入，呈匙状。体被细鳞，或仅胸、腹部裸露无鳞。背鳍刺强或弱，其后侧缘有锯齿，至少在幼鱼期是如此。腹膜黑色。

神农架可供药用的1种。

齐口裂腹鱼　*Schizothorax prenanti* (Tchang)

　　体长，稍侧扁。吻钝圆，口下位，横裂，在小个体中略呈弧形。下颌前缘具锐利的角质，下唇完整，呈新月形，表面有许多小乳突，唇后沟连续。须2对，约等长。体背部暗灰色，腹部银白色，背鳍、胸鳍和腹鳍呈青灰色，尾鳍红色。生活于支流清溪中的个体体侧有小黑斑，达到性成熟的雄鱼吻部出现珠星。

　　分布于神农架木鱼、宋洛、新华，冷水性鱼类，多生活于缓流的水中，摄食季节在底质为沙和砾石且水流湍急的环境中活动。少见。

　　除去内脏的全体补益强壮，清热等。

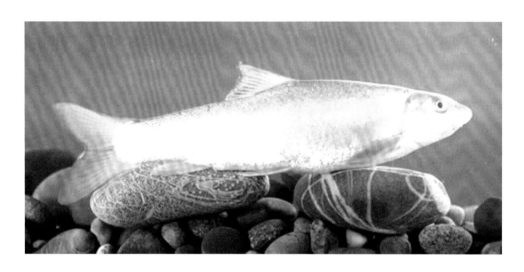

鲌亚科　Cultrinae

　　体形侧扁。口端位、亚上位或上位。无须，须鳊属例外。唇后沟中断，上下唇在口角相连。鳃膜连于颊部。下咽齿2~3行。眼中大，位于头的前半部。腹部有完全或不完全的腹棱。背鳍末根不分枝鳍条长而柔软或为硬刺，分枝鳍条7根。臀鳍具10~35根分枝鳍条。侧线完全。肛门紧位于臀鳍起点之前。

　　神农架可供药用的1属，1种。

鲂属　Megalobrama Dybrowsky

　　体高而侧扁，呈菱形。头小。口端位，上下颌具角质。下咽齿3行，侧扁，齿面斜平。侧线完全，纵贯于体侧中央，较平直。腹棱不完全。背鳍末根不分枝鳍条为粗壮硬刺，具7根分枝鳍条。臀鳍基部甚长，具24~32根分枝鳍条。尾鳍分叉深。

　　神农架可供药用的1种。

团头鲂 ^{武昌鱼} **Megalobrama amblycephala** Yih

体菱形，极侧扁。头小，头长远小于体高。吻较钝圆。口端位，口裂较三角鲂宽，后端达鼻孔的下方，上下颌约等长，具薄而狭的角质。眼中等大。眼间宽而圆凸。咽齿稍侧扁，尖端小钩状。尾柄长小于尾柄高。体灰黑色，体侧鳞片基部灰白色，边缘灰黑，沿各纵行鳞列呈现数条灰白色纵纹。各鳍灰黑色。

分布于神农架宋洛、阳日，常栖息于湖泊的中下层，喜底质多淤泥并生长着沉水植物的静止水体。少见。

全体调胃健脾，利五脏。

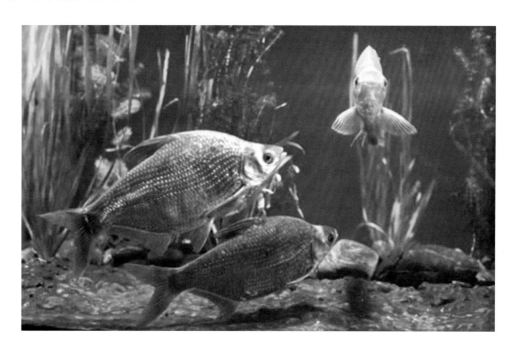

鲌亚科 Danioninae

体长形，侧扁。头稍宽。吻钝。多数口前位。下颌前端正中有一突起，与上颌凹陷相嵌合。须有或无。下咽齿 2~3 行，齿端稍弯曲。鳃耙短小，排列稀疏。腹部一般无腹棱，个别种有不完全腹棱。鳞片中等大。侧线完全，个别种不完全，某些种类侧线在腹鳍末端处向腹部显著弯曲。背鳍与臀鳍无硬刺，臀鳍分枝鳍条一般在 6 根以上。尾鳍叉形。

神农架可供药用的 2 属，2 种。

■ **分属检索表**

口裂较小，上下颌侧缘较平直···1. 鲹属 Zacco

口裂较大，上下颌侧缘凹凸相嵌···2. 马口鱼属 Opsariichthys

（一）鱲属 Zacco Jordanet Evermann

体延长，侧扁。头短。吻稍钝。眼中等大。口前位。上颌前端有凹陷与下颌凸起相吻合。鳃盖膜不与颊部相连。鳃耙疏短。下咽齿 2~3 行，齿端呈钩状。无腹棱。侧线完全。雄体臀鳍前 4 根分枝鳍条格外延长，生殖期具美丽的婚姻色，并有珠星。胸鳍下侧位，顶端尖。腹鳍几与背鳍相对。尾鳍分叉。

本属与马口鱼属相似，生态与分布亦基本相同。

神农架可供药用的 1 种。

宽鳍鱲 Zacco platypus (Temmincket Schlegel)

体延长，侧扁。头中等大，较短。吻钝短。口端位，口裂斜。上颌稍长于下颌。唇不甚厚。眼不甚大，近吻端位。腹部圆，活体腹部银白色，体背侧黄棕灰色，体侧有 12~13 条垂直于银灰色带的蓝绿深色条纹。背鳍和臀鳍灰色。腹鳍粉红色。胸鳍上有许多黑斑点。尾鳍后缘呈黑色。雄体在生殖期头及臀鳍均具许多珠星，并在条纹之中间夹杂粉红色宽条纹。

分布于神农架宋洛（朝阳）、新华、阳日，栖息于水流较急的河流中，喜欢在沙石底质的浅滩活动。少见。

肉解毒，杀虫。

（二）马口鱼属 Opsariichthys Bleeker

体延长，侧扁。头中等大，顶部较平坦。吻端钝圆。眼小。口大，前位。上颌正中及边缘凹入，下颌正中及边缘凸出，上下颌互为吻合。无须。鳃盖膜不与颊部相连。鳃耙短而稀疏。下咽齿 3 行。腹部圆。侧线完全。臀鳍起点在背鳍末端后下方，雄体前面数鳍条格外延长，伸达或伸越后鳍基。胸鳍不伸达腹鳍。腹鳍不伸达肛门。尾鳍分叉。

马口鱼 Opsarichthys biden Günther

体长而侧扁。腹部圆。吻长。口大，口裂向上倾斜。下颌后端延长达眼前缘，其前端凸起，两侧各有一凹陷，恰与上颌前端和两侧的凹凸处相嵌合。眼中等大。侧线完全。体背部灰黑色，腹部银白色，体侧有浅蓝色垂直条纹，胸鳍、腹鳍和臀鳍为橙黄色。雄体在生殖期出现"婚装"，头部、吻部和臀鳍有显眼的珠星，臀鳍第 1~4 根分枝鳍条特别延长，全身具有鲜艳的婚姻色。

分布于神农架宋洛、阳日，栖息于水域上层，喜低温的水流，多生活于山涧溪流中。少见。

除去内脏的全体补虚，壮阳，催乳等。

雅罗鱼亚科 Leuciscinae

体长形，侧扁或近圆筒形。口多端位，少数亚下位。下咽齿 1~3 行，齿形不一。有须或无须。眼中等大，侧位，位于头的前半部。腹部一般无腹棱。各鳍均无硬刺。背鳍一般位于体的中部，具 3 根不分枝鳍条。臀鳍具 7 根以上分枝鳍条，起点位于背鳍的后下方。侧线完全，少数例外，后延至尾柄正中或稍偏在下方。肛门在臀鳍起点之前。

神农架可供药用的 2 属，2 种。

■ 分属检索表

背鳍起点在腹鳍起点之前；侧线鳞 36~46 枚，鳞片排列整齐·········1. 草鱼属 Ctenopharyngodon
背鳍起点在腹鳍起点之后；侧线鳞 78~98 枚，鳞片排列很不整齐············2. 鱥属 Phoxinus

（一）草鱼属 Ctenopharyngodon Steindachner

体长形，前部呈扁圆形。头中等大，前部略平扁。吻短而宽钝。口端位，无须。下咽齿 2 行，齿侧扁，呈梳状。眼中等大，中侧位。腹部圆，无腹棱。侧线完全，约位于体侧中央。背鳍短，位于腹鳍上方，无硬刺，具 7 根分枝鳍条。臀鳍中等长，具 8~9 根分枝鳍条。尾部侧扁，尾鳍浅分叉，上、下叶末端钝。

神农架可供药用的 1 种，我国特有。

草鱼 Ctenopharyngodon idellus (Cuvieret Valenciennes)

体长形，前部呈扁圆形。头中等大，前部略平扁。吻短而宽钝。口中等大，端位，弧形。上颌稍凸出。下咽齿 2 行，主行齿侧扁，齿面有沟纹，呈梳状，内行齿尖形，光滑。无须。鼻孔近眼前缘的上方。鳃孔大，向前伸至前鳃盖骨后缘的下方。生活时体呈黄绿色，背部茶褐色，腹部灰白色。胸鳍和腹鳍灰黄色，其余各鳍为淡灰色。尾部侧扁。

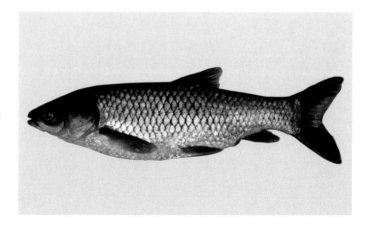

分布于神农架木鱼（红花）、宋洛、阳日，生活于江河、湖泊、水库的中下层，喜栖于水草较多的水体环境。常见。

肉平肝祛风，暖胃和中。胆清热利咽，明目，祛痰止咳。

（二）鱥属　Phoxinus Agassiz

体长，稍侧扁。头稍侧扁。口端位或亚下位。吻钝或尖突。眼中等大，上侧位。鳃盖膜与颊部相连。鳃耙 5~12 个，短小。腹部圆，无腹棱，腹腔膜银白色。鳞细小，腹部鳞常埋于皮下，或裸露无鳞。侧线完全或不完全。背鳍无硬刺，具 6~7 分枝鳍条。臀鳍无硬刺，位于背鳍基末端下方，具 6~8 分枝鳍条。尾鳍浅叉形。

神农架可供药用的 1 种。

长江鱥　*Phoxinus lagowskii variegatus* Günther

体长，稍扁，体高稍大于或等于尾柄长，而小于头长。头钝。口较大，下位，呈马蹄形。吻短，其长度等于眼间距。眼中等大。鳞小，排列密，侧线完全。腹部圆，腹腔膜银白色，上有许多黑色斑点。幼鱼体的两侧有许多黑色斑点；成鱼背部及两侧上部为黑色，腹腔膜灰白色，各鳍条上有黑色斑点。

分布于神农架大九湖、红坪（板仓）、松柏、宋洛、下谷，温水性鱼类。少见。

除去内脏的全体补虚，清热泻火等。

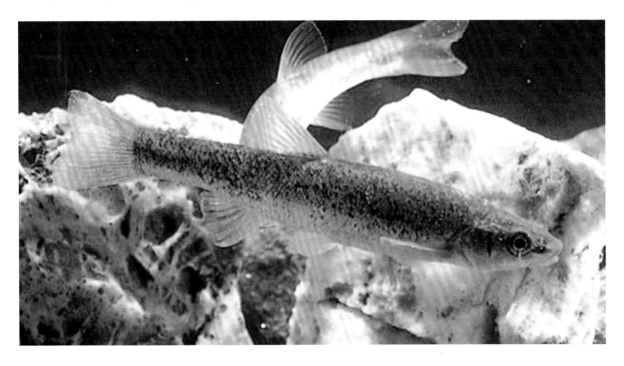

鮈亚科　Gobioninae

体侧扁或略呈圆筒形。头中等大，略侧扁或近圆锥形。口下位，弧形或马蹄形。唇简单，无乳突，或发达且具乳突，下唇分叶。下咽齿多为 1 或 2 行。一般具须 1 对，位于口角。眼中等大，侧上位。背鳍大多无硬刺。臀鳍分枝鳍条 6 根。尾鳍分叉，上下叶几乎等长。

神农架可供药用的 3 属，3 种。

■ 分属检索表

下咽齿3行，眼眶下缘有1排黏液腔，背鳍末根不分枝鳍条为硬刺··········**1. 鳕属 Hemibarbus**

口端位或亚下位；须短，一般不超过眼径的1/2，少数种约等于眼径，胸腹部有鳞······

····················**2. 颌须鮈属 Gnathopogon**

吻长，远超过眼径的2倍，平扁，下唇两侧叶在中叶的前端相连；下咽齿2行···········

····················**3. 似鮈属 Pseudogobio**

（一）鳕属 Hemibarbus Bleeker

　　体长，略侧扁。头长，略尖或稍圆钝。吻较长，尖而突出或略圆钝。眼大，位于头侧中轴的上方。口下位，呈马蹄形。唇后沟中断，间距较为狭窄。须1对。下咽骨粗壮，下咽齿3行。背鳍起点处稍隆起，末根不分枝鳍条为光滑的硬刺，其起点距吻端较距尾鳍基为近。臀鳍无硬刺。肛门紧靠臀鳍起点。生活时多数鱼体侧及背、尾鳍具黑色斑点。

　　神农架可供药用的1种。

唇鳕 Hemibarbus labeo (Pallas)

　　口下位，呈弧形。上颌较长。唇厚，肉质，上唇与吻褶间形成1条深沟，下唇前面中断，分成左右2叶。颌须1对，稍短于眼径。下咽齿3行。背部微黑色，腹部白色。幼鱼体侧有许多黑色的斑点，成鱼则无。

　　分布于神农架阳日、宋洛，多栖息于水流湍急的河流中。罕见。

　　肉补益脾肾。

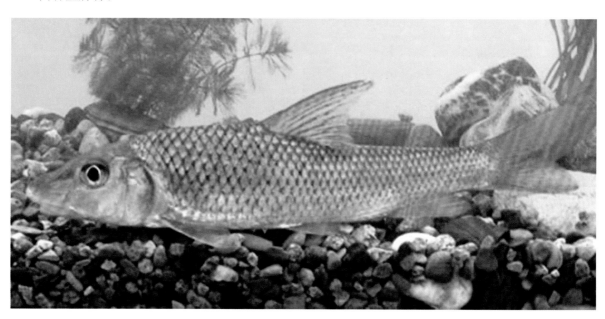

（二）颌须鮈属 Gnathopogon Bleeker

体略长，稍侧扁。头中等大，近圆锥形。吻短，稍钝或尖。眼侧上位，中等大或较大。口端位或亚下位，呈弧形。上下颌无角质边缘。唇简单，无任何突起，唇后沟前伸，在下颌前方中断。颌须 1 对，一般不超过眼径的长度。下咽齿 2 行。腹部圆，腹膜灰白色。尾柄较高或略细长，尾鳍分叉，上下叶尖。肛门位置紧靠臀鳍起点或稍前移。

神农架可供药用的 1 种。

嘉陵颌须鮈 **Gnathopogon herzensteini** (Günther)

体长，侧扁。头中等大，侧扁。吻短而钝。口小，端位，口裂斜，呈弧形，口宽大于口长。唇简单，不发达，唇后沟中断。颌须 1 对，短小。眼较小，眼间宽，略隆起。腹部圆而微凸，灰白色。体背侧灰黑色，体侧上半部具有数行黑色细条纹，体中轴具 1 条较宽的黑色纵纹，后段色深，背鳍鳍条的上半部具 1 条黑纹，其余各鳍灰白色。

分布于神农架宋洛（朝阳）、阳日，栖息于河流中。罕见。

除去内脏及鳞片的全体健脾胃，清热泻火，下乳等。

（三）似鮈属 **Pseudogobio** Bleeker

头部长而尖，头长较体高为大。吻长，较眼后头长为大，略平扁。眼间宽而下凹。口小，下位，呈深弧形。唇发达，具许多细小乳状突，下唇分为 3 叶，中叶稍呈椭圆形，后缘游离，两侧叶发达，在中叶前端相连，并在口角处与上唇相连。上下颌无角质边缘。口角具须 1 对。下咽齿 2 行。

神农架可供药用的 1 种。

似鮈 **Pseudogobio vaillanti** (Sauvage)

体长，圆筒形。头大，甚长。吻长，平扁，前端宽圆。眼大，呈椭圆形。眼间宽，下凹。口下位，深弧形。唇厚，极发达，具多数明显的乳突，下唇分 3 叶。具须 1 对，较粗。体背及侧面灰黑色，腹部灰白。5 块较大的黑斑横跨体背，体侧中轴有 6~7 个大黑点。臀鳍灰白色。尾柄细长，稍呈侧扁。

分布于神农架阳日，栖息于河流底部，喜在泥沙中觅食。罕见。

除去内脏的全体补虚，清热，催乳等。

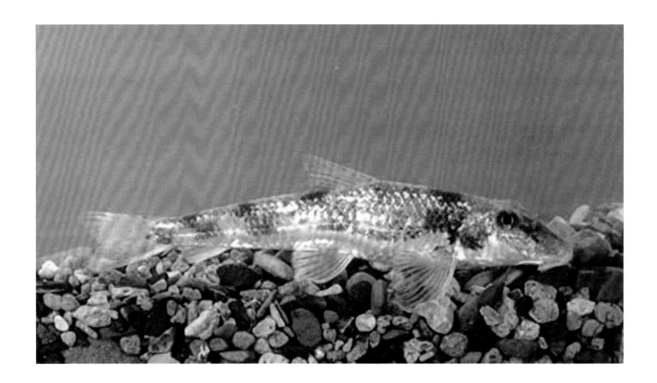

鲃亚科 Barbinae

体延长，侧扁或呈纺锤形。口端位、亚下位或下位。吻皮与上颌分离，并止于上唇的基部，也有的部分盖住上唇或上颌，不形成口前室。唇包着上下颌，有的下唇和下颌开始分化。下咽齿 3 行。须 1 对、2 对或无。背鳍末根不分枝鳍条粗硬或柔软，后缘光滑或具锯齿，分枝鳍条通常为 7~10 根。臀鳍分枝鳍条通常为 5 根。

神农架可供药用的 3 属，4 种。

■ 分属检索表

口端位或亚下位，呈弧形或马蹄形；口角间距不超过该处头宽的 2/3；下颌呈弧形，前缘有或无角质鞘；下唇瓣在腹面占显著位置……………………………………1. 光唇鱼属 Acrossocheilus

口下位或亚下位，呈一横裂或呈弧形；口角间距几乎占该处头宽的全部；下颌前缘平直，有角质鞘；下唇瓣不显著，仅限于口角处……………………………………2. 突吻鱼属 Onychostoma

侧线鳞 70 枚以下，下颌稍前突，口上位或亚上位，背鳍末根不分枝鳍条成为硬刺……………
………………………………………………………………………………3. 鲈鲤属 Percocypris

（一）光唇鱼属 Acrossocheilus Oshima

体延长，侧扁。吻皮一般止于上唇基部，有的向前突出，超过上唇。唇肉质，上唇与上颌不分离，下唇一般与下颌前端分离，上下唇在口角处相连，唇后沟前端中断，但间距有的宽，有的狭。

下咽齿 3 行。须 2 对，但有的吻须退化。背鳍末根不分枝鳍条有的细弱而柔软，有的粗壮成为硬刺。侧线完全，向后径行于尾柄中轴。尾鳍叉形。

神农架可供药用的 1 种。

宽口光唇鱼 **Acrossocheilus monticola** (Günther)

体长，侧扁，较高。腹部圆。头较小，呈锥形，后背部稍隆起成弧形。吻较突出，前端稍尖。口下位，较宽，横裂状。下颌无角质边缘。须 2 对。下咽齿侧扁，末端呈钩状。眼中等大，侧上位。雄鱼肛门前缘有一向后延伸的突起，在生殖季节有特别明显的珠星。头、腹部、胸鳍、腹鳍和臀鳍为灰黑色，背鳍和尾鳍为浅灰黑色，尾鳍上、下边缘黑色，中部黄绿色带灰色，末端略带浅红色。

分布于神农架新华，生活于淡水中，喜栖息于石砾底质、水清流急的河溪中。少见。

除去内脏及鳞片的全体滋补强壮，泻火，健胃等。

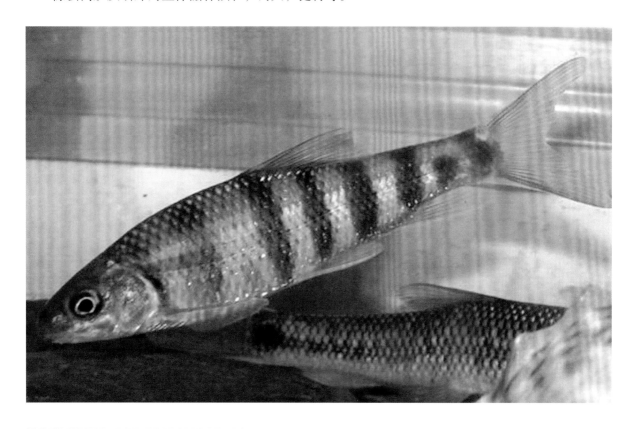

（二）突吻鱼属 **Onychostoma** Ruppell

体纺锤形，稍侧扁。吻钝，突出。口下位，横裂或两侧稍向后弯曲，口裂宽。上唇薄，光滑，下唇与下颌愈合，下颌具角质薄锋，唇后沟仅限于口角。下咽齿 3 行。须 1 对、2 对或无。眼大，边缘具游离脂膜。背鳍末根不分枝鳍条因种而异，其后缘具锯齿或光滑。臀鳍无硬刺。侧线平直，后伸至尾柄正中。

神农架可供药用的 2 种。

■ **分种检索表**

背鳍最后 1 根不分枝鳍条为带锯齿的硬刺·······················1. 白甲鱼 O. sima

背鳍最后 1 根不分枝鳍条柔软，不为硬刺，更无锯齿················2. 多鳞白甲鱼 O. macrolepis

| 1 | 白甲鱼 Onychostoma sima (Sauvageet Dabry) |

  体较高。头短阔。吻圆钝。口颇宽，下位，横裂。下颌具角质边缘。成鱼无须。侧线鳞 46~49 枚。背鳍硬刺具锯齿。

  分布于神农架木鱼，大多栖息于水流较湍急、底质多砾石的江段中，喜游弋于水的底层。罕见。肉补益强壮，清热，下乳。

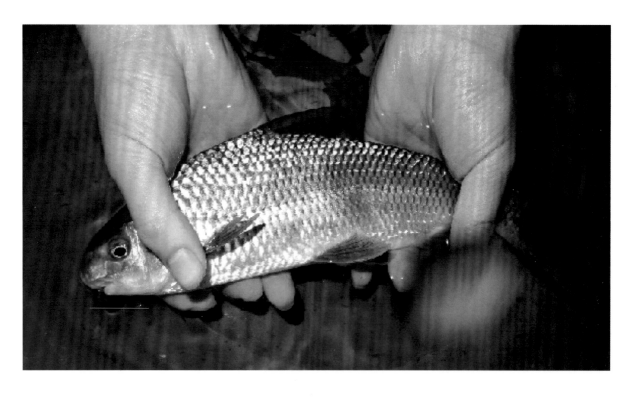

| 2 | 多鳞白甲鱼 Onychostoma macrolepis (Bleeker) |

  体长，稍侧扁。头短。吻钝。口下位，横裂，口角伸至头腹面的侧缘。下颌边缘具锐利角质。须 2 对，上颌须极细小，颌须也很短。背鳍无硬刺，外缘稍内凹。腹部圆，灰白色。背稍隆起，体背黑褐色，体侧每个鳞片的基部具有新月形黑斑。背鳍和尾鳍灰黑色，其他各鳍灰黄色，外缘金黄色，背鳍和臀鳍都有 1 条橘红色斑纹。

分布于神农架宋洛、新华、阳日，栖息于河道为砾石底质，水清澈，低温，流速较大，海拔为300~1500m的河流中。少见。

除去内脏及鳞片的全体补虚，壮阳，催乳等。

（三）鲈鲤属 Percocypris Chu

体长，侧扁。口端位或亚上位。上下唇肥厚，紧贴在上下颌外表。下咽齿3行。须2对，都较发达。眼中等大，在头侧面的前上方。鳃孔大。侧线完全，向后伸入尾鳍基的中点。背鳍起点稍在腹鳍起点之后，末根不分枝鳍条基部变粗，成为硬刺，但顶端柔软分节，其后缘具锯齿，分枝鳍条7~9根。臀鳍短，起点紧接于肛门之后，分枝鳍条5根。

神农架可供药用的1种。

鲈鲤 Percocypris pingi (Tchang)

体略侧扁。头较大，前端较尖，头背面平而宽，后背部隆起。口亚上位，斜裂。下颌突出。须2对，吻须略短于颌须。鳃裂大，上角可达眼径上缘水平线，鳃膜连于颊部。背鳍刺弱，后缘具细齿。体背面青灰色，侧面及腹部白色。绝大部分体侧鳞有一黑色边缘，在体侧连成整齐的直条纹。头、背部有分散的小黑点，背鳍、胸鳍、尾鳍微黑。

分布于神农架下谷，幼鱼多在支流或干流的沿岸，成鱼则在敞水区水体的中上层游弋。少见。

肉祛痰，止血，镇静。

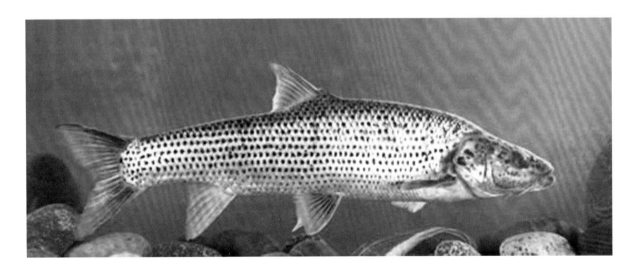

野鲮亚科 Labeoninae

体长，侧扁或前段近圆筒形。吻皮向头腹面的后方扩展，当口关闭时盖在上下颌的外面，形成外口前室（大部分属）。上唇存在或消失，下唇与下颌分离，个别属不分离。口下位。下咽齿2或

3 行。须 1~2 对或缺如。背鳍无硬刺,分枝鳍条多数为 8~12 根。臀鳍分枝鳍条一般为 5 根。尾鳍叉形。侧线完全。

神农架可供药用的 1 属,1 种。

盘鮈属 Discogobio Lin

盘鮈属鱼类为小型鱼类。具口吸盘,其中部形成马蹄形隆起,以此来区别于其他属。

神农架可供药用的 1 种。

云南盘鮈 Discogobio yunnanensis (Regan)

体延长。头部腹面较平。眼后头长小于吻长。吻端圆钝,且较肥厚。口下位,略呈弧形。吻皮与上唇相连,下唇特化成一椭圆形小吸盘,后缘游离,中央有一小肉垫,表面光滑,紧靠肉垫前部及两侧面有一稍隆起的皮褶,呈马蹄形。须 2 对,较短。身体背部和体侧上半部黑色略带棕黄色,下半部色较浅。腹部灰白色。尾部侧扁,尾鳍黑灰色,两侧各有 1 条黑条纹。其他各鳍均呈黑灰色。

分布于神农架新华,喜生活于砾石底质、水质清澈的缓流环境中。罕见。

肉补虚,健脾胃,下乳。

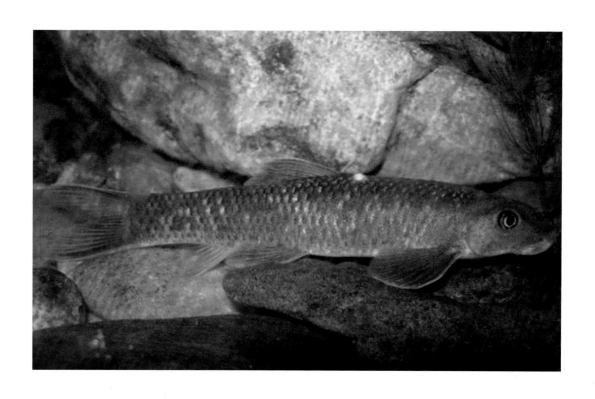

平鳍鳅科 Homalopteridae

眼下或眼前均无刺。口下位。上颌的边缘由前颌骨形成。咽齿 1 列。至少有须 3 对，包括吻须及颌须。鳃孔小，鳃膜不与颊部相连，无假鳃。体被圆鳞，侧线存在。

神农架可供药用的 2 属，2 种。

■ 分属检索表

偶鳍前部仅有 1 根不分枝鳍条，腹鳍条 1，14；下唇结构简单；鳃孔较大，下角可达胸鳍基部前缘··············1. 似原吸鳅属 Paraprotomyzon

偶鳍前部具 2 根不分枝鳍条；颌须 2~3 对；腹鳍不分枝鳍条 3 根以上，腹鳍后缘相连，呈吸盘状；鳃裂窄，下端止于胸鳍的背上方··············2. 后平鳅属 Metahornaloptera

（一）似原吸鳅属 Paraprotomyzon

体长，前段平扁，后段侧扁，体高小于体宽。口前具吻沟和吻褶，吻褶分 3 叶，叶间具 2 对小吻须。唇肉质，下唇具小乳突。颌须 2 对，内侧 1 对极小。胸鳍起点在眼后缘下方，末端超过腹鳍起点。腹鳍基部具发达的皮质瓣膜，左右腹鳍分开，不连成吸盘。尾鳍斜截或稍凹。

神农架可供药用的 1 种。

龙口似原吸鳅 [D] Paraprotomyzon lungkowensis Xie, Yang et Gong

体前段纵扁。头背部深褐色，头腹面橘黄色。口下位，口裂弧形。颌须 1 对。吻端稍圆，吻皮下包，边缘游离，分为 3 叶，叶间有 2 对小吻须。上唇呈新月形，下唇不发达，中央在颐部处内陷，整个头的腹面边缘有肉质突起。腹面平。体侧及背部黑褐色，背部正中有 8~9 个较深的褐色斑块。腹鳍的腹面外缘黄色，其他部分灰白。背鳍和尾鳍上有黑色斑条。胸鳍、腹鳍上有分散的黑斑点。尾柄部稍侧扁。

分布于神农架木鱼（三堆河）、新华，栖息于河流中。罕见。

除去内脏的全体清热，健胃，暖脾等。

（二）后平鳅属 Metahornaloptera Chang

体纵扁，短而宽，体高显著小于体宽。头纵扁。吻钝圆。口下位，口前具吻沟和吻褶，吻褶叶间有吻须 2 对。颌须 2 对。唇具乳突，上唇乳突 1 排，发达，下唇乳突不明显。鳃孔很窄，仅限于胸鳍基部的背上方。尾鳍凹形。

神农架可供药用的 1 种。

峨眉后平鳅 **Metahomaloptera omeiensis** Chang

体纵扁，短而宽，体高显著小于体宽。头纵扁。吻钝圆。眼侧上位。口下位，口裂呈弧形。上唇具发达乳突，成单行排列，下唇乳突不明显。上下颌稍外露。口前具吻沟和吻褶，吻褶叶间有短须2对，外侧须较长。颌须2对。体暗灰色，有7~8个灰褐色斑块横跨背中线。腹部淡黄色。各鳍散布淡黑色斑块。尾部稍侧扁。尾鳍具灰黑色横带2~3条。

分布于神农架阳日，栖息于流水环境中。少见。

除去内脏的全体补虚，催乳，泻火等。

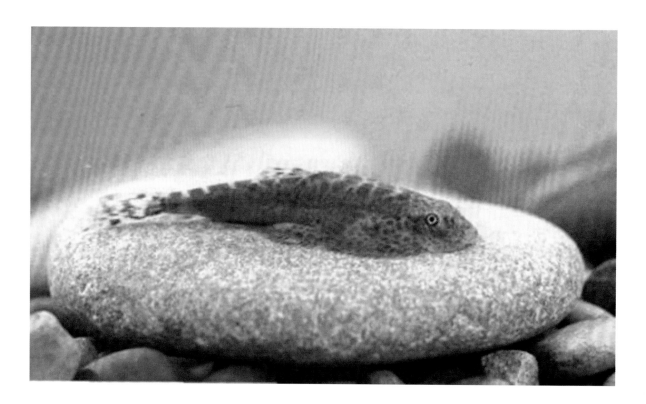

鳅科 Cobitidae

体延长，侧扁或圆柱状。头侧扁或稍平扁。具眼下刺或缺如。口端位，亚下位或下位。须 3~5 对，其中吻须 2 对，颌须 1 对，或有颏须，或鼻须，或两者皆无。无假鳃。侧线完全、不完全或缺如。胸鳍和腹鳍一般不向左右平展，仅第 1 根鳍条为不分枝鳍条。

神农架可供药用的 6 属，7 种。

■ 分亚科检索表

1. 无眼下刺，须 3 对···*条鳅亚科* **Noemacheilinae**

   有眼下刺（泥鳅属例外），须 3~5 对···2

2. 吻须 2 对，聚生于吻端；尾鳍分叉·······································*沙鳅亚科* **Botiinae**

   吻须 2 对，分生于吻端；尾鳍内凹、圆形或截形···················*花鳅亚科* **Cobitinae**

条鳅亚科 Noemacheilinae

体长，侧扁或圆柱状。头侧扁或稍平扁。眼较小，侧上位或上位，无眼下刺。口端位、亚下位或下位，口裂一般为弧形。须 3 对，其中颌须 1 对，吻须 2 对，分生，呈 1 行排列，个别属的前鼻孔先端延长成鼻须。颊部很宽，鳃孔狭小。侧线完全、不完全或缺如。尾鳍圆形或截形，后缘浅凹或叉状。

神农架可供药用的 2 属，2 种。

■ 分属检索表

雄性吻部两侧无密集的小刺突区，前鼻孔与后鼻孔紧相邻···················1. *副鳅属* **Paracobitis**

雄性吻部在眼与口角或眼与后鼻孔之间有 1 密集的小刺突区，繁殖季节更明显·················
···2. *高原鳅属* **Triplophysa**

（一）副鳅属 **Paracobitis** Bleeker

体延长，前段近圆筒形，向后逐渐侧扁。头略平扁，裸露无鳞。前、后鼻孔靠近，前鼻孔在鼻鳞中，鼻瓣后缘呈三角形或稍延长，但不呈须状。口下位。须 3 对，通常较短。鳃盖条 3 根。背鳍不分枝鳍条柔软，具分枝鳍条 8~9 根。臀鳍具分枝鳍条 5 根。尾柄高，其上下缘均有软鳍褶，尾鳍圆形或略凹入。身体被小鳞或前躯裸露。

神农架可供药用的 1 种。

神农架中药资源图志** SHENNONGJIA ZHONGYAO ZIYUAN TUZHI | 各论

短体副鳅　**Paracobiti apotanini** (Günther)

体长形，前段呈圆筒状，后段侧扁。头背面有灰黑色斑点。吻短，前端圆钝，两颊部膨大。口下位，口裂呈横裂状。唇稍厚，其上有许多褶襞。须3对，吻须2对。体背部和侧上部为褐色带浅灰色，体侧有许多较宽的深褐色横条纹，腹部黄褐色。胸鳍、腹鳍和臀鳍呈黄褐色。尾柄短而侧扁，上下具发达的皮质棱。

分布于神农架新华，栖息于河溪底部。罕见。

除去内脏的全体补虚弱，清湿热。

（二）高原鳅属　**Triplophysa** Rendahl

身体延长，前躯近圆筒形，后躯渐侧扁或靠近尾鳍基部处侧扁。头部稍平扁。前、后鼻孔紧相邻。须3对，1对内吻须，1对外吻须和1对颌须。口下位。上颌正常，下颌匙状或铲状。除少数几种身体被小鳞外，其他大部分种裸露无鳞。体色杂，一般不成规律排列的横斑条。本属每个种的雄体吻部两侧和胸鳍背面有小刺突区（或称绒毛状结节区）。

神农架可供药用的1种。

安氏高原鳅　**Triplophysa angeli** (Fang)

身体延长。背鳍分枝鳍条8根。腹鳍基部起点约在体长中点，末端到肛门。无鳞。侧线完全。背部有7~9个黑褐色横斑，体侧约有8个暗斑。尾区侧扁。尾柄长约与头长相等。

分布于神农架下谷，栖息于河流中。罕见。

除去内脏的全体补中益气，下乳，泻火等。

沙鳅亚科　Botiinae

体长而侧扁。头侧扁。吻尖。眼侧上位，眼上刺分叉或不分叉。口下位。须3或4对，其中吻须2对，聚生于吻端，颌须1对，在颏下的1对须有时被1对突起所取代或缺如。体被细鳞，颊部有鳞或裸露。尾鳍分叉。侧线完全。臀鳍分枝鳍条5根。

神农架可供药用的2属，2种。

■ 分属检索表

眼下刺分叉 ·· 1. 副沙鳅属 Parabotia

眼下刺不分叉 ·· 2. 薄鳅属 Leptobotia

（一）副沙鳅属 **Parabotia** Sauvageet Dabry

颊部有鳞。眼下刺分叉。须下不具有纽状突起或颏须。吻长大于或约等于眼后头长。尾柄长等于或大于尾柄高，多数种类尾鳍基中央有 1 个明显黑斑。

神农架可供药用的 1 种。

花斑副沙鳅 **Parabotia fasciata** Dabry

体长，稍侧扁。头长大于体高。口下位。须 3 对，其中吻须 2 对，颌须 1 对。眼侧上位。侧线完全，平直。吻端至眼后缘上方与至眼前缘各具 1 对棕黑色纵条纹。体背部青灰色，腹部浅黄色。背部和体侧具 11~15 条棕黑色垂直带纹。背鳍亦有 3~5 列由小斑点组成的不规则斜行条纹。尾鳍基中央具 1 个明显黑斑。尾鳍具 3~6 列由小斑点组成的不规则斜行条纹。偶鳍背面颜色较深。

分布于神农架大九湖（东溪），栖息于河流底层。罕见。

除去内脏的全体补中益气等。

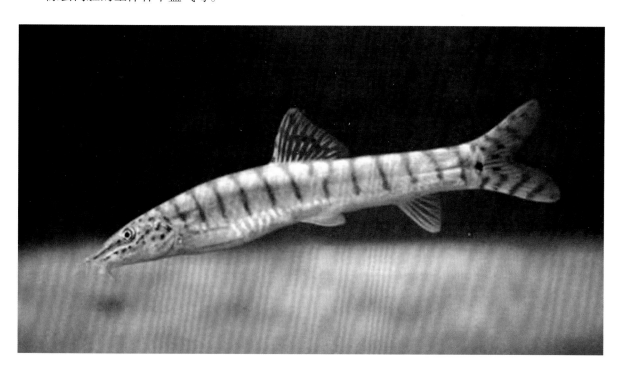

（二）薄鳅属 **Leptobotia** Bleeker

颊部具鳞。眼下刺不分叉。颏下具突起。颅顶囟门缺如。吻长短于眼后头长。眼位于头的前半部或中部。

神农架可供药用的 1 种。

汉水扁尾薄鳅 Leptobotia tientaiensis hansuiensis Fanget Xu

体长形，侧扁。头背面较宽。眼小，侧上位。吻突出。口稍下位。唇发达。须3对。体侧上半部深褐色，下半部浅黄色，全体无任何斑纹，仅背鳍基部有1个黄色斑块。背鳍和尾鳍上有由黑色及黄色相间组成的条纹，臀鳍上亦有斑条。

分布于神农架阳日，栖息于溪流的浅水急滩，潜居于卵石隙缝间。罕见。

除去内脏的全体补中益气，壮阳等。

花鳅亚科 Cobitinae

体长，侧扁或稍侧扁。体或头部被细鳞或裸露，基枕骨的咽突分叉（副泥鳅属例外），无咽垫。颏叶发达，中间由1条纵沟隔成左右两片，外缘成须状或锯齿状。须3对或5对，其中吻须2对，分生，呈1行排列，颌须1对，颏须2对或缺如。尾鳍内凹、圆形或截形。臀鳍分枝鳍条5根。

神农架可供药用的2属，3种。

■ 分属检索表

具眼下刺；须3对，其中吻须2对，颌须1对；眼睛明晰；体侧具斑点，侧线不完全；尾鳍截形………………………………………………………………………1. 花鳅属 **Cobitis**

无眼下刺；须5对，其中吻须2对，颌须1对，颏须2对，颏须短，短于或稍长于吻长；纵列鳞150枚以上；尾柄皮褶棱不发达，尾鳍圆形………………………2. 泥鳅属 **Misgurnus**

（一）花鳅属 Cobitis Linnaeus

体长而侧扁。头极侧扁。吻长约等于眼后头长。眼位于头的中部，眼上缘与头背轮廓线平行，眼间距等于或小于眼径，眼下刺分叉。口下位。须3对，其中吻须2对，分生，成1行排列，颌须1对。颏叶发达。侧线不完全，其长不超过胸鳍末端上方。尾鳍截形。

神农架可供药用的2种。

■ 分种检索表

体侧从鳃盖后缘至尾柄基部有13~14个矩形斑块………………………1. 中华花鳅 **C. sinensis**
体侧从鳃盖后缘至尾柄基部有10个以下矩形斑块………………………2. 稀有花鳅 **C. rarus**

1　中华花鳅　Cobitis sinensis Sauvageet Dabry

　　休长，侧扁。头小，侧扁。吻突出而尖。口小，下位。须 3 对。鱼体呈浅黄色，色斑常有变异。头部自吻端经眼至头顶有 1 条黑色斜线，在头顶后方左右相接。背部正中有 1 列黑褐色方斑。体侧沿中轴有 11~15 个较大斑块。此外，头部上方及体背侧有不规则虫蚀纹。尾基上角有 1 大黑斑。背鳍及尾鳍各有数条断续条纹。

　　分布于神农架阳日，溪流性的底栖小鱼，多栖息于溪流中水流较为平缓的泥沙底质的水域。罕见。

　　肉、全体补中益气，止泄，祛湿，杀虫，止痒，利湿退黄，生津止渴，温中壮阳。黏液利尿通淋，清热解毒。

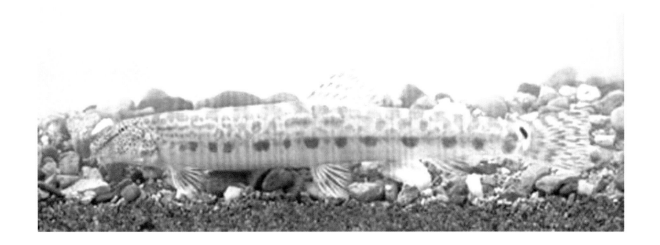

2　稀有花鳅　Cobitis rarus Chen

　　形似中华花鳅，两者的主要区别在于：本种的背鳍起点在吻端至尾基之间的中点之后，偏近尾基。本种沿体侧中线的大斑数目减少，仅 6~9 个，而中华花鳅为 11~15 个。本种背部棕黑色斑块少，8~11 个，且每个斑块均向体侧延伸，呈马鞍形，而中华花鳅具 13~21 个斑块，每个斑块呈矩形，不向两侧延伸。

　　分布于神农架阳日，生活习性与中华花鳅相似，也为小型的底栖鱼类。罕见。

　　除去内脏的全体补中益气，壮阳，下乳等。

（二）泥鳅属　Misgurnus Lacépède

　　体长，稍侧扁。吻短。眼后头长约等于吻长与眼径之和。基枕骨的咽突分叉。眼下刺不外露，眼间距大于眼径。须 5 对，吻须 2 对，颌须 1 对，颏须 2 对。侧线不完全，其末端不超过胸鳍末端上方。尾柄皮褶棱发达，与尾鳍相连，尾鳍圆形。

　　神农架可供药用的 1 种。

泥鳅　**Misgurnus anguillicaudatus** (Cantor)

　　体长，圆柱形，尾柄侧扁。须较短，5 对，吻须 2 对，颌须 1 对，颏须 2 对。眼小，侧上位，位于头的前半部。口下位。侧线不完全，其末端不超过胸鳍末端上方。尾柄皮褶棱发达，尾柄基上侧具一黑斑，尾鳍圆形。体色变异较大，一般体上半部色深，散布有斑点或缺如。背鳍和尾鳍具有不规则小斑点。偶鳍浅色。胸鳍背面色较暗。

　　分布于神农架阳日。常见。

　　肉、全体补中益气，清热解毒，消肿止渴，滋阴潜阳。黏液清热解毒。

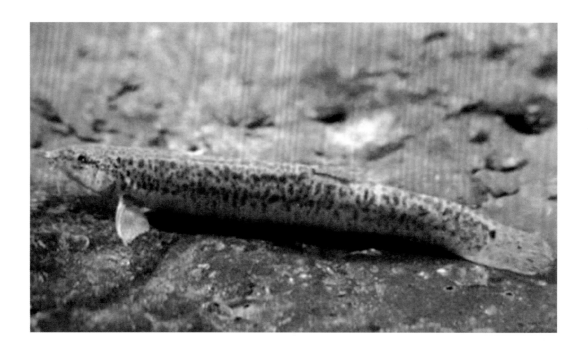

鲿科 Bagridae

体长形，侧扁。头略扁阔，头顶裸露或被皮膜。前后鼻孔距离较远，后鼻孔前缘伸出鼻须。口下位或亚下位，弧形。须 4 对，鼻须及上颌须各 1 对，颏须 2 对。体表无鳞，皮肤裸露，侧线完全。背鳍短，具骨质硬刺。具脂鳍，脂鳍长或短。胸鳍具粗壮的硬刺，后缘具锯齿。腹鳍短小，无硬刺，鳍条通常 6 根。臀鳍短或中等长，无硬刺，鳍条少于 30 根。尾鳍发达，叉状、内凹、平截或圆形。

神农架可供药用的 1 属，3 种。

拟鲿属 Pseudobagrus Bleeker

体延长，侧扁。头平扁，头顶被皮肤而光滑。吻圆钝或锥形。口下位，口裂较宽。上颌突出于下颌。须 4 对，上颌须较短，后伸不过胸鳍。背鳍具 1 根骨质硬刺，分枝鳍条 5~7 根。具脂鳍，基部多短于臀鳍基，后缘游离。臀鳍条 15~25 根。胸鳍硬刺前后缘具弱锯齿，或前缘光滑，后缘具弱锯齿。尾鳍凹入乃至截形或圆形，绝不呈深叉形。

神农架可供药用的 3 种。

■ 分种检索表

1. 枕突裸露，非愈合椎骨不少于 45 块；须略短，上颌须不达鳃盖膜 ·················
   ··· 1. 乌苏里拟鲿 P. ussuriensis
   枕突被皮，非愈合椎骨不多于 45 块 ··· 2
2. 须略长，上颌须可达鳃盖膜；口亚前位；头较窄；体长为头宽的 5 倍以上；臀鳍条不少于 18 根 ······
   ··· 2. 切尾拟鲿 P. truncatus
   须较短，上颌须稍过眼后缘；口下位；鳃耙 7~9 个；体较低，体长为体高的 5 倍以上；臀鳍条多余 17 根；不愈合骨不多于 41 块 ····················· 3. 细体拟鲿 P. pratti

1 乌苏里拟鲿 Pseudobagrus ussuriensis (Dybowski)

体延长，前部较宽，背鳍后部渐侧扁。头平扁，头顶被皮膜，枕骨不裸出。吻圆钝。前、后鼻孔分开一短距，前鼻孔短管状，位于吻端，后鼻孔缝状。眼侧上位，中等大。口下位，横裂。唇厚，上下唇在口角相连，唇后沟中断，中断部分颇宽。须 4 对，1 对颌须，后伸可达鳃盖膜，2 对颏须，外侧 1 对较长，1 对鼻须，位于后鼻孔前缘。

分布于神农架阳日，栖息于河流较宽、水流较缓处。罕见。

肉滋补强壮，健胃。

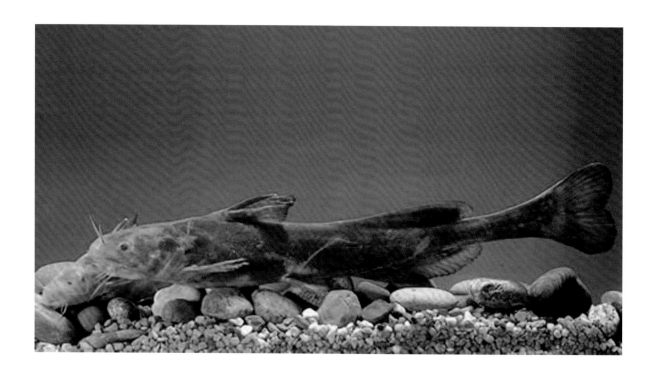

2 切尾拟鲿 Pseudobagrus truncatus (Regan)

体延长，前部略纵扁，后部侧扁。头中等大且纵扁，较窄，头顶被皮膜；吻短，圆钝。口次下位，弧形。唇厚。上颌突出于下颌。眼小，侧上位，位于头的前半部，被以皮膜。须4对。前后鼻孔相隔较远，前鼻孔呈短管状，后鼻孔呈裂缝状。活体背侧呈灰褐色，腹部呈灰黄色，体侧正中有数块不规则、不明显的暗斑。各鳍灰黑色。

分布于神农架阳日，栖息于河流底层。罕见。

肉滋补强壮，健胃。

3 细体拟鲿 Pseudobagrus pratti (Günther)

体细长，前部略粗圆，后部侧扁。头略平扁，被皮肤所覆盖。吻宽，钝圆。口下位，弧形。唇厚，边缘具梳状纹，在口角处形成发达的唇褶。上颌突出于下颌。眼小，侧上位，位于头的前半部。须4对，细小。两鼻孔相距较远，前鼻孔短管状，近于吻端。活体呈褐色，至腹部渐浅，无斑。背鳍、尾鳍末端灰黑。

分布于神农架阳日，栖息于河流底层。罕见。

肉滋补强壮，健胃。

钝头鮠科 Liobagridae

　　体长形，前躯较圆，后段渐侧扁。头宽而平扁。吻前端背视呈钝或圆钝。上下颌具齿带，齿绒毛状。须4对，鼻须1对，颌须1对，颏须2对。眼小，上位，覆有皮膜。前后鼻孔接近，两鼻孔之间被鼻须基部隔开。眼后头顶中线处有浅凹槽，槽的两边略鼓起。背鳍和胸鳍的短刺覆有厚的皮膜。脂鳍长而低，连于或接近尾鳍。尾圆形或截形。

　　神农架可供药用的1属，1种。

鮠属 **Liobagrus** Hilpendorf

　　头宽，腹面较平，头部被有皮肤。吻端钝圆。前鼻孔短管状，后缘靠近后鼻孔；后鼻孔前部被宽的膜状鼻须基部所围绕。上下颌有绒毛状细齿组成的齿带。有些种类腭骨有齿带，犁骨齿带连续，1行。鳃盖膜不与鳃颊部相连。无侧线。

　　神农架可供药用的1种。

白缘鮠 **Liobagrus marginatus** (Günther)

　　头部向吻端逐渐纵扁，背面有1条纵沟，两侧鼓起。吻端钝圆。口大，端位，横裂。须4对，均甚发达。眼小，背位，眼缘模糊。全身灰黑色，腹面色较浅。背缘拱形，自吻端向后上斜，背鳍至脂鳍起点较平缓，向后逐渐下斜，腹面在腹鳍以前略平直。各鳍具灰白色或淡黄色边缘。

　　分布于神农架新华、阳日，栖息于流动的河水中，底栖。少见。

　　除去内脏的全体补虚，清热，催乳。

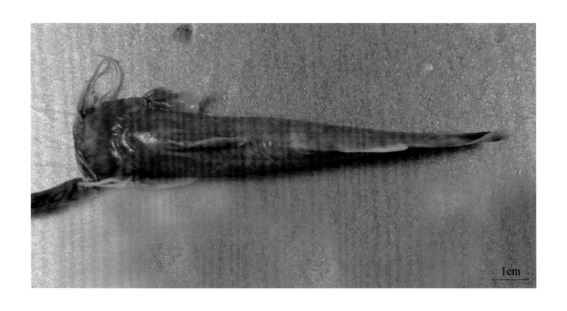

1cm

鮡科 Sisoridae

前后鼻孔靠近，间有瓣膜相隔，瓣膜延长成鼻须。颌须1对，基部宽阔，通常连于上唇。颏须2对。上颌和下颌具齿，腭骨无齿。鳃盖膜多与颊部相连。鳃盖条5~12根。背鳍短，具6~7根分枝鳍条，位于腹鳍之前。臀鳍短，具4~9分枝鳍条。胸鳍平展，有或无硬刺。

神农架可供药用的2属，2种。

■ 分属检索表

体较高，体长为体高的6倍以下；背鳍有棘；颊部和胸部有皱褶⋯⋯⋯⋯⋯1. **纹胸鮡属 Glyptothorax**
体宽而平扁，体长为体高的6倍以上；背鳍无棘；颊部有乳状突起⋯⋯⋯⋯⋯⋯⋯⋯⋯⋯⋯⋯⋯⋯⋯⋯⋯⋯⋯⋯⋯⋯⋯⋯⋯⋯⋯⋯⋯⋯⋯⋯⋯2. **石爬鮡属 Euchiloglanis**

（一）纹胸鮡属 Glyptothorax Blyth

体延长，前部平扁，后部侧扁。头平扁，为皮膜所盖。吻宽，圆钝。眼小，背侧位，为皮膜所盖。口小，下位，横裂。上颌突出，长于下颌。上下颌均具绒毛状细牙带，颚骨无牙。唇发达，长，具小突起。头部具须4对。胸部具一皱形吸着器。体无鳞，皮肤光滑。侧线平直。背鳍、胸鳍具强大的硬刺。

中华纹胸鮡 Glyptothorax sinensis (Regan)

个体小，身体前端稍胖大，后端侧扁。头部矮扁而宽阔。眼细小，位于头中部的上方。口下位，口裂呈弧形。上下颌各有绒毛状齿带，上颌宽，下颌狭。触须4对。胸部具纹褶，有吸附作用。体无鳞。侧线完全。背侧灰黄色，腹部黄白色。背侧在背鳍和脂鳍部位及尾柄末端，各有1条垂直的宽斑带。各鳍条均有1~2条黑斑。尾柄较细。

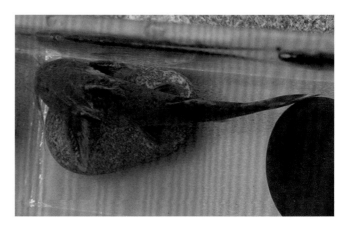

分布于神农架阳日，底栖小型鱼类，常在急流中活动，用胸腹面发达的皱褶吸附于石上。罕见。胆消炎解毒，明目退翳。肉开胃健脾，消肿利水。

（二）石爬鮡属 Euchiloglanis Regan

齿尖锥形，密生。唇后沟不连续，间隔较宽。鳃孔中等，下角可伸达胸鳍第 1 根分枝鳍条的基部。胸鳍分枝鳍条 12~14 根。各鳍无硬刺，无胸吸着器。

神农架可供药用的 1 种。

青石爬鮡 Euchiloglanis davidi (Sauvage)

眼很小，位于头的背面。鼻须伸达眼睛；颌须末端略延长，伸达鳃孔下角；外侧颏须达到胸鳍起点。鳃孔下角与胸鳍的第 1 或第 2 分枝鳍条的基部相对。上颌齿带的两侧端向后延伸。齿尖形，密生。口的周围及颏部有小乳突，向后逐渐光滑。身体青灰色，有明显的黄斑。

分布于神农架木鱼（三堆河）、新华，流水性底栖鱼类，常栖息于山涧溪河多砾石的急流滩上，以扁平的腹部和口胸的腹面附贴于石上，用匍匐的方式移动。少见。

胆消炎解毒，明目退翳。肉开胃健脾，利水消肿。骨利水消肿。

鲇科 Siluridae

体延长，前部呈圆筒形，后部侧扁。头大，宽而扁平。吻短宽，圆钝。口宽大，弧形，口角唇褶发达。上颌突出，上下颌具细齿。眼小，眼间距宽。须2对，上颌须长达胸鳍末端。体无鳞，光滑，皮肤富黏液。侧线平直，有黏液孔。背鳍小。胸鳍呈扇形，有锯状硬棘。腹鳍小，末端超过臀鳍起点。臀鳍极长，后端与尾鳍相连。尾鳍小，微内凹。体背面及侧面为黑色或黑褐色，腹面灰白色。背鳍、臀鳍、尾鳍灰黑色，胸鳍、腹鳍灰白色。

神农架可供药用的1属，1种。

鲇属 **Silurus** Linnaeus

体长形，裸露无鳞，尾部侧扁。头平扁。吻宽而圆钝。口大，口裂深或较短。吻须2对，无鼻须。眼小，被皮膜，不游离。鼻孔2个，前后鼻孔相距较远。背鳍很小，无硬刺。无脂鳍。臀鳍基很长，后端与尾基相连。胸鳍侧下位，具1根硬刺。腹鳍较小，位于背鳍后下方。尾鳍圆形、截形或浅叉形。

神农架可供药用的1种。

鲇 **Silurus asotus** Linnaeus

体长形，前部略圆，后部侧扁，背缘平直。头平扁。吻宽圆。口大，上位，下颌较突出于上颌之前，口裂斜。须2对。鼻孔2个，前鼻孔为短管，在吻端，后鼻孔圆形，在眼内前方，无鼻须。眼较小，上侧位，部分为皮膜所盖，不游离。体光滑无鳞。侧线平直，自体中部直达尾基。体侧灰褐色，腹部色略浅，一般无斑，少数体侧有不明显云纹。

分布于神农架阳日，底栖性鱼类，白昼常潜伏于水草丛中或洞穴内，夜出觅食。少见。

肉滋阴开胃，催乳，利尿。眼消肿解毒。尾通经活络。黏液消渴。鳔止血消疮。

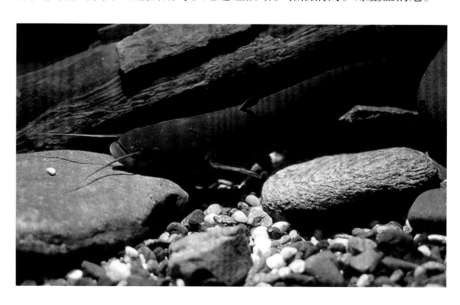

合鳃科 Symbranchidae

体呈蛇形，细长。左右鳃孔在腹面连为一横裂，鳃通常退化，鳃盖膜愈合。背鳍与臀鳍甚长，与尾鳍相连，背鳍与臀鳍均无鳍条，退化成皮褶。胸鳍与腹鳍消失。

神农架可供药用的 1 属，1 种。

黄鳝属 Monopterus Lacepede

体前部近圆筒形，向后渐细而侧扁，尾部尖细。头大。圆钝。口大，前位。鳃弓尚存 3 对，左右鳃盖膜愈合，左右鳃孔在腹面连合。吻稍尖。眼小，上侧位，隐于皮膜下。

神农架可供药用的 1 种。

黄鳝 _{鳝鱼}
Monopterus albus (Zuiew)

体细长如蛇，尾短而尖。头膨大而略圆。吻端尖。口大，端位，口裂伸过眼后。左右鳃孔在腹面合而为一。眼小且蔽于皮下。体无鳞，微黄乃至黄褐色，有不规则黑色斑点。

分布于神农架阳日，底层生活鱼类，栖息于稻田、池塘、沟渠等水体中。少见。

血祛风通络，解毒明目，止痒。肉滋阴补血，健脾益气，消食导滞，化痰止咳。骨收敛生肌。头软坚散结。

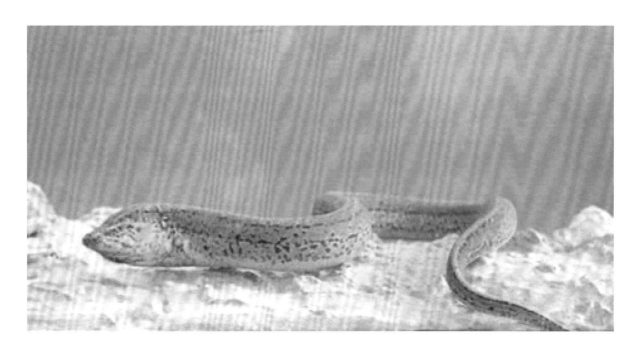

鮨科 Serranidae

　　体长而侧扁，椭圆形或纺锤形。上颌骨后端扩大，辅上颌骨有或无，两颌有细圆锥齿或绒毛齿，有时混杂有犬齿。鳃盖骨具 1~3 枚扁平棘，前鳃盖边缘通常有锯齿；鳃 4 对，有假鳃；鳃膜分离，不与颊部相连；鳃盖条 5~8 根。背鳍棘部与鳍条部互相连续。臀鳍短，有鳍棘 3 枚。腹鳍胸位，无明显腋鳞。尾鳍平截、微圆或内凹。体被栉鳞或圆鳞。

　　神农架可供药用的 1 属，1 种。

鳜属 **Siniperca** Gill

　　体延长，侧扁。头后及背缘隆起，或呈浅弧形。下颌多少凸出于上颌之前，上颌前端有稀疏犬齿或无，齿骨后部有犬齿 1 行，发达，较弱或无。前后鼻孔靠近，居眼前方，前鼻孔具瓣膜，后鼻孔小。前鳃盖骨后缘有锯齿，后下角棘状，下缘为前向棘，鳃盖骨后缘有 2 扁平棘。体被小圆鳞，颊部（或颊上部）、鳃盖和腹鳍之前的腹面具鳞。

　　神农架可供药用的 1 种。

斑鳜 **Siniperca scherzeri** Steindachner

　　体延长而侧扁。头大，吻尖。口端位，口裂大，稍斜。上下颌不等长，下颌超过上颌。鼻孔离眼近，前鼻孔圆形，小而有瓣膜，后鼻孔椭圆形，比前鼻孔略大。眼大，侧上位。体背黑褐色至棕黄色，腹部略呈黄色或白色。头部及鳃盖具暗黑色的小圆斑，体两侧有较多的圆形色环，沿背部中线有 4 个大型斑块。胸鳍、腹鳍淡灰褐色，奇鳍均有由黑色斑点组成的条纹。

　　分布于神农架宋洛（朝阳）、阳日，生活于江河湖泊的水体中下层，喜栖息于多石砾的清水中。少见。

　　肉补气血，益脾胃。胆软坚化刺。

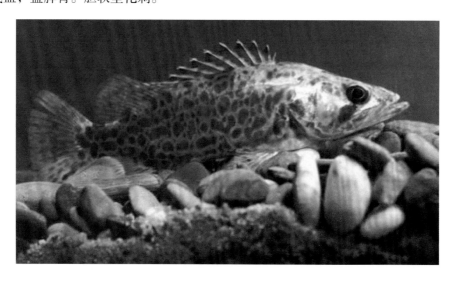

鰕虎鱼科 Gobiidae

体长形或卵圆形，前段圆筒形，后段侧扁。口端位、亚下位或亚上位。眼上侧位，不凸出于头顶，无游离的下眼睑。上下颌具齿1至多行。舌游离或附于口底，前端圆形、截形或分叉。腹鳍胸位，内侧鳍条以鳍膜相连，外侧鳍条有系膜相连，从而形成漏斗状吸盘。背鳍1或2个，第1根背鳍一般具6枚鳍棘，最多不超过10枚鳍棘，第2根背鳍具1根鳍棘及数根鳍条。体鳞为栉鳞、圆鳞或退化，有时部分或全部无鳞。肛门后有1个生殖突。

神农架可供药用的1属，1种。

栉鰕虎鱼属 Ctenogobius Gill

体长形，后部侧扁。被大形栉鳞，纵列鳞一般不超过40枚，项部裸出或被鳞，鳃盖裸出或仅上缘有小鳞。口小或中大。上下颌各有牙3~9行，排列成带状，下颌后部有时有犬牙1对。前鼻孔有管，不接近上唇。鳃盖条5根。第1根背鳍有6枚鳍棘，胸鳍无游离丝状鳍条。

神农架可供药用的1种。

神农栉鰕虎 Ctenogobius shennongensis Yanget Xie

体延长，前部圆柱形，后部侧扁。头平且宽。吻钝圆。口端位，口裂稍斜。上颌略突出于下颌。齿细小，上颌具2行，下颌3行。舌前端圆钝。眼上位，眼间距窄。鼻孔位于眼前至吻端的中部。无侧线。体灰褐色，生活时期有翠绿色，体侧有数个不规则的暗色斑块，有时背部亦有数个马鞍形斑。

分布于神农架阳日，溪流性种类。罕见。

除去内脏的全体补虚，清热，滋阴等。

隐鳃鲵科 Cryptobranchidae

体大，全长一般 0.5~1m。头、躯明显扁平。口裂大。眼小，无眼睑。皮肤光滑，体侧有明显的纵形肤褶。四肢短扁，指 4 个，趾 5 个。尾短而侧扁。犁骨前缘有一横列长弧形犁骨齿。前颌骨 2 块，鼻突短与颌骨不相触，翼骨宽大与颌骨间距小，顶骨前端与前额骨相连。鳃弧 3~4 对，第 1 对鳃弧的角鳃与上鳃骨分界明显，未骨化，第 2 对鳃弧的角鳃和上鳃骨均骨化，第 3 对（第 4 对）鳃弧细弱，上鳃骨骨化，远端与咽鳃软骨相连。椎体双凹型，肋骨单头，从第 3 或第 4 尾椎开始无尾肋骨，有"Y"字形前耻软骨。

神农架可供药用的 1 属，1 种。

大鲵属 Andrias Tschudi

体大，全长 1m 左右，大者可达 2m 以上。头骨扁平，长宽几相等。前颌骨鼻突后端与外鼻孔后缘齐平或略超过，犁骨齿呈弧形与上颌齿列平行，鼻骨与上颌骨相触。额骨前端深度分叉，不入外鼻孔，前额骨较短，后缘略超过鼻骨后端，组成眼眶内前缘。鳃弧 3 对，第 1 对为软骨，第 2 对骨化，第 3 对细弱，骨化，远端与第 2 对鳃弧的咽鳃软骨相连接。成体无鳃孔。

神农架可供药用的 1 种。

大鲵 [B] Andrias davidianus (Blanchard)

体大扁平，一般全长 582~834mm，最大个体全长可达 200cm 以上。头大扁平而宽阔，头体长 310~585mm，头长略大于头宽，头宽为体长的 1/5~1/4。眼小，无眼睑。躯干粗壮，扁平，颈褶明显，体侧有宽厚纵行肤褶与若干圆形疣粒，腋胯部间距约为全长的 1/3，肋沟 12~15 条。

分布于神农架大九湖（东溪）、红坪（板仓阴峪河），生于海拔 1200m 以下的溪流中。罕见。

肉补虚，截疟。

蟾蜍科 Bufonidae

肩带弧胸型；一般无肩胸骨，若有为软骨质，中央很少钙化；中胸骨软骨质；肩胛骨小，小于锁骨的 2 倍，前端不与锁骨重叠。椎体前凹型，荐椎与椎骨 7~8 枚，有的属其寰椎与第 1 枢椎合并，无肋骨，荐椎横突宽大，通常有骨髁 2 个。尾杆骨近端无横突或偶尔有。蝌蚪有唇齿和角质颌，出水孔单个位于体侧。

神农架可供药用的 1 属，2 种。

蟾蜍属 Bufo Laurenti

瞳孔水平。舌椭圆形或梨形，后端无缺刻；耳后腺大。外侧趾间无蹼，皮肤粗糙，具大小瘰疣。一般为陆栖。额顶骨正常，中央合并或分开。无犁骨齿。有腭骨和方轭骨。荐椎前椎骨 8 枚，寰椎和第 1 躯椎分离，荐椎与尾杆骨分离。肩带弧胸型，无肩胸骨，中胸骨为 1 片宽的软骨板。

神农架可供药用的 2 种。

■ 分种检索表

头部无头棱·······························1. 中华蟾蜍 B. gargarizans

头部具头棱，棱上多角质化·······················2. 黑眶蟾蜍 B. melanostictus

1　中华蟾蜍 [C、D]　癞蛤蟆
Bufo gargarizans Cantor

体肥大，雄蟾体长 95mm，雌蟾体长 105mm 左右。头宽大于头长。吻圆而高，吻棱显著。颊部向外倾斜。上颌无齿，无犁骨齿。鼻间距小于眼间距，鼻孔近吻端。上眼睑宽为眼间距的 3/5。鼓膜显著。耳后腺大，长椭圆形。前肢长而粗壮，指端较圆，指侧具缘膜。后肢粗短，前伸贴体时胫

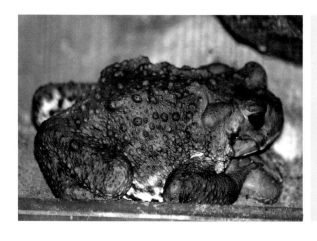
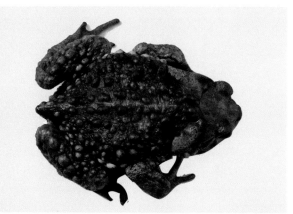

跗关节达肩后，趾端钝尖，趾侧缘膜显著，第 4 趾具半蹼。皮肤极粗糙，背上布满大小瘰粒，仅头部平滑，上眼睑及头侧具小疣。

分布于神农架海拔 2500m 以下的区域。常见。

干燥分泌物（蟾酥）解毒，止痛，消肿，强心。除去内脏的干燥全体（干蟾）除湿热、疗疳积等。

| 2 | 黑眶蟾蜍 [C] ^{癞蛤蟆} **Bufo melanostictus** Schneider |

雄蟾体长 76mm 左右，雌蟾体长 106mm 左右。头宽大于头长，头部两侧有黑色骨质嵴棱。鼓膜大而明显，呈椭圆形。耳后腺大，长椭圆形。皮肤粗糙，全身除头顶外，其余部分满布瘰粒或疣粒，背部多瘰粒，腹部密布小疣粒，四肢上疣粒较小，疣粒上有黑棕色角质刺。成蟾体背面黑褐色或黄褐色，腹部乳黄色。雄蟾第 1、2 指基部有黑色婚垫，具单咽下内声囊。

分布于神农架海拔 1700m 以下的地区。少见。

干燥分泌物（蟾酥）解毒，止痛，消肿，强心。除去内脏的干燥体（干蟾）用于湿热、疳积等。

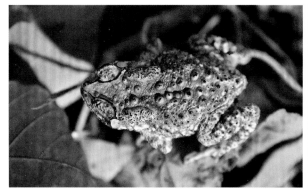
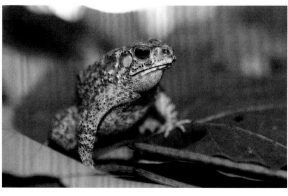

雨蛙科 Hylidae

体型相差很大，最小的仅有 17mm，最大达 140mm。肩带弧胸型；肩胸骨和中胸骨软骨质；肩胛骨长，小于锁骨的 2 倍，前端不与锁骨重叠。椎体前凹型，荐椎前椎骨 8 枚，无肋骨。跟、距骨仅两端合并，远列跗骨 2~3 枚。指、趾骨末两节有介间软骨，指骨式 3-3-4-4，趾骨式 3-3-4-5-4，指、趾端有吸盘。

神农架可供药用的 1 属，1 种。

雨蛙属 Hyla Laurenti

舌卵圆形，且大，后端微有缺刻。瞳孔横置。背面皮肤多光滑无疣。指、趾末端多膨大成吸盘，有边缘沟，趾间有蹼。头骨骨化程度较弱，额顶骨中央一般有 1 个大的囟门；鼻骨较小，左右多分离，距额顶骨较远；上颌有齿，有犁骨齿。肩带弧胸型。

神农架可供药用的 1 种。

无斑雨蛙 Hyla immaculate Boettger

雄蛙体长 31mm，雌蛙体长 39mm 左右。头宽略大于头长。吻端高而圆钝，吻棱明显。鼻孔近吻端。鼓膜圆。犁骨齿 2 小团。指、趾末端有吸盘，左右跟部多相遇，第 3 趾与第 5 趾几相等或前者略短于后者。背面光滑，颞褶明显，胸、腹、股部遍布颗粒疣。

分布于神农架海拔 1200m 以下的区域。少见。

除去内脏的全体解毒杀虫等。

蛙科 Ranidae

肩胸骨和中胸骨发达，成为骨质柱，肩胛骨长，其长小于锁骨的 2 倍，前端不与锁骨重叠。椎体前凹型或参差型，第 8 椎体双凹，而荐椎双凸，荐椎前椎骨 8 枚，无肋骨，后面的椎骨横突延长；荐椎横突圆柱状，关节踝 2 枚与尾杆骨相关节；尾杆骨无横突。跟、距骨仅两端合并，远列小跗骨 2 或 3 枚；指、趾端部尖或圆，或有吸盘。瞳孔多横置。配对时抱握于腋部。

神农架可供药用的 5 属，7 种。

■ 分属检索表

1. 鼻骨大，左右相接触；肩胸骨基部深度分叉，如果不分叉，则雄蛙胸部或胸腹部具黑刺或肛部隆起成泡状，趾端圆球状或钝尖而无沟 ··· 2
   通常鼻骨小，左右不相接触或仅前部相接；肩胸骨基部不分叉或浅度分叉 ····················· 3
2. 肩胸骨不分叉，雄蛙胸部或腹部有刺团 ·· 1. 棘蛙属 Paa
   肩胸骨分叉，雄蛙胸部或腹部无刺团 ··· 4
3. 背侧褶细；鼓膜部位有深色三角斑；雄蛙第 1 指背面均具分团的婚垫；第 1 掌骨粗大有瘤状物；鼻骨小，左右间距宽；上胸软骨一般远小于剑胸软骨，剑胸软骨后端无缺刻 ···············
   ··· 2. 林蛙属 Rana
   背侧褶宽厚；鼓膜部位无深色三角斑；雄蛙第 1 指仅基部背面具婚垫，不分团；掌骨正常；鼻骨大，左右内缘相切或间距窄；上胸软骨略大或等于剑胸软骨，剑胸软骨后端有缺刻 ···········
   ··· 3. 侧褶蛙属 Pelophylax
4. 体大；下颌前端齿状骨突甚明显；肩带弧固型，上喙骨部分重叠，部分愈合；舌角钱突呈环状膨大；蝌蚪口周缘有波浪状唇乳突，角质颌呈凸凹状，每行唇齿由 2 排小齿组成 ···············
   ··· 4. 虎纹蛙属 Hoplobatrachus
   体较小；下颌无明显齿状突；肩带固胸型；舌角前突短小；蝌蚪仅两口角及下唇两侧有乳突，而在中央缺如，每行唇齿由 1 排小齿组成 ·································· 5. 陆蛙属 Fejervarya

（一）棘蛙属 Paa

鼻骨大，两内缘相接，并与额顶骨相触。额顶骨前、后几乎等宽。前耳骨大。鳞骨颧枝刀状。体肥硕，一般无背侧褶，仅个别种有。体背面和体侧皮肤粗糙，有长肤棱和疣粒。指、趾末端呈球状，无沟；无指基下瘤，内掌突大而突出；趾间全蹼或满蹼，外侧跖间蹼较弱。

神农架可供药用的 2 种。

■ **分种检索表**

雄蛙胸、腹部均有刺···1. 棘腹蛙 **P. boulengeri**

雄蛙仅胸部有刺···2. 棘胸蛙 **P. spinosa**

1 棘腹蛙 [C、D] **Paa boulengeri** (Günther)

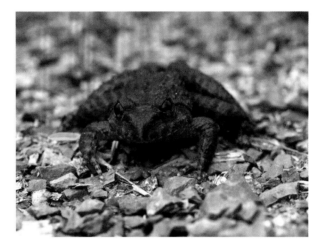

雄蛙体长 90mm，雌蛙体长 98mm 左右。头宽大于头长。吻端圆，略突出于下唇。鼻孔位于吻眼之间，眼间距与鼻间距几乎等宽。鼓膜显著。前肢短，前臂及手长不到体长的 1/2，指略扁，指端圆球状。后肢肥壮，胫长超过体长的 1/2，趾端圆球状，趾间几乎全蹼。皮肤粗糙，体背部有长形疣，排列成纵行，其间有许多小圆疣或细小痣粒，其上均有小黑刺；雄蛙胸、腹部布满大小肉质疣，每个疣上中央有 1 枚黑刺；雌蛙腹面皮肤光滑。

分布于神农架海拔 1900m 以下的林间山溪瀑布下或山溪水塘边。常见。

全体滋补强壮。

2 棘胸蛙 [C、D] **Paa spinosa** (David)

雄蛙体长 123mm，雌蛙体长 131mm 左右。头宽大于头长。吻端圆，突出下唇，吻棱不显。颊部略向外倾斜。鼻孔位吻眼之间。鼓膜隐约可见。犁骨齿强。前肢粗壮，前臂及手长近于体长之半。皮肤粗糙；雄蛙背部有长短不一的长形疣，断续排列成行，期间有许多小圆疣或痣疣，一般疣上有小黑刺；雌蛙背面有稀疏小圆刺疣。背面黑棕色或棕黄色，两眼间有深褐色横纹，自吻端至颞褶腹侧有 1 条深纵纹。

分布于神农架海拔 2000m 以下的区域。常见。

除去内脏的全体滋补强壮。

（二）林蛙属 **Rana** Linnacus

鼻骨小，内缘短，左右平行，间距宽，鼻骨与蝶筛骨和额顶骨分开，蝶筛骨前部显露。额顶骨一般前窄后宽。前耳骨大。雄蛙第 1 掌骨增大，具瘤状物。鼓膜明显。背侧褶细。雄蛙第 1 指背面具婚垫，婚垫分为 3~4 团。指、趾末端钝，无沟，有或无指基下瘤，趾间全蹼或略逊。

神农架可供药用的 1 种。

中国林蛙 [C、D] **Rana chensinensis** David

鼓膜部位有三角形黑斑。背侧褶在鼓膜上方呈曲折状。后肢长为体长的 2 倍左右，后肢前伸贴体时胫跗关节超过眼或鼻孔，外侧 3 趾间几乎近 2/3 为蹼。雄蛙第 1 指基部的 2 个大婚垫内下侧间的间距明显，近腕部的一团婚垫不大于指部的一团。有 1 对咽侧下内声囊。

分布于神农架大九湖（坪堑）、木鱼（九冲、红花）、下谷、阳日，栖息于低海拔地区溪流周围的阔叶林中。少见。

雌体干燥的输卵管（蛤蟆油、哈士蟆）滋补退热，强肾益精。

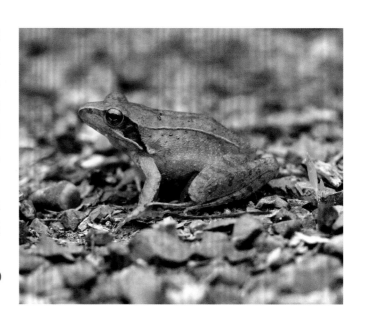

（三）侧褶蛙属 **Pelophylax** Fitzinger

鼻骨较大，两内缘略分离或在前方相切，并与额顶骨相连，蝶筛骨或多或少显露。额顶骨窄长。前耳骨大。肩胸骨基部不分叉；上胸软骨扇形；中胸骨较长，基部较粗。鼓膜大而明显。背侧褶宽厚。体背面以绿色为主。指、趾末端钝尖或尖，无沟；无指基下瘤；趾间超过半蹼或近半蹼，外侧趾间蹼发达，具 1/2 蹼或几乎达趾基部；雄蛙婚垫位于第 1 指基部。

神农架可供药用的 2 种。

■ 分种检索表

趾间全蹼；背侧褶最宽处与上眼睑几乎等宽或略窄，无声囊··········1. *湖北侧褶蛙* **P. hubeiensis**

趾蹼缺刻深；背侧褶较窄，雄蛙有外声囊··········2. *黑斑侧褶蛙* **P. nigromaculatus**

1 湖北侧褶蛙 [D] **Pelophylax hubeiensis** (Fei et Ye)

头宽大于头长。吻端钝尖，吻棱显著。颊部向外倾斜。鼻眼间有 1 个深的凹陷，鼻孔位于吻端至眼之间。眼间距窄，小于鼻间距或上眼睑宽。鼓膜大而明显。前肢较短，前臂及手长不到体长之半，指较细，指端钝尖。背面及体侧皮肤光滑或有小疣粒，雄性有极细小的白痣粒；背侧褶较宽厚，从眼后直达胯部，鼓膜上方的较窄。生活时期体背面颜色变异较大，一般以浅棕色为主，混杂绿色碎斑，头侧及体侧多为绿色。

分布于神农架海拔 1000m 以下的区域。少见。

除去内脏的全体利水消肿，清热解毒，补虚，止咳。

2 黑斑侧褶蛙^[C、D] **Pelophylax nigromaculatus** (Hallowell)

头长大于头宽。吻部略尖，吻端钝圆，突出于下唇。鼻孔在吻眼中间，鼻间距等于眼睑宽。眼大而突出，眼间距窄，小于鼻间距及上眼睑宽。前肢短，前臂及手长小于体长之半。背面皮肤较粗糙；背侧褶明显，褶间有多行长短不一的纵肤棱，后背、肛周及股后下方有圆疣和痣粒。腹面光滑。生活时体背面颜色多样，有淡绿色、黄绿色、深绿色、灰褐色等，杂有许多大小不一的黑横纹。

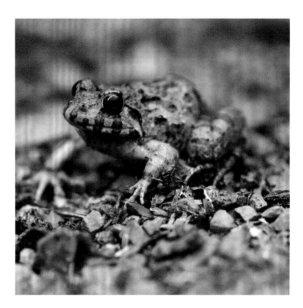

分布于神农架各地，栖息于池塘、农田、草丛和林中，卵及蝌蚪在静水中发育生长。常见。

除去内脏的全体利水消肿，清热解毒，补虚，止咳。

（四）虎纹蛙属 Hoplobatrachus Peters

鼻骨大，似三角形，两内缘相接与额顶骨相触。额顶骨窄长。鳞骨颧枝细长。前耳骨较小。下颌前部齿状骨突发达。肩带弧固型，上喙骨部分重叠，部分愈合；肩胸骨基部分叉，上胸软骨较小；中胸骨粗短；剑胸骨宽大，后端无缺刻。体大，无背侧褶，背面有纵肤棱。指、趾末端钝尖；无掌突，无指基下瘤；趾间全蹼，外侧跖间蹼达跖基部，有内跗褶；雄蛙第1指基部有婚垫。

神农架可供药用的1种。

虎纹蛙^[B] **Hoplobatrachus chinensis** (Osbeck)

雄蛙体长 82mm，雌蛙体长 107mm 左右，体重可达 250g 左右。头长略大于头宽。吻端钝尖，吻长为眼径的 1.5~2 倍，吻棱钝。颊部向外倾斜。鼻孔略近吻端或于吻眼之间，鼻间距大于眼间距，而小于上眼睑宽。鼓膜明显，约为眼径的 3/4。上颌齿锐利，犁骨齿极强。背面皮肤粗糙，无背侧褶；背部有长短不一、分布不甚规律的纵行肤棱。前肢短，指短，第 1、第 3 指几乎等长；后肢较短。

分布于神农架大九湖（东溪）、下谷，栖息于海拔 1000m 以下的水田、沟渠、池塘，以及附近的草丛中。少见。

除去内脏的全体滋补强壮。

（五）陆蛙属 Fejervarya Bolkay

鼻骨大，两内缘相接，与额顶骨相触或略分离。额顶骨窄长。前耳骨大。舌角前突短小。肩胸骨基部分叉；上胸软骨略小于剑胸软骨；中胸骨杆状或哑铃状；剑胸软骨伞状，后端钝尖，无缺刻；锁骨纤细。无背侧褶，背部和体侧有疣粒或肤棱。指、趾骨末端钝尖；无指基下瘤，趾间全蹼或半蹼，外侧跖间蹼几达跖基部或达跖部的 1/2；雄性第 1 指基部有婚垫。

神农架可供药用的 1 种。

泽陆蛙 [C、D] Fejervarya multistriata (Hallowell)

雄蛙体长 40mm 左右，雌蛙体长 46mm 左右。头长略大于或等于头宽。吻部尖，末端钝圆，突出于下唇，吻棱不显。颊部显然向外倾斜。鼻孔位于吻眼之间。眼间距很远窄，小于鼻间距，为上眼睑的 1/2。鼓膜圆，约为眼径的 3/5。前肢短，前臂及手长远短于体长之半。背面皮肤粗糙，有数行长短不一的纵肤棱，在肤棱之间散布许多小疣粒，无背侧褶。生活时体背颜色变异颇大，有青灰色、橄榄色或深灰色等，在背面还杂以红色。

分布于神农架大九湖（东溪）、木鱼（九冲）、下谷，栖息于水田、池塘、沼泽水沟等静水水域及附近的草丛中。常见。

除去内脏的全体清热解毒，健脾消积。皮解毒，消肿散结。脑清肝明目。肝清热解毒，消肿止痛。胆利咽开音。蝌蚪清热解毒。

树蛙科 Rhacophoridae

椎体参差型或前凹型。指、趾末两节间有介间软骨，骨末节呈"Y"字形或"T"字形，指、趾末端膨大成明显的吸盘，吸盘腹面边缘有边缘沟，吸盘的背面一般无横凹痕，腹面呈肉垫状。

神农架可供药用的 1 属，1 种。

泛树蛙属 Polypedates Tschudi

体型中等大小。鼻骨小，蝶筛骨完全显露。额顶骨宽短。舌骨无舌角质前突，有翼状突。椎体前凹型或参差型。肩胸骨在基部略分叉，中胸骨细长，长于喙骨。指、趾骨末节呈"Y"字形，介间软骨呈心形，第3掌骨远端有结节，指间无蹼或仅有蹼迹，趾间约为半蹼。背面皮肤光滑或具细小痣粒。

神农架可供药用的 1 种。

斑腿泛树蛙 [C、D] Polypedates megacephalus Hallowell

成体扁而窄长，雄蛙体长 45mm，雌蛙体长 61mm 左右。头长宽几乎相等或长大于宽。吻长，吻端钝圆，突出于下唇，呈倾斜状。鼻孔近吻端，鼻间距小于眼间距。犁骨齿强。前肢细长，前臂及手长超过体长之半，指端均有吸盘。后肢细长，前伸贴体时胫跗关节达眼与鼻孔之间，趾吸盘略小于指吸盘。

分布于神农架木鱼、宋洛，栖息于池塘、水田边的灌丛和草丛中。少见。

除去内脏的干燥全体化瘀止血等。

姬蛙科 Microhylidae

体形各异，头小，体短胖，有的呈球状或蟾状。肩带固胸型，肩胸骨很小或无，中胸骨软骨质。椎体参差型，少数为前凹型，荐椎前椎骨8枚，前7枚为前凹，无肋骨，荐椎双凸，横突宽大，关节踝2枚，与尾杆骨相关节。一般体小，小的体长20mm左右，大者可达100mm。在上腭部位有2~3个腭褶。树栖类群的指、趾末端膨大，外跖突有或无。

神农架可供药用的1属，2种。

姬蛙属 **Microhyla** Tschudi

上颌无齿，无犁骨齿，犁骨分为前、后2个部分，在内鼻孔后缘的部分消失。舌圆形，后端无缺刻。无锁骨、前喙骨或肩胸骨。指、趾末端膨大或不膨大，掌突2或3个，较扁平，指、趾关节下瘤较低平，其间无肤棱或肤突，无指（趾）下瘤。

神农架可供药用的2种。

■ 分种检索表

体长30mm以下；有趾吸盘，吸盘背面有纵沟，趾蹼不发达或半蹼……1. **合征姬蛙 M. mixtura**

无趾吸盘，如有吸盘，则背面也无纵沟；体背面"人"字形斑少…………2. **饰纹姬蛙 M. ornata**

1 合征姬蛙 [C] **Microhyla mixtura** Liu et Hu

体小，呈三角形，雄蛙体长22mm，雌蛙体长25mm左右。头宽略大于头长。吻钝尖。鼻孔近吻端，鼻间距小于眼间距而大于上眼睑宽。鼓膜不显。无犁骨齿。舌椭圆形，后端无缺刻。前肢细弱，前臂及手长不到体长之半，指间无蹼，指端钝圆，无吸盘，其背面亦无纵沟。后肢粗壮，前伸贴体时胫跗关节达眼或眼后缘，第1趾端钝圆，其余各趾膨大成吸盘。

分布于神农架海拔1700m以下的水田、水坑及附近的草丛中。少见。

全体祛风通络，活血化瘀。

2 饰纹姬蛙 [C] **Microhyla ornata** (Duméril et Bibron)

体型小，体宽，雄蛙体长22mm，雌蛙体长23mm左右。头小，头部长宽几乎相等。吻端尖圆，突出于下唇。鼻孔近吻端，鼻间距小于眼间距而大于上眼睑之宽。鼓膜不显。无犁骨齿。舌长椭圆形，后端无缺刻。前肢细弱，前臂及手长不到体长之半，指末端圆，无吸盘也无纵沟。后肢较粗短，前伸贴体时胫跗关节达肩部或肩前方，趾端与指端同。

分布于神农架海拔1400m以下的区域。少见。

全体祛风通络，活血化瘀。

淡水龟科 Bataguridae

　　躯体外包龟壳，龟壳由背甲及腹甲组成，背甲上凸，腹甲扁平，背甲以甲桥与腹甲相连。头背被光滑皮肤或鳞片，头骨颞区有或无凹陷。除平胸龟外，其余种的头、颈、四肢及尾都能缩入壳内。四肢指、趾分别为 5 个，具有 4 个或 5 个爪，除陆龟亚科无蹼外，其余种的指、趾间多少具有蹼。

　　神农架可供药用的 1 属，1 种。

乌龟属 Chinemys Smith

　　枕部覆以细鳞。颅骨具一骨质颧弓，方轭骨前端与眶后骨、轭骨相接。上颚咀嚼面宽，无中央嵴。骨质内鼻孔位于眼眶后半部同一平面上。椎板六边形，其短边在前。腹甲与背甲以骨缝连接，腋盾与胯盾长大。腹板具发达的腋柱和胯柱，向上伸展至肋板外缘。内腹板为肱胸盾缝横截。趾间全蹼。尾中等长，幼体较长。

　　神农架可供药用的 1 种。

乌龟 [C] Chinemys reevesii Gray

　　体型较小。头部光滑，在头后部有小鳞。头侧眼后具有黑边的黄绿纵纹 3 条，颈侧亦有同样的斑纹数条。体背面棕色，有明显纵棱 3 条；腹面色浅，略带黄色，而每 1 枚盾片的外侧下方色较深。背甲与腹甲直接相连，无韧带，不能活动。四肢较扁平，指、趾均具爪，全蹼。尾细短。

　　分布于神农架松柏，生活于河流、池塘、稻田中。少见。

　　龟甲滋阴潜阳，益肾强骨，养血补心，固经止崩。龟甲胶滋阴，养血，止血。肉滋阴补血。血养血和络。胆明目消肿。

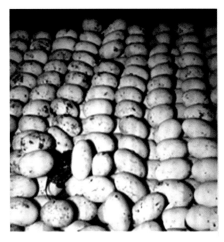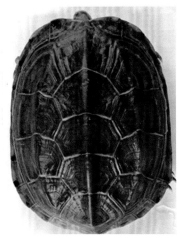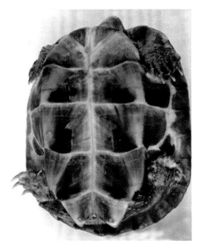

鳖科 Trionychidae

体扁平，呈椭圆形或卵圆形。吻长，吻端较尖，称为吻突。鼻孔位于吻突前端。鼓膜不明显。颈较长，头与颈全部能缩入壳内。背甲、腹甲均有骨板而无角质盾片，外覆以柔软的革质皮肤，背甲没有缘板，腹甲各骨板退化缩小，彼此多不相连。椎骨后凹型或两凹型，肋骨外端游离于肋板之外。四肢扁平，略呈浆状，指、趾间蹼大，内侧3指、趾具爪。尾较短。

神农架可供药用的1属，1种。

鳖属 Pelochelys Fitzinger

头颅较隆起，两颚粗壮。眶后弓窄于眶径。翼骨后端游离而无上升突。颈板外端覆盖第2背肋。椎板8枚，肋板8对，最后1~2对肋板常在中缝相接。腹甲胼胝体在成体不超过5处。舌腹板与下腹板以骨缝相连。吻突长如眼裂。四肢外露。尾短。幼体背盘有纵行细瘰粒。

神农架可供药用的1种。

鳖 [C] 甲鱼、老鳖、王八
Pelochelys sinensis (Wiegmann)

吻较长，形成吻突。鼻孔位于吻突前端。眼小，瞳孔圆形。颈长，颈基部没有颗粒状疣，颈背褐色，颈侧及颈腹均有黄色条纹。背面橄榄色，有黑斑；腹面黄白色，有浅绿包斑；背、腹面的边缘有厚的结缔组织，称为"裙边"。四肢较扁平，前肢及后肢均为5指、趾，内侧3指、趾具爪，指、趾间的蹼发达。雄性尾较长，露出"裙边"。

分布于神农架宋洛、阳日，生活于河流、池塘及水库中。少见。

背甲（鳖甲）滋阴潜阳，退热除蒸，软坚散结。

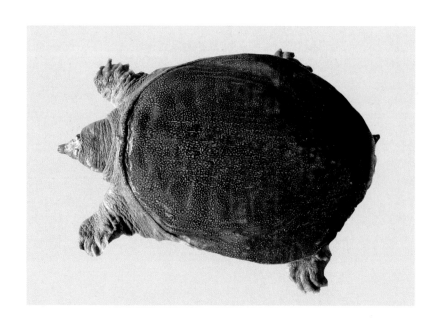

壁虎科 Gekkonidae

体型小而扁，皮肤较柔软。眼大，除睑虎属外，其他属均无活动眼睑，瞳孔垂直或圆形。鼓膜大多裸露，内陷。侧生齿呈圆锥形，小而多。舌长而宽，前缘微凹。头背无对称排列的大鳞，身体背面被有粒鳞或在其间散有疣鳞，少数种类有大鳞。四肢发达，指、趾形态随种类不同而有差异。尾圆柱形、圆形侧扁或其他形状，易断，但再生力强。肛后有 1 对肛后囊，雄性具有 1 对肛后骨，此为本科动物所特有。

神农架可供药用的 1 属，1 种。

壁虎属 Gekko Laurenti

体型一般较小。头背无对称大鳞。眼大，无活动眼睑，瞳孔直立。体背鳞片细小，均为粒鳞或间有疣鳞。指、趾端明显扩大，无蹼或部分有蹼，或仅具蹼迹，指、趾下瓣单行，第 1 指、趾无爪。雄性有肛前孔和股窝。

神农架可供药用的 1 种。

多疣壁虎 [C] 壁虎
Gekko japonicus (Dumeril & Bibron)

体较扁平。头长大于头宽。吻长略等于眼、耳间距，吻鳞长方形，吻背粒鳞大，鼻孔近圆形。耳孔小，卵圆形，深陷。体背面灰褐色，体背部均被粒鳞，体背及体侧有散在的疣鳞。指、趾呈瓣状，趾间无蹼，第 1 趾无爪。尾细长而稍扁平，背面被有粒鳞。雄体尾基部膨大，尾基两侧有大疣粒 2~8 个。

分布于神农架各地，常生活于住宅内及其附近。常见。

干燥全体祛风活络，散结止痛，镇静解痉。

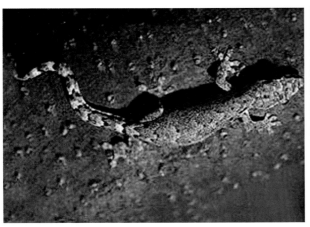
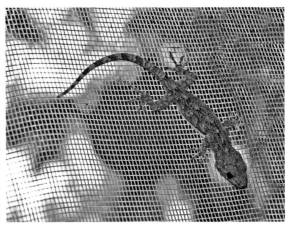

鬣蜥科 Agamidae

体型中等。头背无对称排列的大鳞。舌较短而厚，舌尖完整，或微有缺刻或略有分叉。齿为端生齿，异型。眼小而眼睑发达。鼓膜裸露或被鳞。身体表面被有覆瓦状排列的鳞片，且常起棱，部分种类具有鬣鳞。多数种类无肛前窝或股窝。尾长，但不易断。

神农架可供药用的1属，1种。

龙蜥属 Japalura Gray

体侧扁或不侧扁。喉囊小或无，肩前褶被小鳞，有时延伸成喉褶。鼓膜被鳞或裸露。背鳞大小不一，有或无一较低的颈鬣，背鬣略呈锯齿状或无背鬣。腹鳞较大而均一，排列整齐，显著起棱。尾细长，雄蜥尾基部膨大，该处鳞片扩大增厚。没有股孔或鼠蹊孔。

神农架可供药用的1种。

草绿龙蜥 [C、D] Japalura flaviceps Barbour & Dunn

吻钝圆。尾长将近为体长的2倍，尾略侧扁，末端呈鞭状。生活时体色斑纹均有变异，最常见者为草绿色或棕绿色；头部有5~6条深横纹；眼的上方及后下方有辐射状黑纹；躯干部有4~5条宽横纹，两侧有黄色宽纵纹；四肢具横纹；尾部有20余条深浅相间的环纹；腹面白色；喉部微带灰黑色纹。

分布于神农架各地，生活于山边、路旁的草丛乱石中。常见。

干燥全体散结，解毒。

蜥蜴科 Lacertinidae

　　体形一般细长。头背面有对称排列的大鳞。眼睑发达，瞳孔圆形。鼓膜多裸露。舌窄长而薄，前端有深缺刻，有排成横行或"∧"形的鳞状乳突。侧生齿。具颞弧及眶弧，但不发达。背鳞形状不一；腹鳞较大，大多为方形或矩形，纵横排列成行。四肢较发达。常有股窝或鼠蹊窝。尾长，易断，能再生。

　　神农架可供药用的2属，4种。

■ 分属检索表

背部大鳞起棱，有鼠蹊窝3对以下 ·······························1. 草蜥属 Takydromus
背部具粒鳞，有股窝3对以上，指、趾下瓣具棱，腹鳞斜向中线排列 ·········2. 麻蜥属 Eremias

（一）草蜥属 Takydromus Daudin

　　多数种类体形圆长而略扁平。多数种体背部被覆起棱大鳞，体侧为粒鳞。腹鳞呈覆瓦状排列，纵横成行，外端游离，全部或仅外侧数行起棱。指、趾末端直伸，最末节近端不侧扁。具鼠蹊窝，且多为3对以下。尾长多超过头体长的2倍以上。

　　神农架可供药用的3种。

■ 分种检索表

1. 体背和体侧均具2条白色纵纹 ·······························1. 白条草蜥 T. wolteri
　 体背和体侧不具白色纵纹 ···2
2. 体背有起棱大鳞4行，腹鳞大棱鳞10~12行 ·····················2. 南草蜥 T. sexlineatus
　 体背有起棱大鳞6行，腹鳞大棱鳞8行 ·······················3. 北草蜥 T. septentrionalis

1 白条草蜥 [C] Takydromus wolteri (Fischer)

　　体形圆长而稍扁平，体色变化较大。腹部灰白色。背侧从顶鳞后缘开始至尾部1/3~1/4处有2条白色纵纹。体侧左右也各有1条较狭的白色纵纹，分别起自两鼻孔后下缘，经颊鳞、上唇鳞相接线的上缘、眼下、耳孔下缘、肩关节上缘向后延伸，过体侧颗粒状鳞的下缘和腹侧棱鳞的上缘，穿越股关节，直达尾的1/5~1/4处，然后逐渐消隐。

　　分布于神农架各地，多生活于荒山灌丛、杂木林边缘。常见。

　　干燥全体活血祛瘀，消瘿散结，清热解毒，安神镇静。

2 | 南草蜥 [C] 四脚蛇
Takydromus sexlineatus Daudin

体形细长。吻较窄，吻端钝回，吻长与眼耳间距几等长。前肢贴体前伸，指尖达吻喘，前后肢贴体相向可到达掌、跖部。头体背面为棕绿色，头侧及体侧为灰绿色，体背大鳞鳞缝间及四肢背面浅褐色，头、体及尾部腹面灰白色，但尾部鳞片上有黑色的斑点。尾细长，为头体长的3倍多。肛孔前有1枚大的多角形的肛前鳞。

分布于神农架海拔2000m以下的山地草丛或树林下，行动迅速。常见。

干燥全体祛风，除湿，止痛。

3 | 北草蜥 [C] 四脚蛇
Takydromus septentrionalis Günther

体形细瘦。吻较窄，吻端略微钝圆，吻长约等于眼耳间距离。耳孔较大，卵圆形，内陷，鼓膜清晰。四肢大小适中，前肢贴体前伸时指尖达吻部，后肢贴体向前时趾末端达前肢关节处。生活时头背及体背均为棕绿色，3对下颏鳞灰白色，体腹面黄褐色或灰棕色，前后肢背面色泽与体背相同，其腹面色浅。尾细长，尾部棱鳞发达。肛前有一大的肛前鳞。

分布于神农架各地，生活于山区草丛中。常见。

干燥全体祛风，除湿，止痛。

（二）麻蜥属 Eremias Fitzinger

头鳞正常，和草蜥属相似，但枕鳞常退化或没有。鼻孔开口在3~4枚鼻鳞间而不触及唇片。下眼睑为细鳞或兼有由2枚以上细鳞所组成的透明圆盘。顶鳞小，与上唇鳞相隔较宽。领围显著。背鳞细小，呈粒状，并列或略呈覆瓦状排列。腹鳞平滑，方形或矩形，斜向中线覆瓦状排列。趾柱形或侧扁，指、趾下瓣具棱。有股窝7对以上。

神农架可供药用的1种。

丽斑麻蜥 [C] 麻蛇子
Eremias argus Peters

体形圆长而略平扁。头略扁平而宽，前端稍圆钝，头顶棕灰色，头颈侧有黑色镶黄色长纹3条。从两顶鳞后外缘开始向后有2条浅黄色纵纹直达尾的1/5处。从两侧上唇鳞后端经耳孔、体侧到尾基部各具1条纵纹。背及体侧具有几乎纵行对称的眼状斑，中心近黄色或乳白色，周围棕黑色。腹部乳白色。四肢与尾部的腹面乳黄色，尾圆长。

  分布于神农架木鱼（九冲、红花）、新华、阳日，多生活于沙丘、荒山坡、砂石多的平地及壕沟、堤坝等处。常见。

  干燥全体活血祛痰，消瘿散结，解毒镇静。

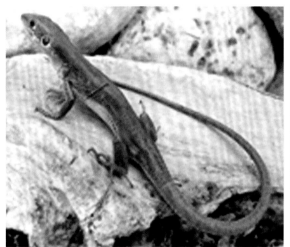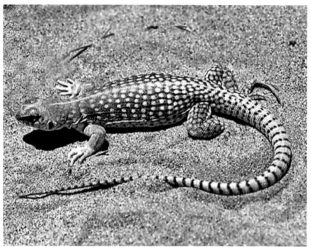

石龙子科 Scincidae

头背有对称排列的大鳞。眼较小，多数种类具有能活动的眼睑，瞳孔圆形。鼓膜深陷或被鳞。舌较长而扁，舌尖微缺，被有鳞状乳突。侧生齿呈锯状。躯体粗壮，体表被有圆鳞。多数种类四肢较发达，少数种类退化或缺失。无股窝或鼠蹊窝。尾较粗，但易断，断后能再生，其横切面为圆形。

神农架可供药用的3属，4种。

■ 分属检索表

1. 下眼睑被小鳞 ·· 2
   下眼睑不被小鳞 ·· 1. 滑蜥属 Scincella
2. 腭骨在腭部中央不相遇 ·· 2. 石龙子属 Eumeces
   腭骨在中线彼此相遇 ·· 3. 蜓蜥属 Sphenomorphus

（一）滑蜥属 Scincella Mittlemann

体型一般较小，通体被以覆瓦状排列的圆鳞。头部背面有对称排列大鳞。无上鼻鳞，鼻孔开口于鼻鳞中间。眼小，眼睑发达，下眼睑具无鳞透明区。颈鳞斜向顶鳞排列，通常有2片颞鳞接顶鳞。鼓膜小而下陷。四肢发达，趾背面鳞片1行以上。有1对大的肛前鳞。

神农架可供药用的1种。

宁波滑蜥[C] **Scincella modesta** Günther

吻长略短于眼与耳间距，吻端圆钝。鼻孔卵圆形，开口于鼻鳞中央。耳孔深陷，大小与眼径几乎等大。生活时体呈古铜色，略带黑点，自头侧经体侧至尾基两侧各有1条约2.5片鳞宽的黑色纵纹，纵纹下具棕红色，中间有黑斑点，腹面色浅。

分布于神农架各地，生活于丘陵山地，或湿度较高的灌丛边山坡和道路旁，或溪边土坡上。少见。

干燥全体解毒，散结，行水。

（二）石龙子属 Eumeces Wiegmann

体较粗壮，体型中等大小，通身被圆鳞，呈覆瓦状。头背有对称排列的大鳞。鼻孔在鼻鳞中间。眼较小，有活动眼睑，下眼睑被小鳞。鼓膜明显，深陷。背鳞平滑。尾部腹面正中1行鳞片宽大。四肢发达，5趾型，具指、趾下瓣。

神农架可供药用的2种。

■ **分种检索表**

后额 1 枚，有后鼻鳞，第 2 列下颞鳞不是楔形⋯⋯⋯⋯⋯⋯⋯⋯⋯1. 蓝尾石龙子 E. elegans

后额 2 枚，无后鼻鳞，第 2 列下颞鳞楔形⋯⋯⋯⋯⋯⋯⋯⋯⋯⋯2. 中国石龙子 E. chinensis

1 蓝尾石龙子 [C] **Eumeces elegans** Boulenger

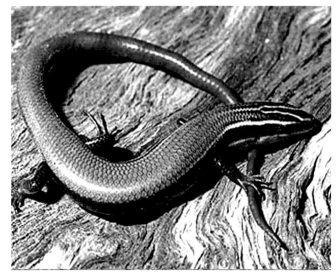

体型较小。吻端钝圆，吻长与眼耳间距大致相等。鼻孔大，卵圆形。耳孔小，卵圆形，前缘具有 2~3 个瓣突，鼓膜深陷。尾部腹面鳞片宽大，尾长不到头体长的 1.5 倍。成体背面棕黑色，幼体黑色，吻端及上下唇为灰褐色，体背面有 5 条清晰浅黄色纵线；体腹面浅灰色；尾部蓝色。雄性成体背面浅棕色，5 条浅黄色纵纹不明显。

分布于神农架各地，栖息于道旁杂草间及岩石缝中。常见。

干燥全体解毒散结，行水。

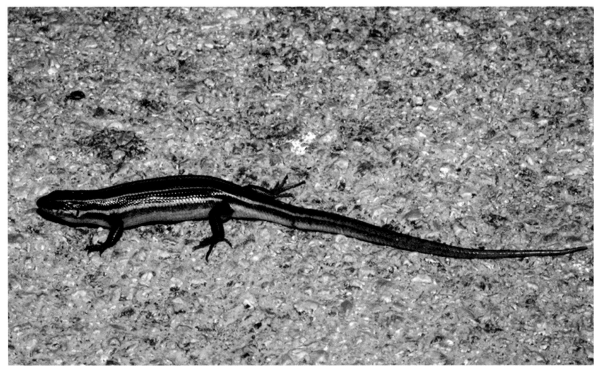

2 中国石龙子 [C] **Eumeces chinensis** (Gray)

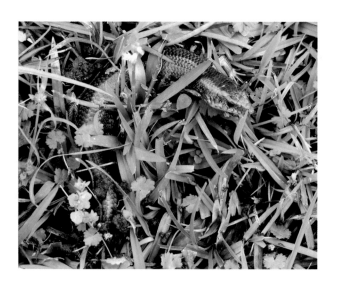

体型中等大小，粗而短。吻端钝圆，吻长等于眼耳间距。耳孔较小，鼓膜内陷。四肢大小适中，其前、后肢贴体相向时，指、趾端刚相遇，前肢贴体向前，指端可达眼前，指、趾侧扁，第4趾特长。生活时头部棕色，背面灰褐色，颈部及体两侧有红棕色斑纹，雄体色更为鲜艳。体侧有零星分散的黑色斑点。腹面灰白色。尾长大于体长。

分布于神农架各地，生活于山区草坡乱石堆中，或在平原、农田周围、开阔地、住宅附近公路边及树林下的落叶杂草中。常见。

干燥全体解毒散结，行水。

（三）蜓蜥属 **Sphenomorphus** Fitzinger

腭骨在中线相遇，次生腭凹缺，前端没有达到两眼中心的水平。翼骨在前端相接，翼骨齿细小或无。上颌骨圆锥形。无上鼻鳞，鼻孔位于单枚鼻鳞上。前额鳞彼此相接或不相接，额顶鳞愈合，间顶鳞显著。眼睑发达，下眼睑被鳞。耳孔小而显著。大多数种鳞片平滑。四肢发达，5趾型。尾巴腹面及背部的鳞片大小大致相同。

神农架可供药用的1种。

铜蜓蜥 [C] **Sphenomorphus indicus** (Gray)

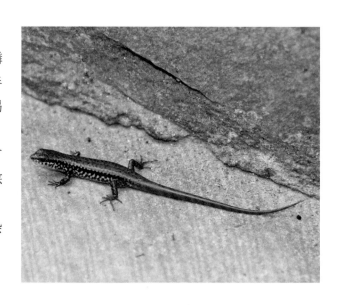

身体长圆形，全身被圆鳞，光滑透亮，缺乏棱嵴。头部钝圆。吻鳞大。鼻孔位于鼻鳞和鼻前鳞之间。耳孔卵圆形。下眼睑有鳞，半透明。尾的后部侧扁，具再生能力。背部深褐色，中央有1条黑色脊纹，脊纹两侧有黑点，缀连成行。自眼前起沿体侧延伸到尾的两旁有宽阔的黑色纵纹，纹的上方色浅，下方略带棕红色而杂以小黑点。腹面黄白色。

分布于神农架各地，在山坡乱石堆的杂草间数量较多。常见。

除去内脏的干燥全体解毒，祛风，止痒。

游蛇科 Colubridae

蛇亚目中最大的一科，现今生活的蛇种数的2/3都隶属这一科。体型小型到大型，不同的生活方式有不同的体型，通常说来，体型修长适度。头背被覆大型对称鳞片。腹鳞宽大。背鳞排列成行，形如覆瓦。营树栖生活的蛇，躯体细长，尾亦特别长而细，腹鳞平扁，两侧具棱，适于缠绕。营半水栖或水栖生活的蛇，躯体较为粗短，尾亦较短，腹鳞较窄，鼻孔开于吻端。营穴居生活的种类，体呈圆柱形，而体较短。

神农架可供药用的10属，18种。

■ 分属检索表

1. 脊鳞行数成双···1. 乌梢蛇属 Zaocys
   脊鳞行数成单（滑蛇属的身体后部例外）·····································2
2. 颊鳞前后2片或2片以上，有一小的眼前下鳞·····················2. 鼠蛇属 Ptyas
   颊鳞仅1片或缺，前额鳞1对，颞部及颈部鳞片不起棱·····················3
3. 体前部背鳞排列显著斜行···························3. 斜鳞蛇属 Pseudoxenodon
   体前部背鳞排列正常，额鳞不与前额相切·····························4
4. 背鳞行数通身一致·································4. 翠青蛇属 Cyclophiops
   背鳞行数前后不一致·····································5
5. 体前、中段背鳞一般19行以下，颊鳞一般窄长，体背具横斑·············6
   体前、中段背鳞一般19行或19行以上，颊鳞一般不窄长，体背具各种不同的斑纹··········7
6. 体背黑色，间以红色或黄色窄横斑；体侧有不规则分散的斑点；上颌骨最后齿群有3枚齿········
   ·····································5. 链蛇属 Dinodon
   体背黑色或深棕色，有白色或浅色横斑或环纹；体侧没有分散的斑点；上颌骨最后齿群有2枚齿·····································6. 白环蛇属 Lycodon
7. 眼后鳞一般为2片，椎体下突仅见于脊椎前段·····················7. 锦蛇属 Elaphe
   眼后鳞一般为3片，一般整个椎体下突都发达·····························8
8. 半阴茎、精沟均不分叉·····························8. 腹链蛇属 Amphiesma
   半阴茎分叉，精沟分叉或不分叉·····································9
9. 精沟分叉·································9. 颈槽蛇属 Rhabdophis
   精沟不分叉·····························10. 华游蛇属 Sinonatrix

（一）乌梢蛇属 Zaocys Cope

体型较大。头长椭圆形，头、颈区分明显。眼大，瞳孔圆形。上颌齿20~33枚，排列较密，后端的稍大。腹鳞两侧圆形。尾长，尾下鳞成对。

神农架可供药用的1种。

乌梢蛇 [C、D] **Zaocys dhumnades** (Cantor)

头大颈小，区分明显。吻鳞宽大于高，略呈三角形。鼻孔大，开口于鼻鳞偏后侧。眼大，瞳孔圆形。体背绿褐色或黑褐色，背脊两侧各有 1 条黑线纵贯全身，背中央 2 行鳞片较宽，为浅褐色。腹面灰白色到灰褐色，由前到后色斑逐渐加深。幼体背部多为灰绿色，并有 4 条清晰的黑色纵纹由前端延至尾部。半阴茎不分叉，基部光滑。

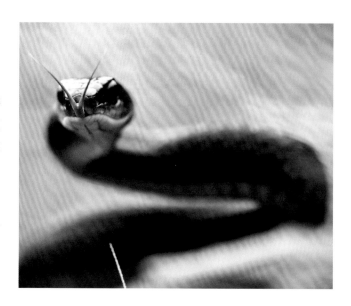

分布于神农架各地，生活于平原、丘陵山地，常活动于农田附近。常见。

除去内脏的干燥全体（乌梢蛇）祛风，通络，止痉。

（二）鼠蛇属 **Ptyas** Fitzinger

体圆柱状。头长。眼大，瞳孔圆形。上颌齿 20~28 枚，自前向后连续排列并逐渐增大，具有眶前下鳞。颊鳞 2~3 枚，偶有 1、4 或 5 枚，颊部稍凹。尾细长，尾下鳞双行。

神农架可供药用的 1 种。

滑鼠蛇 [C、D] **Ptyas mucosus** (Linnaeus)

体型大而长，是无毒蛇中较大的种类。头较长，头背黑褐色，无斑。眼大而圆，瞳孔圆形。两侧颊部略向内凹。唇鳞浅灰色，其后缘黑色。体背灰棕色，体前段无斑纹，体后段由于部分鳞片边缘或半枚为黑色，形成不规则的黑色横斑。体腹面前段浅红棕色，后段淡黄色。尾背黑纹呈网状，尾部腹面色浅，分布有不规则的黑斑。

分布于神农架海拔 1000m 以下的区域。常见。

除去内脏的全体祛风除湿，舒筋活络。

（三）斜鳞蛇属 **Pseudoxenodon** Boulenger

头、颈区分明显。眼大，瞳孔圆形。上颌齿 19~27 枚，最后 2 枚颌齿明显增大。背鳞明显起棱。体前部鳞列斜行，体中部背鳞绝大多数 17~19 行，肛前 15 行。尾下鳞成对。所有椎骨均有椎体下突。

神农架可供药用的 1 种。

斜鳞蛇 [C]　**Pseudoxenodon macrops** (Blyth)

头长椭圆形，头背有斑或无斑头，黑棕色。颈界限明显，颈背有 1 个黑色箭形斑，尖端向前，其外缘没有白色细线纹镶边。眼大，瞳孔圆形。鼻孔大，位于鼻鳞中央。吻钝。上唇鳞鳞缝黑色，体背淡褐色，有橘黄色、淡黄色、棕红色、棕黑色斑纹，有一部分个体黑化，从头背直到尾端均为深黑灰色，没有斑纹。

分布于神农架各地。常在白天活动，多见于溪边、路边、农田及湿润的岩石堆上。常见。

除去内脏的全体搜风除湿，定惊止搐。蜕下的干燥皮膜（蛇蜕）祛风解毒，杀虫，明目。

（四）翠青蛇属　**Cyclophiops** Boulenger

体较细长，圆筒形。头略大于颈。眼小或中等大小，瞳孔圆形。上颌齿 15~30 枚，小而等长。颊鳞有或无。鼻鳞 1~2 枚。背鳞 13~17 行，平滑或有较弱脊棱。尾细而长，尾下鳞成对排列。肛鳞 1~2 枚。

神农架可供药用的 1 种。

翠青蛇 [C]　**Cyclophiops major** (Günther)

头部鳞片大而对称。吻端略钝，吻鳞宽略大于高。上唇鳞浅绿色。眼大，瞳孔圆形。前额鳞远较鼻间鳞大，额鳞长大于宽，长度约等于它到吻端的距离。顶鳞大，其长度约等于额鳞后缘到吻尖的距离。头背及体背全为草绿色，无斑。腹面淡黄绿色，头部腹面颜色较深。

分布于神农架大九湖（东溪）、木鱼、下谷。常活动在农田周围草地、道边、树上，或隐居石下。常见。

除去内脏的全体搜风除湿，定惊止搐。蜕下的干燥皮膜（蛇蜕）祛风解毒，杀虫，明目。

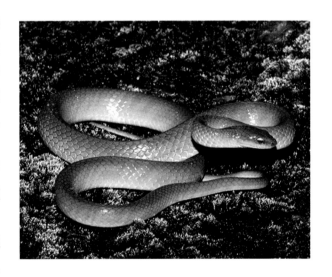

（五）链蛇属　**Dinodon** Dumeril

头较宽扁，头、颈略有区别。眼较小，瞳孔垂直，呈椭圆形。颊鳞窄长。上颌齿具有 2 个无齿区，最后齿群有 3 枚齿，粗大无沟。背鳞平滑或微弱起棱。尾下鳞成对。体背黑褐色，间有红色、黄色或白色的窄横斑。

神农架可供药用的 2 种。

■ **分种检索表**

背面有黄色窄横纹，头部有1个"∧"形黄斑，背鳞中央数行起棱，颊鳞常不入眶⋯⋯⋯⋯⋯⋯⋯⋯⋯
⋯⋯⋯⋯⋯⋯⋯⋯⋯⋯⋯⋯⋯⋯⋯⋯⋯⋯⋯⋯⋯⋯⋯⋯**1. 黄链蛇 D. flavozonatum**

背面有红色窄横纹，头颈部有1个"∧"形红斑，背鳞平滑或在体后部的中央数行微弱起棱，
颊鳞常入眶⋯⋯⋯⋯⋯⋯⋯⋯⋯⋯⋯⋯⋯⋯⋯⋯⋯⋯⋯⋯⋯⋯**2. 赤链蛇 D. rufozonatum**

---

1 | 黄链蛇[C] **Dinodon flavozonatum** Pope

头及体背黑绿色，头后部有1个黄色斑纹，呈"∧"形，前端达顶鳞后部，后端延伸至两侧口角后方。体背部具黄色窄横纹，横纹宽度为0.5~1个鳞宽。腹面黄白色。尾下鳞有黑色斑点。

分布于神农架木鱼（九冲）、松柏、下谷、阳日，栖息于溪流、水沟边的草丛、矮树附近，喜欢在树上活动。常见。

干燥全体祛风止痛，解毒敛疮。

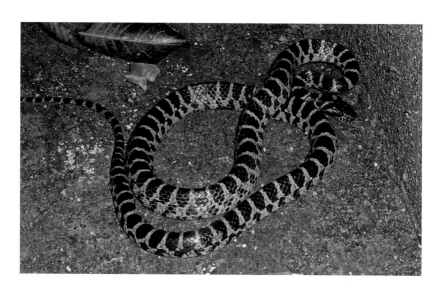

---

2 | 赤链蛇[C] 火赤炼 **Dinodon rufozonatum** (Gantor)

头部短而扁平，头顶棕黑色而鳞缘绯红，头侧红色。吻端圆钝，吻鳞仰起微露于头背。眼后有黑纹引伸到第7枚上唇鳞。颅顶鳞有黑纹，左右斜向颈侧，呈"∧"形。背鳞珊瑚红色，有阔幅棕黑色横斑，腹面粉红色和灰色斑纹互相交叉排列。腹鳞浅黄色，无斑，只在两侧横斑处有斑点。

分布于神农架木鱼（红花、九冲）、宋洛、新华、阳日，栖息于田野、村庄、住宅周边的树洞、石堆中。常见。

干燥全体祛风止痛，解毒敛疮。

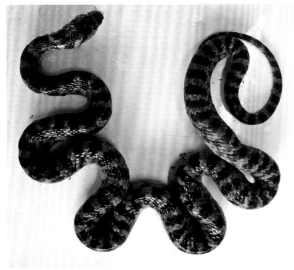
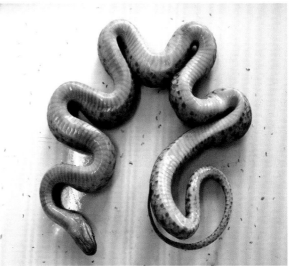
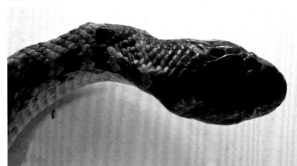
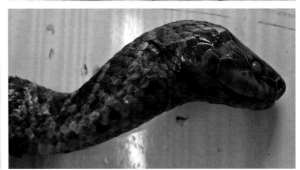

（六）白环蛇属 Lycodon Boie

体圆柱形，并稍侧扁。头较扁平，头、颈略有区别。眼中等大，瞳孔垂直椭圆形。颊鳞窄长。背鳞 19、17 或 15 行，平滑或微弱起棱。尾下鳞成对。无毒。

神农架可供药用的 2 种。

■ 分种检索表

体及尾部有围绕周身的黑白相间的环纹…………………………………1. **双全白环蛇 L. fasciatus**
体背有黑白相间的横纹，呈半环状；腹面白色，白纹在尾部围绕周身，形成完整的环纹…………
…………………………………………………………………………2. **黑背白环蛇 L. ruhstrati**

1 双全白环蛇 [C] Lycodon fasciatus (Anderson)

头部扁平，头前部为淡黑色，头后部两边有白色斑块。吻钝。体背棕黑色，体、尾部有白色的环纹围绕周身，在体前段的间隔较长，体中后段及尾部较短。幼体色斑与成体相似，但头后部两边的白色斑块特别明显，且在背面连成一块。

分布于神农架大九湖、红坪、木鱼（红花），栖息于海拔 1700m 以下的灌草丛中，喜欢栖于干灌木上。少见。

干燥皮膜（蛇蜕）祛风定惊，退翳，解毒杀虫。

2 黑背白环蛇 [C] **Lycodon ruhstrati** (Fischer)

头背从额鳞向前至吻端为黑褐色，从顶鳞后缘向后至枕部色较淡，间杂有黑褐色斑点。体背黑褐色，间有白色横纹，呈半环状，白纹中杂有浅褐色小点。尾部的白纹围绕周身，形成完整的环纹。腹面黄白色，杂有黑斑点。

分布于神农架大九湖（东溪）、木鱼（九冲）、松柏、下谷、阳日，栖息于神农架低海拔地区的灌木、草丛、农田、溪流边、路旁。少见。

干燥皮膜（蛇蜕）祛风定惊，退翳，解毒杀虫。

（七）锦蛇属 **Elaphe** Fitzinger

体形长，圆柱状或略侧扁。头较长，头、颈区分明显。眼中等大，瞳孔圆形。上颌齿 14~24 枚，大小几乎相等，前端或后端的牙齿略大。背鳞 19~27 行，平滑或微棱。尾长，尾下鳞成对。大多数卵生。

神农架可供药用的 6 种。

■ 分种检索表

1. 背鳞在头后不超过 19 行·····················1. 紫灰锦蛇 **E. porphyracea**
   背鳞在头后 23 行以上，可多至 29 行···2
2. 背鳞平滑，体背灰色，具有许多明显的黄色镶着黑斑的马鞍状斑纹···
   ······················2. 玉斑锦蛇 **E. mandarina**
   背鳞起棱···3
3. 体中段最外侧有 1~2 行背鳞平滑，其余均强烈起棱；体背有黄黑色混杂的横斑或点块；头背鳞缝黑，略呈"王"字形（幼体体色及花纹差别很大）；腹鳞 200 片以上·····················
   ······················3. 王锦蛇 **E. carinata**
   体中段最外侧有 2 行以上背鳞平滑，其他如有起棱则较弱；头背无"王"字斑·············4
4. 体背中央 9~17 行背鳞微弱起棱，体背灰绿色带黄色；体前段有梯状黑纹，从中段开始有 4 条黑纵纹达末端；眼后有黑纹·····················4. 黑眉锦蛇 **E. taeniura**
   体背无梯状斑纹···5
5. 体型较大，体背棕黑色；幼体斑纹复杂，眼后纹黑色，随着成长斑纹消失，仅体后部呈不明显的浅色横纹·····················5. 棕黑锦蛇 **E. schrenckii**
   体型较小；头背有对称黑色纹，延至颈背形成 2 条平行的镶黑边的带状斑；体背中央常有 2 行深色的圆形斑横，连成哑铃状·····················6. 双斑锦蛇 **E. bimaculata**

1 | 紫灰锦蛇 [C] **Elaphe porphyracea** (Cantor)

体背2条黑纵线纵贯全身是本亚种的特征。头体背紫铜色,头背具有3条纵黑纹,1条在头顶中央,2条在眼后。体尾背有10多块近马鞍形的淡黑色横斑,体背有2条黑纵线纵贯全身。腹面玉白色,无斑纹。幼体头体背色较淡,呈黄褐色,头背3条纵纹深黑色,体背横斑色黑而大。半阴茎不分叉,外翻近柱状,顶端略膨大。

分布于神农架木鱼、松柏、下谷,栖息于林缘、溪流、农田、路旁及住宅。常见。

除去内脏的全体搜风除湿,定惊止搐。蜕下的干燥皮膜(蛇蜕)祛风解毒,杀虫,明目。

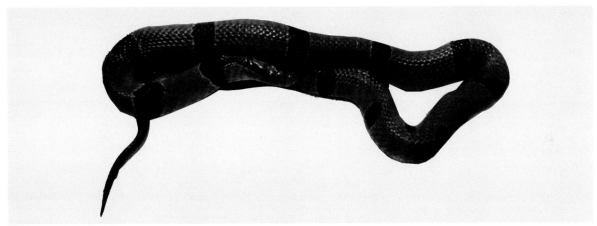

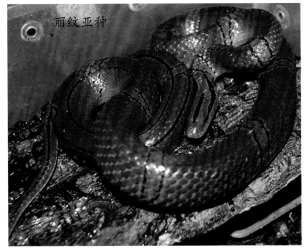

丽纹亚种

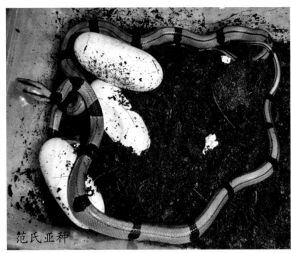

范氏亚种

2 | 玉斑锦蛇 [C、D] **Elaphe mandarina** (Cantor)

头背黄色,具明显的3条黑色斑纹;最前面1条横跨鼻间鳞,经鼻孔及上唇,止于下唇,第2条略呈弧形,横跨两眼之间,经眼至眼下分出2条,第3条呈"∧"形,尖端在额鳞处。体尾背灰色或紫灰色,具有30~40个黑色菱形大块斑,该块斑的中央及边缘为黄色。体侧具有紫红色如芝麻大的斑点。腹面灰白色,散布着交互排列的灰黑色斑。

分布于神农架木鱼、松柏。常见。

除去内脏的全体搜风除湿，定惊止搐。蜕下的干燥皮膜（蛇蜕）祛风解毒，杀虫，明目。

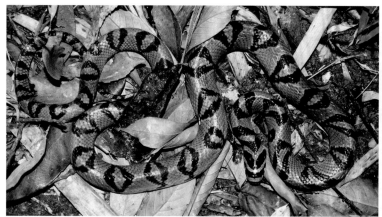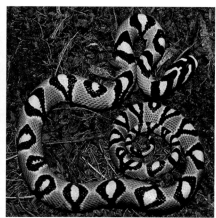

3 王锦蛇 [C、D] **Elaphe carinata**（Günther）

成体头背鳞缘黑色，中央黄色，前额形成"王"字样黑纹。体背鳞片也是四周黑色，中央黄色，且在体前部具有黄色横斜纹，体后部横纹消失，黄色部分似油菜花瓣。腹面黄色，具黑色斑。

分布于神农架各地，栖息于灌丛、农田沟边、溪流、草丛、林间小路。该种是一种行动迅速而凶猛的无毒蛇，食性广而贪食，肛腺特别发达，有异臭，故又名臭黄蟒。常见。

蜕下的干燥皮膜（蛇蜕）祛风定惊，退翳，止痒，解毒，消肿。

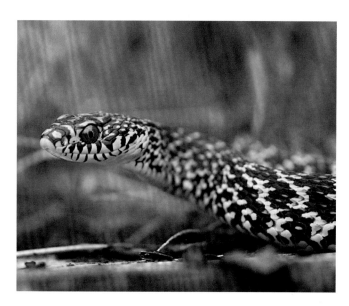

4 黑眉锦蛇 [C、D] **Elaphe taeniura** Cope

头体背黄绿色或棕灰色，上下唇鳞及下颌淡黄色，眼后有一明显的眉状黑纹延至颈部。体背前中段具梯状黑色横纹，至后段逐渐不显，从体中段开始，有明显的4条黑色纵带达尾端。腹面灰黄色或浅灰色，腹鳞及尾下鳞两侧具黑斑。

分布于神农架各地，栖息于农田、住宅、河边草丛中。常见。

除去内脏的全体搜风除湿，定惊止搐。蜕下的干燥皮膜（蛇蜕）祛风解毒，杀虫，明目。

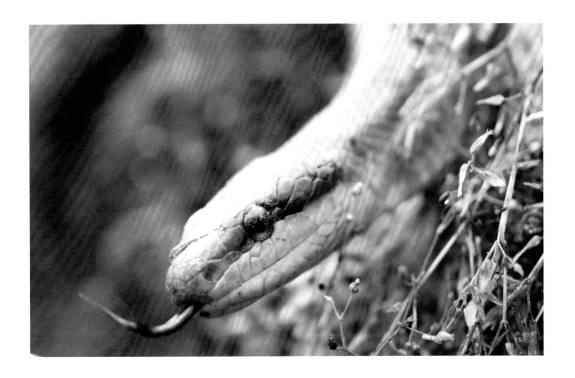

5 | 棕黑锦蛇 [C、D] **Elaphe schrenckii** (Strauch)

头背青黑色，自眼后至口角具黑色纹，上下唇鳞及头颈腹面锦黄色。体背前段棕黄色，向后逐渐变棕褐色，后段至尾背横斑明显。腹鳞及尾下鳞锦黄色，无斑纹。该蛇从幼体、亚成体至成体色斑变化较大，幼体色斑较复杂。

分布于神农架各地，栖息于林缘、草丛、田园、住宅。少见。

除去内脏的全体搜风除湿，定惊止搐。蜕下的干燥皮膜（蛇蜕）祛风解毒，杀虫，明目。

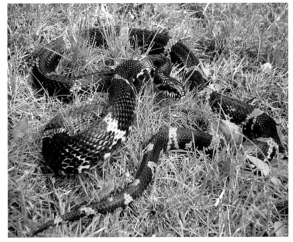

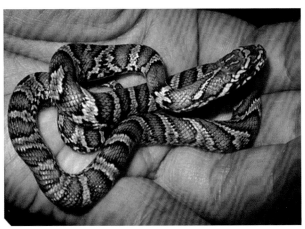

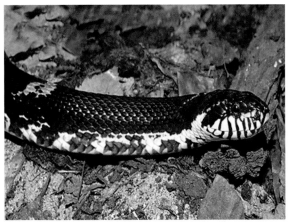

6 | 双斑锦蛇 [C、D] **Elaphe bimaculata** Schmidt

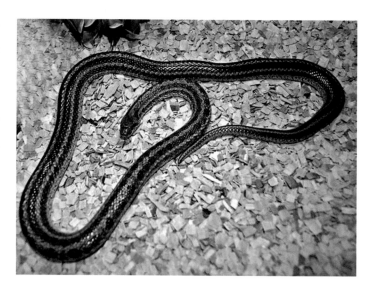

头体背褐灰色，头背具"∧"形黑色纹，在颈背形成2条平行的镶黑边的带状斑。眼后有1条黑带达口角。体背中央具有褐色的哑铃状或成对的圆块斑纹，体侧斑块与背部斑块交错排列，腹面具半圆形或三角形的小黑斑。幼体色素更深。

分布于神农架各地，栖息于林边、草丛、农田、住宅。常见。

蛇蜕下的干燥皮膜（蛇蜕）祛风解毒，杀虫，明目。

（八）腹链蛇属 **Amphiesma** Dumeril, Bibron et Dumeril

陆栖。上颌齿连续，向后逐渐增大或最后2枚突然增大，有时与前面上颌齿之间有一窄的间隙。鼻间鳞前端较宽，鼻孔侧向。鳞端有孔或无。半阴茎、精沟不分叉。

神农架可供药用的1种。

锈链腹链蛇 [C] **Amphiesma craspedogaster** (Boulenger)

头背暗棕色。颈部两侧有2个斜的椭圆形黄色斑，由最后上唇鳞斜向颈背。吻鳞宽大于高。背面深褐色，有2条锈色纵纹，由颈部直达尾部，纹上有些黄色小点。每枚腹鳞和尾下鳞两外侧边缘有1个黑斑，这些黑斑形成断续的纵走链状纹。

分布于神农架大九湖（东溪）、木鱼、松柏、下谷，栖息于神农架低海拔地区河溪边的路旁、草丛中。少见。

除去内脏的全体搜风除湿，定惊止搐。蜕下的干燥皮膜（蛇蜕）祛风解毒，杀虫，明目。

（九）颈槽蛇属 **Rhabdophis** Fitzinger

陆栖。最后2枚上颌齿显著扩大而弯曲，其前具一齿间隙。鼻间鳞前端较宽，鼻孔侧向。鳞端有孔或无。部分种具脊腺。国产种类除黑纹游蛇外，其余种颈背均有浅纵沟。半阴茎及精沟分裂。

神农架可供药用的2种。

■ **分种检索表**

背鳞通身 15 行，颈背正中有颈槽·······························1. 颈槽蛇 R. nuchalis
背面以翠青色或草绿色为主，颈部及体前部有明显黑斑，黑斑之间呈红色··················
··2. 虎斑颈槽蛇 R. tigrinus

1 颈槽蛇 [C] **Rhabdophis nuchalis** (Boulenger)

头体背橄榄绿色，颈背有 1 条极为明显纵沟，即颈槽，组成颈槽的 2 行鳞片对称排列，且稍大于两侧的鳞片。腹面黑褐色。

分布于神农架木鱼、大九湖，栖息于河溪草丛中。常见。

除去内脏的全体搜风除湿，定惊止搐。蜕下的干燥皮膜（蛇蜕）祛风解毒，杀虫，明目。

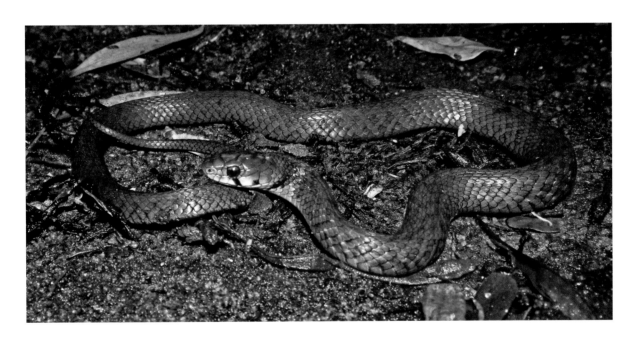

2 虎斑颈槽蛇 [C] **Rhabdophis tigrinus** (Bore)

头背绿色，上唇鳞后缘黑色，下唇鳞黄白色。眼下第 4、5 枚上唇鳞间有 1 条黑纹，眼后亦有 1 条黑纹斜达口角。体背翠绿色或草绿色，体前段两侧黑色与橘红色斑块相间，颈部正中有 1 条明显的颈沟，枕部两侧有较大"八"字形黑斑，间以红色，中段以后底色加深，红色渐趋消失。腹面黄绿色，腹鳞游离缘的颜色较浅。

分布于神农架各地，栖息于河溪草丛中。常见。

除去内脏的全体搜风除湿，定惊止搐。蜕下的干燥皮膜（蛇蜕）祛风解毒，杀虫，明目。

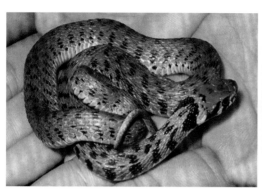
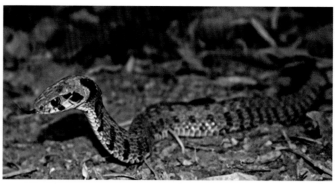

（十）华游蛇属 Sinonatrix Rossman et Eberle

中型或偏大型的半水栖无毒蛇类。鼻间鳞前端较窄，鼻孔背侧位。腭骨与上颚骨正常。中段背鳞 19 行，前颞鳞 2 枚，肛鳞二分，尾下鳞无棱。半阴茎中等程度分叶，具单一的左旋精沟，顶部裸区不显著。

神农架可供药用的 1 种。

华游蛇 [C] Sinonatrix percarinata Bourenger

鼻间鳞前端窄，鼻孔靠近背面。雄体头背、头侧及颏片上均有疣粒，但以下唇鳞及颏片上较多且明显。体背青灰色或棕色，具有黑褐色环纹，环纹在背面不甚明显，在体侧较明显，由 2 条合成 1 条并延伸到腹面。前段腹面黄白色，后段及尾部腹面灰白色，并具有黑色斑点。幼体色斑基本上与成体相似，仅黑褐色环纹较成体明显清晰。

分布于神农架大九湖（东溪）、木鱼（九冲）、下谷、阳日，栖息于河溪、水田边。少见。

除去内脏的全体搜风除湿，定惊止搐。蜕下的干燥皮膜（蛇蜕）祛风解毒，杀虫，明目。

眼镜蛇科 Elapidae

头椭圆形，头背具有对称大鳞片。常无颊鳞。眼较大，瞳孔圆形。脊鳞大，六角形。尾圆柱形，尾下鳞单行变成双行。上颌骨较短，具有 1 对较大的前沟牙（不包括后备沟牙）。全部椎骨有椎体下突。本科全部为毒蛇，种类几乎占世界毒蛇的一半左右，其中包括许多剧毒蛇类。

神农架可供药用的 3 属，3 种。

■ 分属检索表

1. 脊鳞较其余背鳞大，呈六角形；尾下鳞单行……………………………………1. 环蛇属 Bungarus

脊鳞不比其余背鳞大，尾下鳞全部或大部分成对………………………………………………2

2. 颈部不能膨扁，体背以红棕色、紫红色为主，鼻间鳞不切鼻孔………2. 丽纹蛇属 Calliophis

颈部能膨扁；体背以黑色或黑褐色为主；鼻间鳞切鼻孔；顶鳞之后没有枕鳞；在第 4 及第 5 枚下唇鳞之间，靠近唇缘处常嵌入 1 枚小三角形鳞片；体中段背鳞 17~25 行；尾下鳞全部双行……
………………………………………………………………………………3. 眼镜蛇属 Naja

（一）环蛇属 **Bungarus** Daudin

头、颈部不易区分，头背鳞片正常。无颊鳞。眼中等大，瞳孔圆形。背鳞光滑，通身 15 行，脊鳞扩大，呈六角形。尾下鳞全部单行。毒性强。

神农架可供药用的 1 种。

银环蛇 [C、D] **Bungarus multicinctus** Blyth

头部椭圆形，略大于颈部。吻端钝圆。眼较小。有前沟牙。体背黑色，有许多白色横纹，每条白色横纹有 1~2 枚鳞片宽，在躯干部有 25~45 条，在尾部有 8~15 条。腹部白色无斑纹。尾短，向后突然尖细。幼体色斑与成体的基本相似。

分布于神农架木鱼（红花、九冲）、宋洛、阳日，栖息于水田、路旁。少见。

幼蛇干燥全体（金钱白花蛇）祛风，通络，止痉。

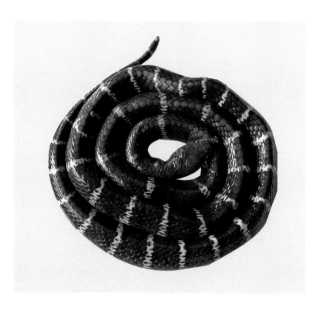

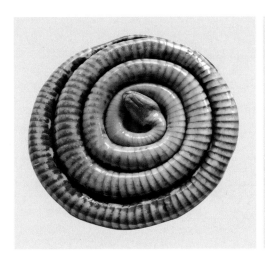
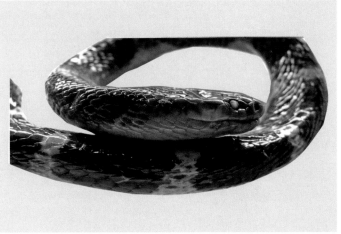

（二）丽纹蛇属 Calliophis Gray

头小，略大于颈，两者区分不明显。无颊鳞。眼中等大，瞳孔圆形。背鳞光滑，通身 13 或 15 行。尾短，尾下鳞成对。

神农架可供药用的 1 种。

丽纹蛇 [C] Calliophis macclellandi (Reinhardt)

头、颈区分不明显，头背黑色，吻端钝圆，吻端有细窄的黄白色横斑。有前沟牙。鼻孔大。眼较小。在头背中间，两眼后方到顶鳞后缘有一宽阔的黄白色横斑。体背赤红色，有完整黑色横斑，少数不完整。腹面浅黄色，有不规则黑斑。幼体与成体的色斑相似。尾尖角质锥状。

分布于神农架大九湖（东溪）、木鱼（九冲）、下谷，栖息于森林中，喜欢在林下枯枝落叶中。少见。

蜕下的干燥皮膜（蛇蜕）祛风定惊，退翳，解毒，消肿，杀虫。

（三）眼镜蛇属 Naja Laurenti

头椭圆形，头、颈区分不明显，颈部能膨扁。具有前沟牙，其后有 1~3 枚细齿。无颊鳞。鼻孔位于前后鼻鳞之间。背鳞 17~25 行，平滑，斜行。尾下鳞通常成对。

神农架可供药用的 1 种。

舟山眼镜蛇 [C、D] Naja atra Cantor

头部椭圆形，头背及体背黑色或黑褐色。有前沟牙。颈部能膨扁，颈背有眼镜状白色斑纹，在颈部膨扁时更为清晰。体前部能竖起，体后部背面有狭窄的黄白色横纹 4~24 条，有的个体全身黑色而无黄白斑。体前端腹面黄白色，颈部腹面有 2 个黑点及 1 个黑横斑。体中段之后腹面逐渐呈灰褐色。幼体色斑与成体的相似，但斑纹较清晰。

　　分布于神农架大九湖（东溪）、木鱼、阳日，栖息于低海拔地区的农田、路旁、池塘附近以及住宅。少见。

　　除去内脏的干燥全体、蛇毒通经络，祛风湿。

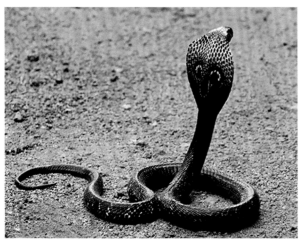
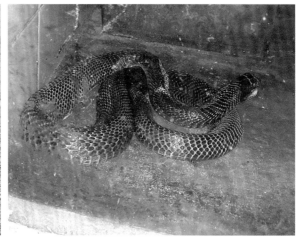
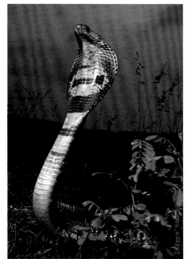
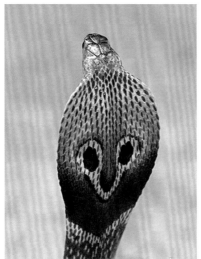
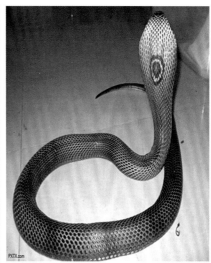

蝰科 Viperidae

头较大，略呈三角形，头、颈区分明显。眼与鼻孔之间无颊窝。我国产的蝰科蛇中，除白头蝰属外，其余头背均被有小鳞片。躯干部较粗而短，尾短小。上颌骨短而高，能竖立，其前端有 1 对长而弯曲的管牙及若干预备牙。

神农架可供药用的 5 属，5 种。

■ 分属检索表

1. 头侧眼与鼻孔间没有颊窝，背鳞平滑无棱·····························1. **白头蝰属 Azemiops**
   头侧眼与鼻孔间有颊窝···2
2. 头背具正常的 9 枚对称大鳞··3
   头背被覆小鳞片···4
3. 头部三角形，吻尖出略上翘；体粗壮；躯尾背面具大的方形块斑···················
   ···2. **尖吻蝮属 Deinagkistrodon**
   头部略呈三角形；吻正常；体不特别粗壮；躯尾背面具双行圆斑，彼此并列、交错或左右两两并合成横斑或不规则斑纹·······························3. **亚洲蝮属 Gloydius**
4. 背面鳞片以黑色或绿色为主，杂以菜花样的黄色鳞片；背脊常有一纵行铁锈色不规则的大斑块，在以绿色为主的个体尤为明显························4. **原矛头蝮属 Protobothrops**
   通体以绿色或背面紫褐色或灰褐色为主，有镶黑边的暗褐色大斑块，前后相连呈锯齿状·······
   ···5. **竹叶青属 Trimeresurus**

（一）白头蝰属 Azemiops Boulenger

中等大小的管牙类毒蛇，全长 700mm 左右，尾长约占头体长的 1/6。头椭圆形，头背具对称排列的大鳞片。无颊窝。躯干圆柱形，体中段背鳞 17 行，平滑无棱，腹鳞宽大。尾末端渐细尖，尾下鳞双行。

神农架可供药用的 1 种。

白头蝰 [C] **Azemiops feae** Boulenger

头部白色，有浅黄褐色斑纹。躯干及尾黑褐色或略紫褐色，有十几条朱红色或浅粉红色窄横纹。在躯干、尾深色的衬托下，头部颜色显得特别浅淡，故名"白头蝰"。躯干、尾背面紫棕色，有成对镶黑边的朱红色窄横纹；腹面藕褐色，前端有棕色斑。头背淡棕灰色，吻及头侧浅粉红色，额鳞正中有 1 个前窄后宽的浅粉红色纵斑，头腹浅棕黑色，杂以白色或灰白色纹。

分布于神农架大九湖（东溪）、木鱼、阳日，栖息于石堆、石洞中。常见。

除去内脏的全体祛风止痛。

（二）尖吻蝮属 **Deinagkistrodon** Gloyd

大型管牙类毒蛇。头大，三角形，头背具9枚对称大鳞。颈较细，头、颈区分明显。吻端尖出上翘是此属的主要特征，尖吻由延长的鼻间鳞和吻鳞分别构成其背、腹面。有颊窝。躯干粗短，被覆具强棱和结节粗糙背鳞，背面正中1行20多个方形大块斑，称"方胜纹"，是鉴别特征之一。尾短，占全长的1/10~1/8，尾后段侧扁，尾尖最后1枚鳞侧扁而尖长。

神农架可供药用的1种，我国特有。

尖吻蝮 [C、D] **Deinagkistrodon acutus** (Günther)

管牙类毒蛇，体粗短。头三角形，头侧有颊窝，头背黑褐色，头腹及喉部为白色，散有稀疏黑褐色点。头与颈区分明显。吻尖上翘。背面棕褐色或黑褐色，正背有方形大斑块。腹面白色，有交错排列的黑褐色斑。尾短而较细，尾后段侧扁，尾尖最后1枚鳞侧扁而尖长。尾背后段纯黑褐色，尾腹面白色，散有疏密不等的黑褐色。

分布于神农架大九湖（东溪）、木鱼（九冲）、下谷，栖息于海拔800m以下的常绿和落叶混交林中，也活动于茶园、农田。罕见。

除去内脏的干燥全体祛风通络，止痉。

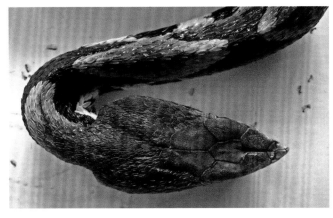 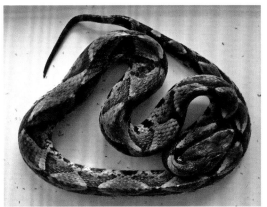

（三）亚洲蝮属 **Gloydius** Hoge et Romano-Hoge

小型到中等大小的管牙类毒蛇。头部略呈三角形，头背具9枚对称大鳞。有颊窝。躯体不特别粗壮，背鳞具棱。通身背面棕褐色或灰褐色，正背有成对排列的深褐色大圆斑，圆斑中央颜色较浅，边缘较深而外侧开放。在不同蛇种背部圆斑的排列有不同形状。腹面灰褐色或灰色，具密集黑色细点。

头侧眼后斜向口角处有一黑色纵纹，黑色纵纹粗或细，有的黑纹上缘镶以白边。尾较短，尾下鳞成对。

神农架可供药用的1种。

短尾蝮 [C、D] 土布袋
Gloydius brevicaudus（Stejneger）

头侧有颊窝的管牙类毒蛇。头略呈三角形，头背深棕色，枕背有1个浅褐色桃形斑，头与颈区分明显。眼后到颈侧有一黑褐色纵纹，其上缘镶以白色细纹，故俗称"白眉蝮"。上唇缘及头腹灰褐色。体略粗。躯尾背面浅褐色，有2行粗大、周围暗棕色、中心色浅而外侧开放的圆斑。尾较短，尾后端略呈白色，但尾尖常黑。

分布于神农架各地，栖息于农田、沟渠、路边草丛中，也在树洞中穴居。常见。

除去内脏的全体祛风，镇痛，解毒，下乳。

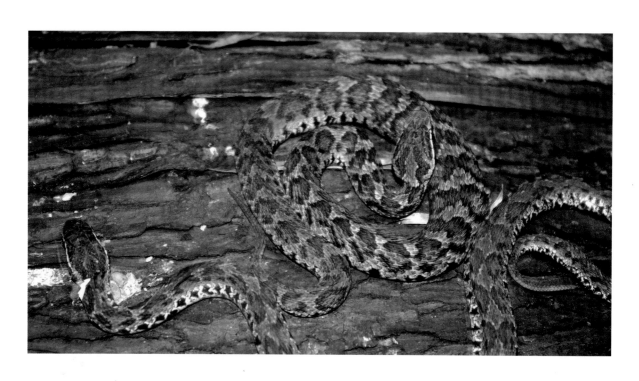

（四）原矛头蝮属 Protobothrops Hoge et Romano-Hoge

头背都是小鳞片，平滑无棱。鼻小孔位于鼻腔后壁。尾下鳞双行。鼻骨大小一般呈"刀"字形；额骨近长方形，顶部不明显下凹，与前额骨关节面较大；顶骨骨嵴一般呈三角形；鳞骨一般长条形或后端较向背方突出；后额骨大小一般，与额骨接触；上颌骨颊窝前缘突起不明显；腭骨无齿或少齿，与翼骨关节突退化，不呈马鞍形；翼骨齿列仅达与外翼骨关节处的前方或下方；外翼骨前端不特别扩大。

神农架可供药用的1种。

菜花原矛头蝮[C] **Protobothrops jerdonii** (Günther)

头侧有颊窝的管牙类毒蛇。头呈三角形，头背黑色，可见有略呈"品"字形的 3 个互相套叠的黄色细圈纹，眼后有一粗黑线纹，头腹面黄色，杂以黑斑，头与颈区分明显。躯体粗细正常。色斑变异较大，一般有菜花样的黄色，故名"菜花原矛头蝮"。体尾背面黑黄间杂。大多数个体的正背还有一纵行镶黑边的暗红色大斑。腹面黑褐色或黑黄色间杂。尾稍短。

分布于神农架海拔 1200m 以上的地区，栖息于林中裸石、草丛、灌丛中。常见。

干燥全体祛风止痛。

（五）竹叶青属 **Trimeresurus** Lacepede

中小型管牙类毒蛇。头背被覆小鳞片。有颊窝。

神农架可供药用的 1 种。

竹叶青蛇[C] 青竹标
Trimeresurus stejnegeri Schmidt

头侧有颊窝的管牙类毒蛇。头呈三角形，头背绿色，都是小鳞，头腹浅黄白色，头与颈区分明显。上唇稍浅。眼亦呈红色。躯体粗细正常，通身以绿色为主。尾具缠绕性，尾背及尾尖焦红色。背面绿色，雄性有 1 条红、白各半的纵线纹，雌性则仅有白色纵线纹。腹面浅黄白色。

分布于神农架海拔 2000m 以下的地区，栖息于林中、灌丛、溪流边草丛、竹林岩石上。少见。

除去内脏的全体祛风止痛，解毒消肿。

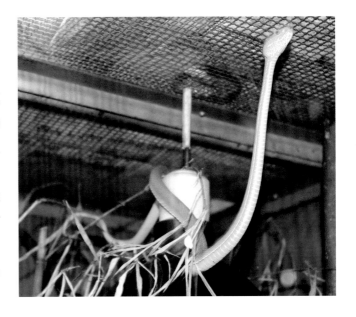

䴙䴘科 Podicipedidae

嘴形直，侧扁，具尖端。鼻孔透开，而位近嘴基。翅短小。尾仅具一些短软的绒羽，或几乎没有。两脚位近臀部，四趾均具宽阔的瓣蹼，爪钝而宽阔，中趾的内缘呈锯齿状，后趾短小。体羽短而稠密，羽具副羽，尾脂腺被羽。两性相似。

神农架可供药用的1属，1种。

小䴙䴘属 Tachybaptus Reichenbath

嘴直而尖。鼻孔近长方形，与嘴裂平行。翅短小有力。尾由短的绒羽组成，很难与尾上覆羽相区别。跗跖短而强壮，前缘被盾状鳞，后缘呈锯齿状。

神农架可供药用的1种。

小䴙䴘 [C] 水葫芦
Tachybaptus ruficollis (Pallas)

体较小，上体黑褐色而有光泽。眼先、颊、颔和上喉等均黑色。下喉、耳区和颈棕栗色。上胸黑褐色，羽端外形苍白色；下胸和腹部银白色。尾短，呈棕色、褐色、白色等色相间。前趾各具瓣蹼。

分布于神农架各地，栖息于池塘、水库水草较多的地方，在芦苇、菖蒲中营巢。常见。

肉补中益气，收敛止痢。

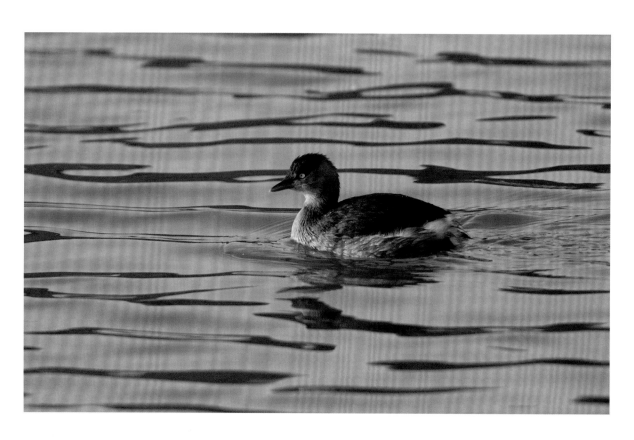

鸬鹚科 Phalacrocoracidae

嘴强长，上嘴两侧有沟，嘴端有钩，下嘴基部有喉囊。鼻孔小，成鸟的鼻孔完全隐闭。眼先裸出。颈细长。两翅长度适中。尾圆而硬直。脚位于体的后部，跗跖短而无羽，趾扁，后趾长，有蹼相连。

神农架可供药用的 1 属，1 种。

鸬鹚属 **Phalacrocorax** Brisson

体长约 800mm。嘴强而长，锥状，先端具锐钩，适于啄鱼。下喉有小囊。脚后位，趾扁，后趾较长，具全蹼。

神农架可供药用的 1 种。

普通鸬鹚^[C、D] **Phalacrocorax carbo** Linnaeus

夏羽头、颈和羽冠黑色，具紫绿色金属光泽，并杂有白色丝状细羽。上体黑色。两肩、背和翅覆羽铜褐色，并具金属光泽。尾圆形，灰黑色。颊、颏和上喉白色，形成一半环状，后缘沾棕褐色。其余下体蓝黑色，下胁有 1 个白色块斑。冬羽似夏羽，但头、颈无白色丝状羽，两胁无白斑。

分布于神农架大九湖、松柏、下谷、阳日，栖息于大树、岩石，在池塘、水库捕鱼，在神农架为冬候鸟。常见。

去内脏及毛的全体利水。

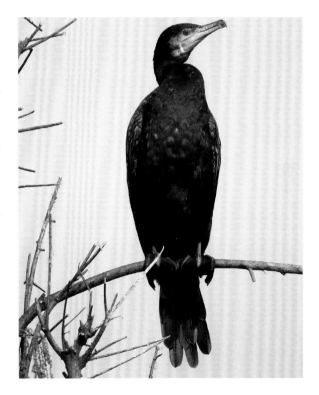

鹭科 Ardeidae

中大型涉禽。嘴长而尖直。颈长，且飞行时呈"S"字形，翅大而长。脚和趾均细长，胫部部分裸露，中趾的爪上具梳状栉缘。体羽疏松，多为单色，通常由白色、灰色、紫色、褐色等色构成，有些种类具深色条纹。不少种类在头、背或前颈下部具有丝状蓑羽，繁殖期尤为突出。雌雄同色。

神农架药用有 8 属，12 种。

■ 分属检索表

1. 尾羽 12 枚··2
   尾羽 10 枚··7
2. 体羽全白··**1. 白鹭属 Egretta**
   体羽非全白··3
3. 两翅白色··4
   两翅非白色··5
4. 嘴峰较跗跖为短··**2. 牛背鹭属 Bubulcus**
   嘴峰较跗跖为长··**3. 池鹭属 Ardeola**
5. 胫的裸出部分较后趾（不连爪）为长··**4. 鹭属 Ardea**
   胫的裸出部分较后趾（不连爪）为短···6
6. 嘴峰较跗跖为长··**5. 绿鹭属 Butorides**
   嘴峰与跗跖几乎等长··**6. 夜鹭属 Nycticorax**
7. 嘴峰较中趾（不连爪）为长··**7. 苇鳽属 Ixobrychus**
   嘴峰较中趾（不连爪）为短··**8. 麻鳽属 Botaurus**

（一）白鹭属 Egretta Forster

体羽皆是全白。大白鹭体型大，既无羽冠，也无胸饰羽。中白鹭体型中等，无羽冠，但有胸饰羽。白鹭和雪鹭体型小，具羽冠及胸饰羽。另外还有全身黑色的黑鹭，羽毛蓝灰色的小蓝鹭、蓝灰鹭等。它们总体嘴长而尖直，翅大而长，脚和趾均细长，胫部部分裸露，脚3趾在前，1趾在后，中趾的爪上具梳状栉缘。

神农架可供药用的 3 种。

■ **分种检索表**

1. 翅长超过 350mm，无羽冠和胸前蓑羽···1. **大白鹭 E. alba**

　翅长不及 350mm，具羽冠或胸前蓑羽···2

2. 翅长为 290~350mm，无羽冠，但具胸前蓑羽；趾黑·······················2. **中白鹭 E. intermedia**

　翅长不及 290mm，具羽冠；胸前具矛状长羽；趾黑，杂以黄斑；嘴黑·····3. **白鹭 E. garzetta**

1　**大白鹭** [C、D] **Egretta alba** (Linnaeus)

　　大型鹭类。颈、脚甚长，两性相似，全身洁白。嘴和眼先黑色，嘴角有 1 条黑线直达眼后。繁殖期间肩背部着生有 3 列长而直的蓑羽，羽枝呈分散状。蓑羽羽干呈白色，基部较强硬，到羽端渐次变小，羽支纤细分散，且较稀疏。下体亦为白色，腹部羽毛沾有轻微黄色。冬羽和夏羽相似，但前颈下部和肩背部无长的蓑羽，嘴和眼先为黄色。

　　分布于神农架大九湖（东溪）、下谷、阳日。栖息于水库、河流、池塘周边，在浅水区觅食。常见。

　　肉解毒。

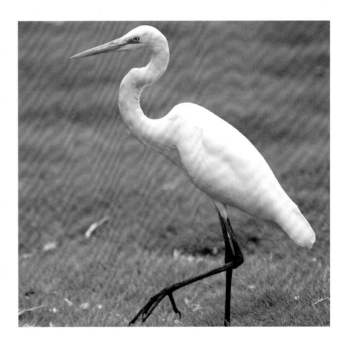

2　**中白鹭** [C、D] **Egretta intermedia** (Wagler)

　　中型涉禽，个体大小介于大白鹭和白鹭之间，体形呈纺锤形。头顶有的有冠羽。嘴和颈较白鹭短，嘴长而尖直，黑色，冬季黄色，嘴尖黑色。虹膜黄色，眼先裸露皮肤绿黄色。翅大而长。体羽疏松，具有丝状蓑羽，胸前有饰羽。脚和趾均细长，黑色，胫部部分裸露，腿部被羽。

　　分布于神农架大九湖（东溪）、下谷、阳日。常见。

　　肉补气益脾，解毒。

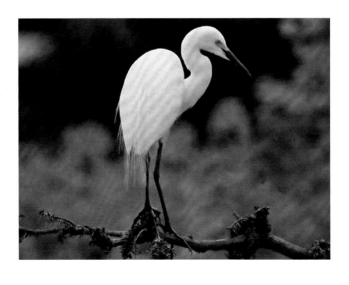

3 白鹭 [C、D] **Egretta garzetta** (Linnaeus)

中型涉禽，体形纤瘦，全身白色。成鸟夏羽：全身羽毛纯白色，繁殖期枕部着生 2 条狭长而软的矛状羽，悬垂于后颈，前胸和背部被蓑羽。成鸟冬羽：全身羽毛纯白色，但头部冠羽、肩、背和前胸的蓑羽或矛状羽均消失。虹膜黄色，眼先裸露皮肤夏季粉红色，冬季黄绿色。嘴黑色，冬季下嘴基部黄绿色。胫与跗跖部黑色，趾黄绿色，爪黑色。

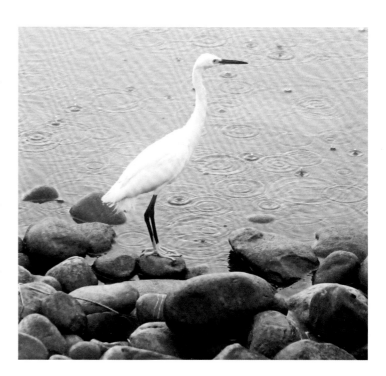

分布于神农架阳日、大九湖，栖息于水库、河流、池塘周边，在浅水区觅食。常见。

肉补气益脾，解毒。

（二）牛背鹭属 **Bubulcus** Bonaparte

体型较小，中型涉禽。颈粗短。嘴厚，嘴峰皮黄色。虹膜金黄色，眼先裸部黄色。繁殖期头、颈、背等变浅黄色，嘴及脚沾红色。雄性成鸟繁殖羽期头、颈、上胸及背部中央的蓑羽呈淡黄色至橙黄色，体的余部纯白色。冬羽几全白色。脚沾黄绿色，跗跖及趾褐色，爪黑色。

1 种，神农架有分布，可供药用。

牛背鹭 [C] **Bubulcus ibis** Linnaeus

中型涉禽，体较其他鹭肥胖。嘴和颈亦明显较其他鹭短粗。虹膜金黄色，嘴、眼先、眼周裸露皮肤黄色。夏羽前颈基部和背中央具羽枝分散成发状的橙黄色长形饰羽，前颈饰羽长达胸部，背部饰羽向后长达尾部，尾和其余体羽白色。冬羽通体全白色，个别头顶缀有黄色，无发丝状饰羽。跗跖和趾黑色。

分布于神农架大九湖、木鱼（九冲）、下谷、阳日，栖息于水库、池塘、水田边，常在牛背上觅食，在大树上筑巢。常见。

肉益气，解毒。

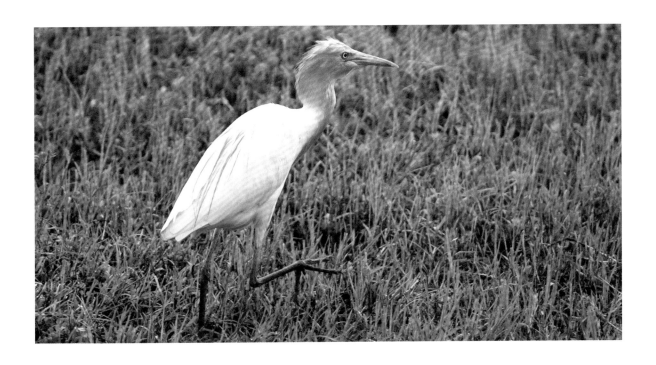

（三）池鹭属 **Ardeola** Boie

中型涉禽。虹膜金黄色，眼先裸部黄绿色。嘴强，黄色，端部黑。大多由栗色和棕色两种羽毛组成。双翅白色。有延伸呈蓑羽状的长背羽。头、颈及上胸的羽毛延长。繁殖期羽衣变化大，且冠羽延伸成矛状。圆尾。跗跖粗壮，与中趾几乎等长，跗跖及趾浅黄色。

神农架可供药用的 1 种。

池鹭[C] **Ardeola bacchus** (Bonaparte)

夏羽头部、头侧、长的羽冠、颈和前胸与胸侧栗红色，羽端呈分枝状；冠羽甚长，一直延伸到背部；背部羽毛也甚长，呈披针形，蓝黑色；尾短，圆形，白色；颏、喉白色；下颈有长的栗褐色丝状羽悬垂于胸。冬羽头顶白色，具密集的褐色条纹；颈淡皮黄白色，具厚密的褐色条纹；背和肩羽较夏羽为短，颜色为暗黄褐色；胸为淡皮黄白色，具密集粗状的褐色条纹，其余似夏羽。

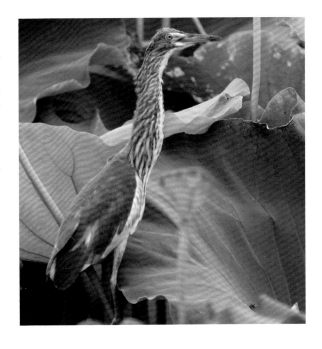

分布于神农架大九湖、木鱼、松柏、下谷、阳日，栖息于水库、池塘、河流，筑巢于树上。常见。

肉解毒。

（四）鹭属 Ardea Linnaeus

体型较大的涉禽。头具羽冠。颈细长。嘴长而尖直，长形鼻孔位于嘴的基部，体羽常具灰色、栗色或紫色。颈基及肩后的羽毛细长，形成饰羽。下体羽毛松软。翅宽而圆。尾短，为平尾。跗跖亦长。

神农架可供药用的 2 种。

■ 分种检索表

体羽大都淡灰色，腹面白色；中趾（连爪）短于跗跖⋯⋯⋯⋯⋯⋯⋯⋯⋯⋯1. 苍鹭 A. cinerea
体羽背面暗灰色，腹面紫栗色；中趾（连爪）与跗跖等长或较长⋯⋯⋯⋯⋯2. 草鹭 A. purpurea

1 苍鹭 [C、D] **Ardea cinerea** Linnaeus

雄鸟头顶中央和颈白色，头顶两侧和枕部黑色。羽冠由 4 枚黑色细长的羽毛形成。前颈中部有 2~3 列纵行黑斑。上体自背至尾上的覆羽苍灰色。两肩有长尖而下垂的苍灰色羽毛，羽端分散，近白色。颏、喉白色。颈的基部有呈披针形的灰白色长羽披散在胸前。胸、腹白色，前胸两侧各有 1 块大的紫黑色斑。虹膜黄色，眼先裸露部分黄绿色。嘴黄色。跗跖和趾黄褐色或深棕色，爪黑色。

分布于神农架大九湖（东溪）、下谷、阳日，栖息于水库、池塘浅水区。常见。

肉活血，利水，止痛。

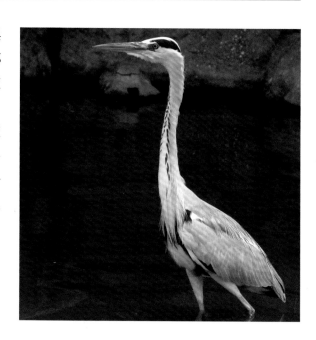

2 草鹭 [C] **Ardea purpurea** Linnaeus

额和头顶蓝黑色，枕部有 2 枚灰黑色长形羽毛，形成的冠羽，悬垂于头后，其余头和颈棕栗色。嘴暗黄色，嘴裂处有 1 条蓝色纵纹。两肩和下背被有矛状长羽，羽端分散如丝，灰白色或灰褐色。尾暗褐色，具蓝绿色金属光泽。颏、喉白色。前颈基部有银灰色或白色长的矛状饰羽。虹膜黄色，眼先裸露部黄绿色。胫裸露部和脚后缘黄色，前缘赤褐色。

分布于大九湖（东溪）、下谷、阳日，栖息于水库、池塘浅水区。少见。

除去内脏及羽毛的全体补肺气，止喘咳，消痰积。

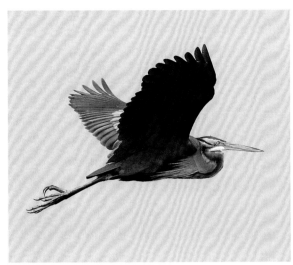 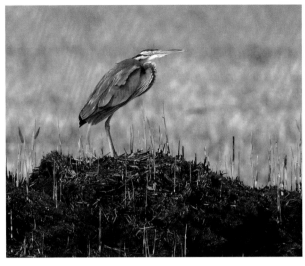

（五）绿鹭属 Butorides Blyth

体型较小。头具羽冠。虹膜黄色，眼睛旁边有裸露的皮肤。上体暗绿色，上体和翅膀具光泽，肩羽及肩间羽呈矛状。脚较细小，跗跖与中趾（连爪）几等长，但比嘴峰短。

神农架可供药用的1种。

绿鹭 [C] **Butorides striatus** Linnaeus

额、头顶、枕、羽冠和眼下纹绿黑色。羽冠从枕部一直延伸到后枕下部，其中最后1根羽毛特长。后颈、颈侧及颊纹灰色。额、喉白色。背及两肩披有窄长的青铜绿色的矛状羽。头具黑顶冠。上体蝉灰绿色，下体两侧银灰色。眼后有1个白斑。腰至尾上的覆羽暗灰。尾黑色具青铜绿色光泽。虹膜金黄色，眼先裸露皮肤黄绿色。嘴缘褐色。脚和趾黄绿色。

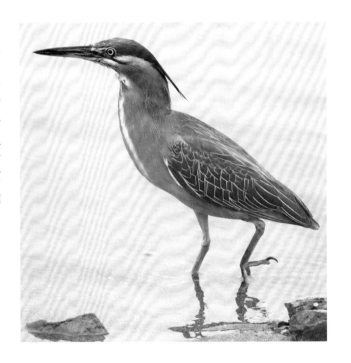

分布于神农架大九湖（东溪）、下谷、阳日，栖息于水库、河流、池塘边缘树上，在浅水区觅食。常见。

肉补气，除痹，解毒。

（六）夜鹭属 Nycticorax Forster

身体粗壮，一般头顶和背部深色，腹面白色或灰色，腿短。头、颈较短。嘴粗壮且略向下弯。项部具窄羽形成的羽冠。圆翅。跗跖与嘴峰几乎等长，前缘具盾鳞，后缘具网鳞。尾短。

神农架可供药用的1种。

夜鹭 [C] **Nycticorax nycticorax** Linnaeus

额、头顶、枕、羽冠、后颈、肩和背呈绿黑色，且具金属光泽，额基和眉纹白色，头枕部有2~3条长带状白色饰羽，下垂至背上。腰、两翅和尾羽灰色。颏、喉白色，颊、颈侧、胸和两胁淡灰色。腹白色。圆尾。虹膜血红色，眼先裸露部分黄绿色。嘴黑色。胫裸出部、跗跖和趾角黄色。

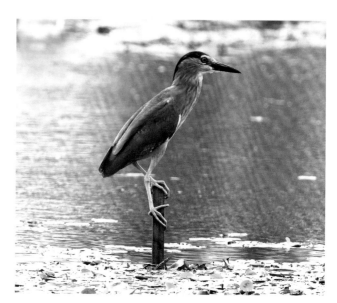

分布于神农架大九湖、下谷、阳日，栖息于河流、水库、池塘浅水区域，常在大树上休息。常见。

全体补肺气，止喘咳，消痰积。

（七）苇鳽属 Ixobrychus Billberg

小型涉禽，两性外形不相似。成鸟具有拟态，鸟体羽毛呈各种棕色、褐色、白色和黑色的纹，与生境融为一体。头具羽冠。嘴细而平直。下胸羽毛松软。跗跖短。尾短。

神农架可供药用的2种。

■ **分种检索表**

小腿至近胫跗节处被羽，嘴峰较中趾（连爪）为长·······················1. 黄斑苇鳽 I. sinensis
背紫栗色，翼上覆羽较淡································2. 紫背苇鳽 I. eurhythmus

1 黄斑苇鳽 [C] *Ixobrychus sinensis* (Gmelin)

雄鸟额、头顶、枕部和冠羽铅黑色，微杂以灰白色纵纹，头侧、后颈和颈侧棕黄白色。背、肩和三级飞羽淡黄褐色。腰和尾上的覆羽暗褐灰色。颏、喉淡黄白色，喉至胸淡黄褐色，胸侧羽缘棕红色。下颈基部和上胸具黑褐色块斑。虹膜金黄色，眼先裸露部分呈黄绿色。嘴峰黑褐，两侧和下嘴黄褐色。跗跖和趾黄绿色，爪角褐色。

分布于神农架大九湖、下谷、阳日，栖息于水库、池塘边生长有水生植物的区域，喜欢栖息在既有开阔水面又有芦苇和蒲草等挺水植物的环境。常见。

肉益气，解毒。

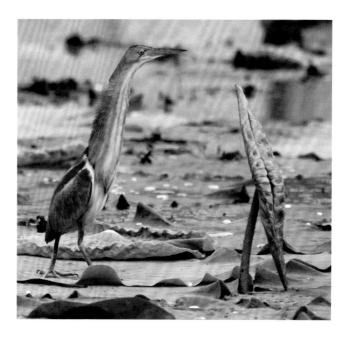

2 紫背苇鳽 [C] *Ixobrychus eurhythmus* (Swinhoe)

雄鸟上体紫栗褐色。头顶较暗，呈暗栗褐色。背紫栗色。腿和尾上的覆羽暗栗褐色。尾羽和飞羽黑褐色。颊和颈侧紫栗色。下体土黄色。自颏经前颈到胸部中央有1条暗色纵纹。喉侧、颈侧浅土黄白色。胸侧有黑褐色斑点。虹膜黄色，眼先黄色。嘴和嘴基黄色，嘴峰黑褐色。胫下部、跗跖和趾黄绿色。

分布于神农架大九湖、下谷、阳日，栖息于河流、水库，以及生有植物的池塘浅水区域。常见。

肉益气，解毒。

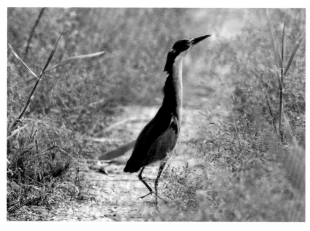
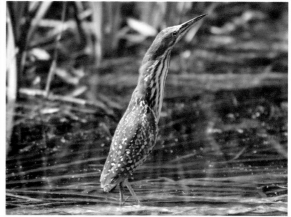

（八）麻鳽属 Botaurus Stephens

中型涉禽，具保护色。鸟体羽毛拟周围的环境，呈斑驳的褐色和棕黄色条纹。嘴长而尖直。翅大而长。脚和趾均细长，胫部部分裸露，脚3趾在前1趾在后，中趾的爪上具梳状栉缘。

神农架可供药用的1种。

大麻鳽 [C]　**Botaurus stellaris** (Linnaeus)

额、头顶和枕黑色。眉纹淡黄白色。背和肩主要为黑色，羽缘有锯齿状皮黄色斑。其余上体部分和尾上的覆羽皮黄色，具有黑色波浪状斑纹和黑斑。后颈黑褐色，羽端具2个棕红白色横斑。颈侧和胸侧皮黄色，具黑褐色虫蠹状斑和横斑。颏、喉奶白色。前颈和胸皮黄色，具棕褐色纵纹，从颏一直到胸。虹膜黄色。嘴黄绿色，嘴峰暗褐色。脚和趾黄绿色。

分布于神农架大九湖，栖息于河流、水库、池塘边的芦苇、菖蒲丛中。少见。

肉益气，解毒。

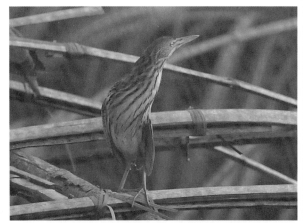
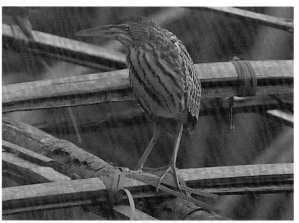
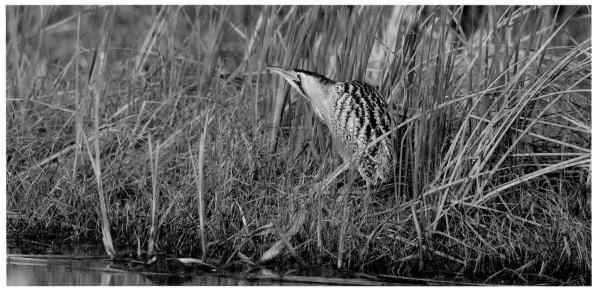

鹳科 Ciconiidae

中等至中大型涉禽，雌雄相似，但通常雄体略大于雌体。嘴长，直而粗厚，略侧扁，先端尖细。鼻沟不明显，呈缝隙状，位于嘴基部。颈长，飞行时向前伸直而不回缩。翅长而宽阔，次级飞羽较初级飞羽为长。尾短，呈平尾或角尾状。脚甚长，胫下部裸出无羽，跗跖被六边形的网状鳞，趾长度适中，前面3趾在基部有蹼相连，爪短粗而钝。体羽多为黑白两色。

神农架可供药用的1属，2种。

鹳属 Ciconia Brisson

嘴长而直，嘴基较厚，从嘴基到尖端逐渐变细，下嘴在末端微向上曲。鼻呈裂缝状。头、颈被羽。眼先和眼周裸露。胫下部裸出，跗跖长而被有网状鳞，爪短，宽而扁平。

神农架可供药用的2种。

■ 分种检索表

头、颈、背等均为褐色···1. 黑鹳 C. nigra

头、颈、背等均为白色，体型较大，嘴黑色···································2. 东方白鹳 C. boyciana

---

1　黑鹳 [A]　Ciconia nigra (Linnaeus)

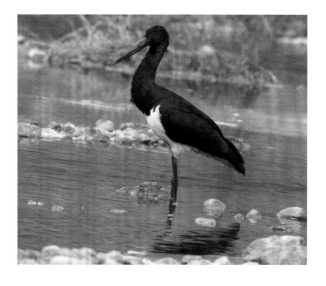

两性相似。嘴红色，尖端较淡，成鸟嘴长而直，基部较粗，往先端逐渐变细。尾较圆。脚甚长，胫下部裸出，前趾基部间具蹼，爪钝而短。头、颈、上体和上胸黑色。颈具辉亮的绿色光泽。背、肩和翅具紫色和青铜色光泽。前颈下部羽毛延长，形成相当蓬松的颈领。虹膜褐色或黑色，眼周裸露皮肤和脚亦为红色。

分布于神农架大九湖，栖息于湖边浅水区、草丛中。罕见。

干燥骨骼解毒，止痛等。

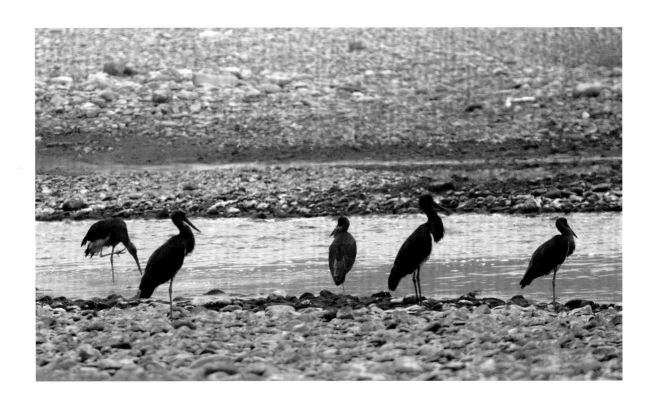

2 东方白鹳 [A] *Ciconia boyciana* Swinhoe

嘴长而粗壮，呈黑色，仅基部缀有淡紫色或深红色，嘴的基部较厚，往尖端逐渐变细，并且略微向上翘。眼睛周围、眼线和喉部的裸露皮肤都是朱红色，眼睛内的虹膜为粉红色，外圈为黑色。身体上的羽毛主要为纯白色。翅膀宽而长，覆羽和飞羽均为黑色，并具有绿色或紫色的光泽。前颈的下部有呈披针形的长羽。腿、脚甚长，为鲜红色。

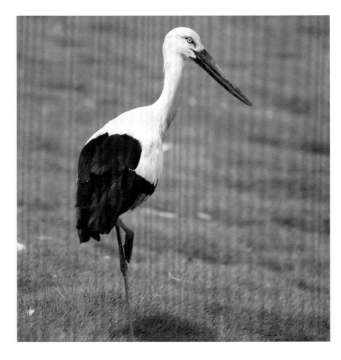

分布于神农架大九湖，栖息于湖边浅水区、草丛中。罕见。

干燥骨骼解毒，止痛等。

鹮科 Threskiornithidae

大型涉禽。颈、嘴及脚、趾等均长。嘴强壮而钝，并向下弯曲，嘴端尖细或呈匙状，嘴峰两侧各有1个长形鼻沟，鼻孔位于其基部。头和颈通常裸露。趾较长，且基部有蹼，并延伸至各趾两旁，4趾在一个水平面上。在繁殖季节，内侧次级飞羽长于初级飞羽，并形成散羽状。雌雄相同。

神农架可供药用的1属，1种。

琵鹭属 **Platalea** Linnaeus

嘴形奇特，直而扁平，近端部呈匙状，嘴端向下微曲，嘴具鼻沟，鼻孔在嘴基部。脸部裸出。腿长，上部被羽，跗跖为网状鳞，趾长，基部具蹼，并以膜连至趾端。

神农架可供药用的1种。

白琵鹭 [B] **Platalea leucorodia** Linnaeus

嘴长而直，上下扁平，前端扩大成匙状，黑色，端部黄色。虹膜暗黄色，眼先、眼周、脸和喉裸出皮肤黄色。夏羽全身白色；头后枕部具长的发丝状冠羽，橙黄色；前额下部具橙黄色颈环；颏和上喉裸露无羽，橙黄色。冬羽和夏羽相似，全身白色，头后枕部无羽冠，前颈下部亦无橙黄色颈环。脚较长，黑色，胫下部裸出。

分布于神农架大九湖（东溪），栖息于河流、池塘岸边浅水区域。罕见。

肉益气，解毒。

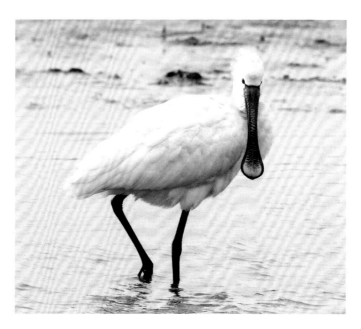

鸭科 Anatidae

脚和蹼宽扁，喙扁平。几乎所有的物种都营巢，在地面或在水边，但也有少数的巢在树洞里，如鹊鸭。鸭和鹅产的蛋都很大，天鹅往往产卵较少。

神农架可供药用的 4 属，7 种。

■ 分属检索表

1. 后趾不具瓣蹼··1. 雁属 Anser
   后趾仅具狭形瓣蹼，后趾连爪（从基部上面量起）的长度为其宽度（连同瓣蹼）的 3.5~4 倍·····2
2. 嘴形短厚似鹅，嘴峰长度不超过 31mm···································2. 鸳鸯属 Aix
   嘴形较长而稍平扁，嘴峰长度超过 31mm·································3
3. 体形较大，翅长在 280mm 以上，内侧次级飞羽的外羽片有棕栗色··········3. 麻鸭属 Tadorna
   体形较小，翅长通常在 280mm 以下，内侧次级飞羽的外羽片无棕栗色··········4. 河鸭属 Anas

（一）雁属 Anser Brisson

大型游禽。嘴宽而厚，嘴甲比较宽阔，喙缘有较钝的栉状突起。雌雄羽色相似，多数呈淡灰褐色，有斑纹。共同特点是体形较大，嘴的基部较高，长度和头部的长度几乎相等，上嘴的边缘有强大的齿突，嘴甲强大，占了上嘴端的全部。颈部较粗短，翅膀长而尖。体羽大多为褐色、灰色或白色。

神农架可供药用的 2 种。

■ 分种检索表

嘴较头长，黑色；前额有白色细斑带································1. 家鹅 A. cygnoides domestica
嘴不比头长，黑褐色而具黄斑；前额无白羽····························2. 豆雁 A. fabalis

1 | 家鹅 Anser cygnoides domestica (Brisson)

体躯长，大而宽，体长 80~100cm，公鹅体重可达 5kg 左右，母鹅体重可达 4kg 左右。头大。额骨凸。嘴扁阔，嘴基部有一大而硬的黄色或黑褐色肉质瘤，嘴下皮肤皱褶，形成 1 个袋状结构。体躯站立时昂然挺立。

饲养于神农架各地。

脂肪（白鹅膏）清热解毒，润肤等。

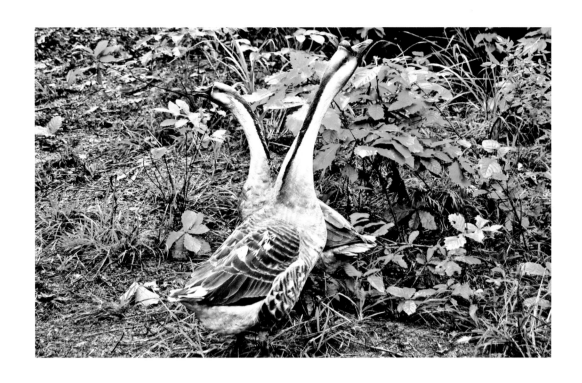

2 豆雁 [C、D] **Anser fabalis** (Latham)

外形大小和形状似家鹅，两性相似。头、颈棕褐色。肩、背灰褐色，具淡黄白色羽缘。尾黑褐色，具白色端斑，尾上覆羽和尾下覆羽白色。喉、胸淡棕褐色，腹污白色，两胁具灰褐色横斑。虹膜褐色。嘴甲和嘴基黑色，嘴甲和鼻孔之间有1个橙黄色横斑，沿嘴的两侧边缘向后延伸至嘴角。脚橙黄色，爪黑色。

分布于神农架下谷，栖息于河流、水库、池塘中。少见。

肉祛风壮骨。脂肪活血祛风，清热解毒。

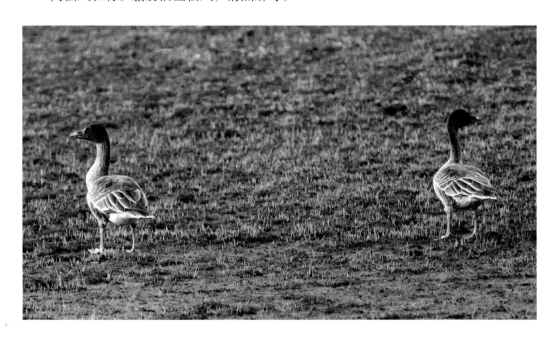

（二）鸳鸯属 Aix Boie

体型中等。雌雄异色。雄鸟头具羽冠，翅上初级飞羽的外缘银灰色；嘴短，嘴峰近平直；前颈的羽毛颇为延长，形成明显的翎领；内侧的次级飞羽形稍扩大，而具金属光泽；跗跖短，两脚位近鸟体前方。雌鸟大都灰褐色，头无羽冠。

神农架可供药用的 1 种。

鸳鸯 [B] Aix galericulata (Linnaeus)

雄鸟额和头顶中央翠绿色，枕部铜赤色，与后颈的暗紫绿色长羽组成羽冠。眉纹白色，宽而长。眼先淡黄色。颊部具棕栗色斑。眼上方和耳域棕白色。颈侧具长矛形的辉栗色领羽。背、腰暗褐色，并具铜绿色金属光泽。上胸和胸侧暗紫色，下胸至尾下覆羽乳白色。虹膜褐色。雄鸟的嘴暗红色，尖端白色。雌鸟褐色至粉红色，嘴基白色，脚橙黄色。

分布于神农架大九湖、下谷、九冲，栖息于河流、水库中。少见。

肉清热解毒。

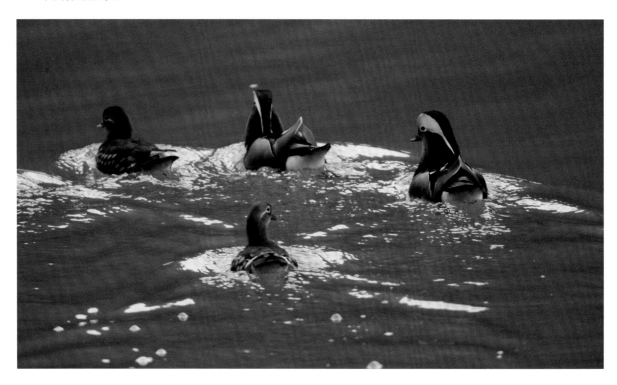

（三）麻鸭属 Tadorna Fleming

嘴短，基部较厚，中部凹陷，端部平扁而上翘。鼻孔至嘴基的距离小于嘴长的 1/3。翅长而尖。尾呈圆形。雌雄两性的羽色基本相似。

神农架可供药用的 1 种。

赤麻鸭 [C、D] **Tadorna ferruginea** (Pallas)

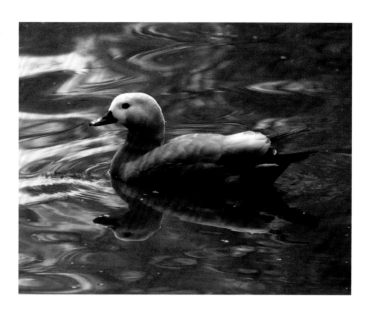

雄鸟头顶棕白色；颊、喉、前颈及颈侧淡棕黄色；下颈基部在繁殖季节有一窄的黑色领环；胸、上背及两肩均为赤黄褐色；下背稍淡；腰羽棕褐色，具暗褐色虫蠹状斑；尾和尾上覆羽黑色；翅上覆羽白色，微沾棕色；下体棕黄褐色。雌鸟羽色和雄鸟相似，但体色稍淡，头顶和头侧几乎为白色，颈基无黑色领环。虹膜暗褐色。嘴黑色。

分布于神农架大九湖、下谷、阳日，栖息于河流、水库中。少见。

肉补中益气。

（四）河鸭属 **Anas** Linnaeus

大多数是中型游禽。羽毛致密。嘴多扁平，先端具嘴甲。前趾间具蹼，后趾小而不踏地。雌雄外形不同，雄性具交接器。大多具有季节性迁徙的习性。很多鸭类雌雄相差悬殊，雄鸟体型较大，有艳丽的羽毛，而雌鸟则羽色暗淡。

神农架可供药用的 4 种。

■ 分种检索表

雄性成鸟

1. 嘴形宽阔，最大的阔度达 20mm 以上··2

   嘴较狭小，最大的阔度不及 19mm··3

2. 两性异色；翼镜呈金属紫蓝色；雄鸭嘴端无黄斑，雌鸭嘴端有时微具淡黄色横斑，嘴甲黑色······

   ··**1. 绿头鸭 A. platyrhynchos**

   两性几乎同色；翼镜呈金属蓝绿色，而闪紫辉；嘴端具棕黄色横斑，包括嘴甲··········

   ··**3. 斑嘴鸭 A. poecilorhyncha**

3. 尾上覆羽长达尾羽的末端，上颈具羽冠··························**4. 罗纹鸭 A. falcata**

   尾上覆羽较尾羽短；上颈无羽冠；嘴长在 40mm 以下；雄鸭翅无上列特征；体形最小；翅长在 200mm 以下；翼镜外侧绒黑而具狭窄的白缘，内侧大多为金属铜绿色，翼镜前面缘以大覆羽的白色或棕白色羽端；雄鸟头部棕红；眼后有金属绿色带斑··········**5. 绿翅鸭 A. crecca**

雌性成鸟

1. 下体白色或近白色；翼镜最外侧次级飞羽黑色，具白色狭端，其内侧的次级飞羽为金属铜绿色，有时具黑色和白色羽端··············5. 绿翅鸭 A. crecca

   下体杂以褐色··············2

2. 颈上具小羽冠··············4. 罗纹鸭 A. falcata

   颈无羽冠··············3

3. 头具白眉；嘴端具暗棕黄色横斑，包括嘴甲；翼镜蓝绿色，三级飞羽外缘白色发达··············
   ··············3. 斑嘴鸭 A. poecilorhyncha

   眉纹不显，呈黄色；嘴端无黄色横斑，如存在时也不明显，嘴甲黑色；翼镜紫蓝，三级飞羽的外缘无白色，或仅具白色狭边··············1. 绿头鸭 A. platyrhynchos

1 绿头鸭 [C、D] Anas platyrhynchos (Linnaeus)

雄鸟头、颈绿色，具辉亮的金属光泽。颈基有一白色领环。上背和两肩褐色，密杂以灰白色波状细斑。下背黑褐色。腰和尾上覆羽绒黑色，微具绿色光泽。中央两对尾羽黑色，向上卷曲成钩状。两翅灰褐色，翼镜呈金属紫蓝色。上胸浓栗色，下胸和两胁灰白色，杂以细密的暗褐色的波状纹。虹膜棕褐色。雄鸟嘴黄绿色，嘴甲黑色；跗跖红色。雌鸟嘴黑褐色，嘴端暗棕黄色；跗跖橙黄色。

分布于大九湖、松柏、下谷、阳日，栖息于河流、水库。常见。

羽毛解毒。

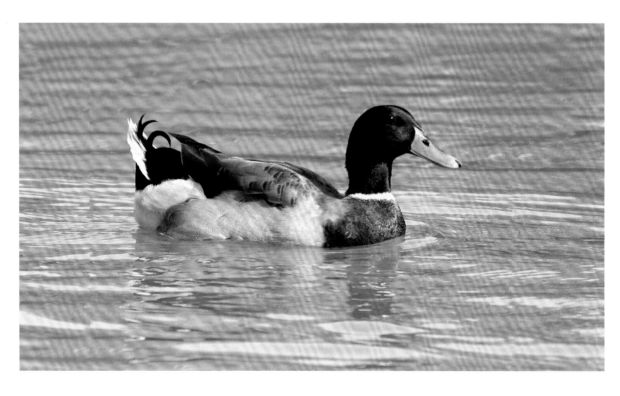

2 | 家鸭 **Anser platyrhynchus domestica** Linnaeus

家鸭是由绿头鸭驯养而成的。其嘴长而扁平。颈长。腹面如舟底。翼小，基本无飞翔能力，翼上覆羽大。尾短，公鸭尾有卷羽4枚。羽毛甚密，羽色较多，有全白色、栗壳色、黑褐色等。公鸭颈部多黑色，有绿色金属样光泽，叫声嘶哑。

饲养于神农架各地。常见。

新鲜血液（鸭血）清热，止痉，解毒，补血。

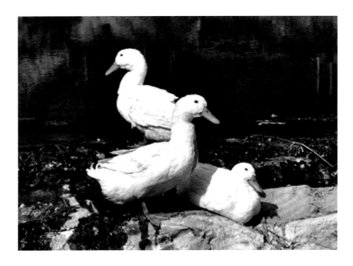

3 | 斑嘴鸭 [C] **Anas poecilorhyncha** Forster

体长约60cm。头颜色较浅，头顶及眼线颜色较深。上背灰褐沾棕色，下背褐色。腰、尾上覆羽和尾羽黑褐色。胸淡棕白色，杂有褐斑。腹褐色。虹膜黑褐色，外围橙黄色。嘴蓝黑色，具橙黄色端斑，嘴甲尖端微具黑色。跗跖和趾橙黄色，爪黑色。

分布于神农架大九湖、阳日，栖息于河流、水库、池塘。常见。

肉补中益气。

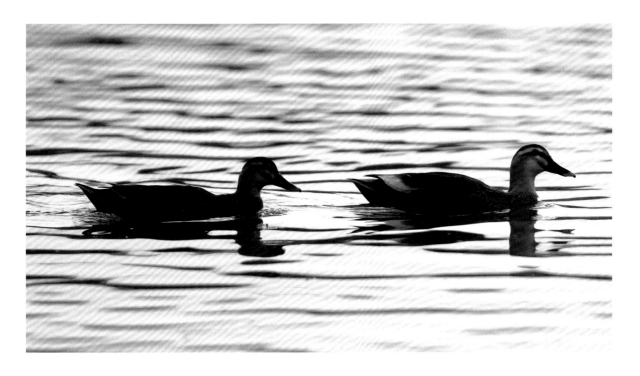

4 | 罗纹鸭 [C] **Anas falcata** Georgi

雄鸟繁殖羽头顶暗栗色。头和颈的两侧以及后颈冠羽铜绿色。前额基处有 1 个白斑，眼后下缘有 1 个新月形小白斑。上背和两胁灰白色，布满暗褐色波状细纹。下背和腰暗褐色。尾短，褐灰色。颏、喉和前颈纯白色，前颈近颈基处有 1 圈黑色而具绿色光泽的领圈。其余下体白色而缀有棕灰色，胸部密布以新月形暗褐色斑。雌鸟嘴端黄斑不明显，上体后部较淡，下体自胸以下淡折色，杂以暗褐色斑。虹膜褐色。上嘴黑褐色。脚橄榄灰色。

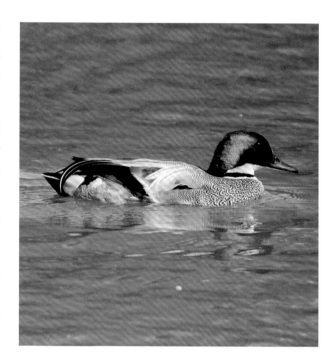

分布于神农架大九湖、下谷、阳日，栖息于河流、水库、池塘。少见。

肉补中益气，消食和胃，利水，解毒。羽解毒退火，凉血止血。脚掌、嘴壳祛虚寒。

5 | 绿翅鸭 [C] **Anas crecca** Linnaeus

雄鸟繁殖羽头和颈深栗色。自眼周往后有 1 条宽阔的具有光泽的绿色带斑。上背、两肩的大部分和两胁均为黑白相间的虫蠹状细斑。下背和腰暗褐色。肩羽外侧乳白色或淡黄色。两翅表面大多为暗灰褐色，次级飞羽外侧数枚外翈绒黑色，内侧数枚外翈为金属翠绿色，在翅上形成显著的绿色翼镜。尾羽黑褐色。虹膜淡褐色。嘴黑色。跗跖棕褐色。

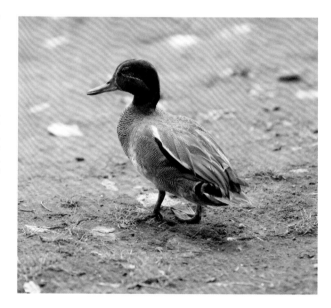

分布于神农架大九湖、红坪（大龙潭）、木鱼（千家坪）、下谷、阳日，栖息于河流、水库、池塘、林间沼泽。常见。

肉补中益气。

鹰科 Accipitridae

雄鸟体长约50cm，雄鸟体型较雌鸟小。雄鸟从头部到前部为灰黑色；眼后为黑色，有明显的白色眉斑；下体白色，杂有很多的灰黑色小横斑。雌鸟上体及翼表面为灰褐色；眉纹白色，杂以褐纹；下体白色，体下面有纵斑。

神农架可供药用的6属，15种。

■ 分属检索表

1. 头顶裸出或仅被绒羽，鼻孔圆形·······························1. 秃鹫属 Aegypius
   头顶被羽··2
2. 胫和跗跖几等长，彼此相差不及后爪的长度·····················3
   胫较跗跖甚长，彼此相差超过后爪的长度·······················4
3. 跗跖前缘具网状鳞·······································2. 鹞属 Circus
   跗跖前后缘均具盾状鳞·······························3. 鹰属 Accipiter
4. 跗跖后缘具盾状鳞（毛脚鵟例外）·····················4. 鵟属 Buteo
   跗跖后缘具网状鳞，鼻裸出，颏无髭簇·······················5
5. 嘴形大多大而强，嘴缘具弧状垂；跗跖全部被羽，爪甚曲，后爪较内爪为长；头部无羽冠，或羽冠不显著；初级飞羽与次级飞羽的长度相差超过跗跖的长度··············5. 雕属 Aquila
   嘴形大多较弱，嘴缘微具弧状垂，有时具双齿突，上嘴无齿突；跗跖裸出无羽；尾呈叉状·····
   ···6. 鸢属 Milvus

（一）秃鹫属 Aegypius Savigny

嘴强大。鼻孔圆形。头顶被以短的绒羽。颈裸出，基部具翎领。翅长而尖，第3或第4枚飞羽最长，或几等长。尾羽12枚。跗跖部分被羽，裸露部分具网状鳞，中趾长，内趾和外趾几等长。

1种，神农架有分布，可供药用。

秃鹫 [B] Aegypius monachus (Linnaeus)

体型大。成年秃鹫头部为褐色绒羽，后头羽色稍淡。颈裸出，呈铅蓝色，皱领白褐色。上体暗褐色；翼上覆羽亦为暗褐色，初级飞羽黑色；尾羽黑褐色。下体暗褐色；胸前具绒羽，两侧具矛状长羽，胸、腹具淡色纵纹。虹膜褐色。嘴端黑褐色，蜡膜铝蓝色。跗跖和趾灰色，爪黑色。

分布于神农架各地，栖息于山间林缘草地、裸岩区域，常在空中盘旋。少见。

肉滋补养阴。骨软坚散结。

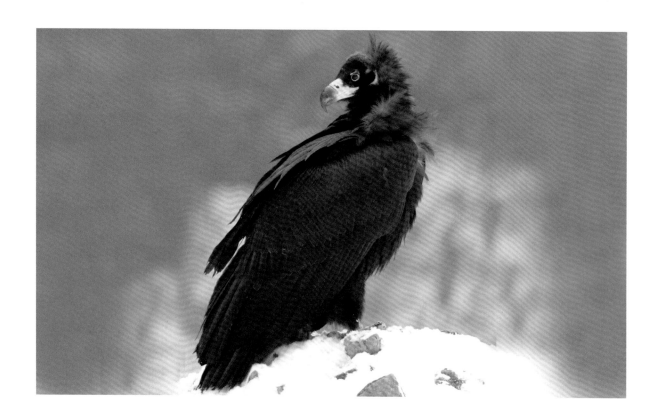

（二）鹞属 Circus Lacepede

体细瘦。喙小。面上的羽毛呈脸盘状。体羽单色，不鲜艳。腿长。尾长。

神农架可供药用的 2 种。

■ 分种检索表

尾上覆羽白色，具棕色轴纹···1. **白尾鹞 C. cyaneus**

尾上覆羽棕白色，具暗褐色宽阔纵纹···2. **鹊鹞 C. melanoleucos**

1 | 白尾鹞 [B] Circus cyaneus (Linnaeus)

雄鸟前额污灰白色，头顶灰褐色，具暗色羽干纹，后头暗褐色，具棕黄色羽缘。耳羽后下方往下有 1 圈蓬松而稍卷曲的羽毛形成的皱领。后颈、背、肩、腰蓝灰色。下体颏、喉和上胸蓝灰色，其余下体纯白色。雌鸟上体暗褐色，尾上覆羽白色，中央尾羽灰褐色，外侧尾羽棕黄色；下体皮棕白色或皮黄白色，具粗且显著的红褐色纵纹。

分布于神农架大九湖（东溪）、木鱼、松柏、阳日，栖息于林间河谷、沼泽、农田等较开阔地带。少见。

头息风止痛，宁心安神。肉息风止痛，消肉食积。翅骨滋阴泻火。

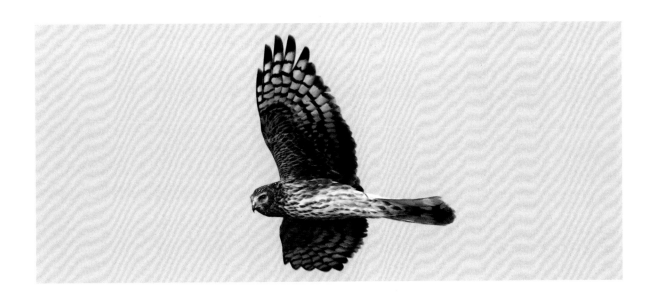

2 鹊鹞[B] **Circus melanoleucos** (Pennant)

头部、颈部、背部和胸部均为黑色。翅膀上有白斑。尾上的覆羽为白色，尾羽为灰色。下胸部至尾下覆羽和腋羽为白色。飞翔时，从上面看，翼尖从头部至背部为黑色，翼上的小覆羽和尾上的覆羽为白色，其余为灰色；从下面看，翼尖和头部、颈部的黑色与白色的体羽及灰白色的翼下成鲜明对比。

分布于神农架低海拔区域，栖息于林间河谷、沼泽、农田等较开阔地带。少见。

头息风止痛，宁心安神。肉息风止痫，消肉食积。翅骨滋阴泻火。

（三）鹰属 **Accipiter** Brisson

中型或小型猛禽，雌鸟大于雄鸟。嘴有明显的齿突。翅短而圆。尾部较长。跗跖部细长，前后缘为盾状鳞。成鸟胸腹部有横行的斑纹，幼鸟为纵行斑点。

神农架可供药用的5种。

■ 分种检索表

1. 嘴长（自蜡膜前缘量起）不及中趾（不连爪）之半·····································2
   嘴长（自蜡膜前缘量起）与中趾（不连爪）之半几乎等长，或较后者为长·················3

2. 喉布满褐色细纹，但无特别显著的中央条纹；第6枚初级飞羽的外翈具缺刻···1. 雀鹰 A. nisus
   喉白而具显著的褐色中央条纹，第6枚初级飞羽的外翈无缺刻··············2. 松雀鹰 A. virgatus

3. 头无羽冠··4
   头具羽冠··3. 凤头鹰 A. trivirgatus

4. 第3枚初级飞羽最长··4. 赤腹鹰 A. soloensis
   第4枚初级飞羽最长··5. 苍鹰 A. gentilis

1 雀鹰 [B] **Accipiter nisus** (Linnaeus)

雄鸟上体鼠灰色或暗灰色；头顶、枕和后颈较暗；前额微缀棕色，后颈羽基白色，常显露于外；其余上体自背至尾上覆羽暗灰色；翅上覆羽暗灰色；眼先灰色，具黑色刚毛，有的具白色眉纹；头侧和脸棕色，具暗色羽干纹。下体白色，颏和喉部布满褐色羽干细纹，胸、腹和两胁具红褐色或暗褐色细横斑。

分布于神农架各地。常见。

头祛风解毒，平肝疏肝，止血化痔。骨祛风湿，续筋骨。眼睛明目，退翳障。嘴、爪止血化痔。

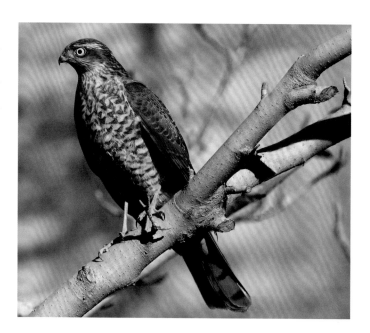

2 松雀鹰 [B] **Accipiter virgatus** (Temminck)

雄鸟整个头顶至后颈石板黑色，头顶缀有棕褐色。眼先白色。头侧、颈侧和其余上体均为暗灰褐色，颈项和后颈基部羽毛为白色。颏和喉为白色，具有1条宽阔的黑褐色中央纵纹。胸和两胁白色，具宽而粗且显著的灰栗色横斑。腹白色，具灰褐色横斑。覆腿羽白色，亦具灰褐色横斑。

分布于神农架各地，栖息于林缘较开阔处，常站在高大枯树的树顶上。常见。

头祛风解毒，平肝疏肝，止血化痔。骨祛风湿，续筋骨。眼睛明目，退翳障。嘴、爪止血化痔。

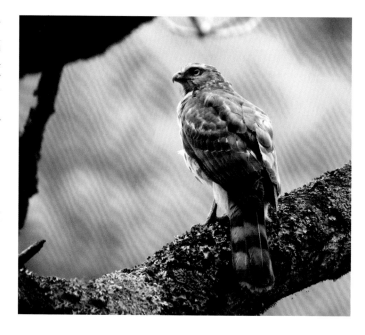

3 凤头鹰 [B] **Accipiter trivirgatus** (Temminck)

前额、头顶、后枕及其羽冠黑灰色，头和颈侧色较淡，具黑色羽干纹。上体暗褐色。尾淡褐色，具白色端斑和 1 条隐蔽而不甚明显的横带和 4 条显露的暗褐色横带。颏、喉和胸白色，颏和喉具 1 条黑褐色中央纵纹，胸具宽的棕褐色纵纹，胸以下具暗棕褐色与白色相间排列的横斑。上喙边端具弧形垂突，基部具蜡膜或须状羽。

分布于神农架大九湖、木鱼、下谷、阳日，栖息于林中或林缘地带，以及竹林和农田附近的大树上。少见。

头骨祛风解毒。骨骼祛风湿，续筋骨。

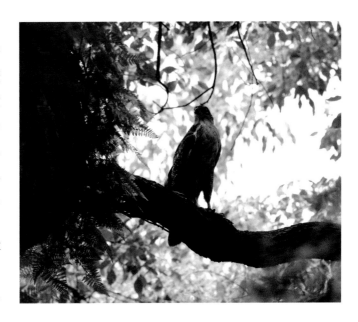

4 赤腹鹰 [B] **Accipiter soloensis** (Horsfield)

中等体型。下体色甚浅。成鸟上体淡蓝灰色，背部羽尖略具白色，外侧尾羽具不明显黑色横斑；下体白色，胸及两胁略沾粉色，两胁具浅灰色横纹，腿上也略具横纹。成鸟翼下初级飞羽羽端黑色外，其余部分几乎全为白色。虹膜红色或褐色。嘴灰色，端黑，蜡膜橘黄色。脚橘黄。

分布于神农架各地，栖息于森林林缘地带、农田附近的大树或电线上。少见。

干燥骨骼祛风利湿，强筋健骨等。

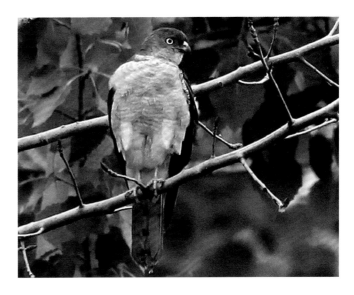

5 苍鹰 [B] **Accipiter gentilis** (Linnaeus)

成鸟前额、头顶、枕和头侧黑褐色。颈部羽基白色。眉纹白色，具黑色羽干纹。耳羽黑色。上体到尾呈灰褐色。飞羽有暗褐色横斑。尾灰褐色，具 3~5 个黑褐色横斑。喉部有黑褐色细纹及暗褐色斑。胸、腹、两胁和覆腿羽布满较细的横纹，羽干黑褐色。

分布于神农架各地，栖息于针叶林、阔叶林以及针阔叶混交林中。常见。

头骨祛风解毒。骨骼祛风湿，续筋骨。

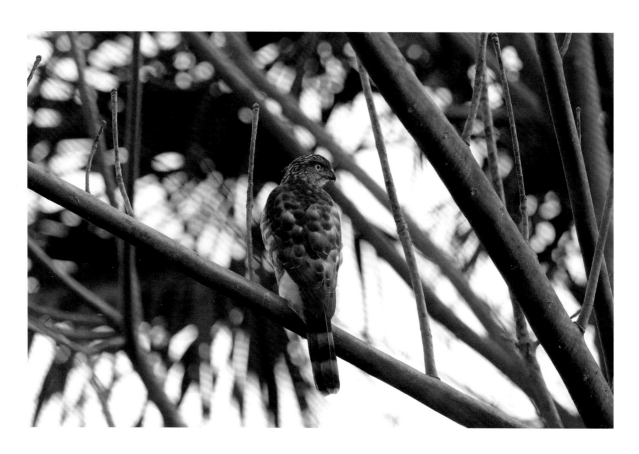

（四）鵟属 **Buteo** Lacepede

中等体型的猛禽，雌鸟显著大于雄鸟。一般是上体呈褐色，下体颜色稍淡。上喙边端具弧形垂突，基部具蜡膜或须状羽。尾呈红褐色。脚和趾强健有力，通常3趾向前，1趾向后，呈不等趾型。神农架可供药用的3种。

■ 分种检索表

1. 跗跖至趾基不被羽，跗跖不及75mm；鼻孔位置与嘴裂平行；翅长不及400mm（雄）或440mm（雌）·····················1. 普通鵟 **B. buteo**

2. 跗跖至趾基被羽；翅长超过440mm（雄）或480mm（雌）；尾暗褐色，横斑显著···2. 大鵟 **B. hemilasius**

3. 跗跖后缘具网状鳞，尾的末端有宽阔黑色的带斑·················3. 毛脚鵟 **B. lagopus**

1 普通鵟 [B] **Buteo buteo** (Linnaeus)

中型猛禽。体色变化较大，上体主要为暗褐色，下体主要为暗褐色或淡褐色，具深棕色横斑或纵纹。尾淡灰褐色，具多个暗色横斑。飞翔时两翼宽阔，初级飞羽基部有明显的白斑，翼下白色，仅翼尖、翼角和飞羽外缘黑色（淡色型）或全为黑褐色（暗色型）；尾散开为扇形。

分布于神农架各地，栖息于森林及林缘地带。常见。

肉滋补，消肿。羽毛止血。卵用于阴茎红肿。

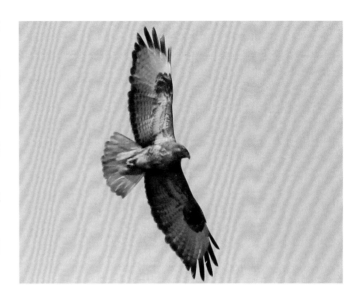

2 大鵟 [B] **Buteo hemilasius** Temminck et Schlegel

体色变化较大，分暗型、淡型两种。暗型上体暗褐色，肩和翼上覆羽缘淡褐色；头和颈部羽色稍淡，羽缘棕黄色；眉纹黑色；尾淡褐色，具6条淡褐色和白色横斑，羽干及羽缘白色；翅暗褐色，翅下飞羽基部白色，形成白斑。下体淡棕色，具暗色羽干纹及横纹。淡型头顶、后颈几乎为纯白色，具暗色羽干纹。眼先灰黑色。耳羽暗褐色。背、肩、腹暗褐色。尾羽淡褐色，羽干纹及外侧尾羽内翈近白色，具8~9个暗褐色横斑。下体白色至淡棕色，胸侧、下腹及两胁具褐色斑。

分布于神农架各地，栖息于森林、林缘、农田、村庄。常见。

肉滋补，消肿。羽毛止血。

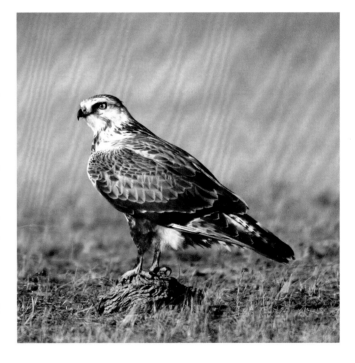

3 | 毛脚鵟 [B] **Buteo lagopus** (Pontoppidan)

上体呈暗褐色，下背和肩部常缀近白色的不规则横带。尾部覆羽常有白色横斑，圆而不分叉，与鵟形成明显差别，尾羽洁白，末端具有黑褐色宽斑。翼角具黑斑。头色浅。成年雄鸟头部色深。胸部色浅。颏部为棕白色，并有黑褐色羽干纹。喉部和胸部为黄褐色，具有轴纹和大块轴斑。腹部为暗褐色。下体其余部分为白色。跗骨被羽毛。

分布于神农架各地，栖息于林缘、农田。少见。

肉滋补，消肿。羽毛止血。卵用于阴茎红肿。

（五）雕属 **Aquila** Brisson

大型猛禽。多数头部无冠羽。初级飞羽和次级飞羽的长度差距超过跗骨的长度。爪弯曲度大，后爪通常较内爪稍长。

神农架可供药用的 3 种。

■ 分种检索表

1. 头无羽冠；鼻孔圆形···1. 乌雕 A. clanga
2. 头无羽冠；鼻孔椭圆形；后趾的爪较上嘴为长，一般超过 50mm；第 7 枚飞羽的外翈不狭窄，且无切刻···3
3. 体型较大，翅长超过 600mm，后头和后颈的羽毛尖锐·················2. 金雕 A. chrysaetos
   体型较小，翅长不及 550mm，后头和后颈的羽毛圆形，尾长于 250mm，翅长于 450mm···3. 白腹隼雕 H. fasciatus

1 | 乌雕 [B] **Aquila clanga** Pallas

通体为暗褐色，背部略微缀有紫色光泽，颏部、喉部和胸部为黑褐色，其余下体色稍淡。尾羽短而圆，基部有 1 个"V"字形白斑和白色的端斑。鼻孔为圆形，而其他雕类的鼻孔均为椭圆形。虹膜为褐色。嘴黑色，基部色较浅淡；蜡膜黄色。趾为黄色，爪为黑褐色。不同年龄及不同亚种体羽不同。幼鸟翼上及背部具有明显的白色点斑及横纹。

分布于神农架各地，栖息于森林、河流、林中沼泽。少见。

骨骼活血止痛。

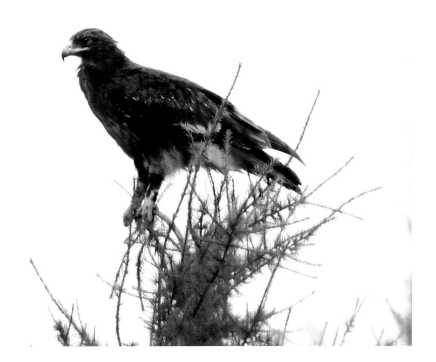

2 | 金雕[A] **Aguila chrysaetos** (Linnaeus)

头顶黑褐色，后头至后颈羽毛尖长，呈柳叶状，羽基暗赤褐色，羽端金黄色，具黑褐色羽干纹。上体暗褐色，肩部较淡，背肩部微缀紫色光泽；尾羽灰褐色，具不规则的暗灰褐色横斑或斑纹，和1个宽阔的黑褐色端斑。下体颏、喉和前颈黑褐色，羽基白色；胸、腹亦为黑褐色，羽轴纹较淡；覆腿羽、尾下覆羽和翅下覆羽及腋羽均为暗褐色，覆腿羽具赤色纵纹。

分布于神农架各地，栖息于森林、草甸，常在空中盘旋，停落在山谷峭壁之上。少见。

骨骼活血止痛。

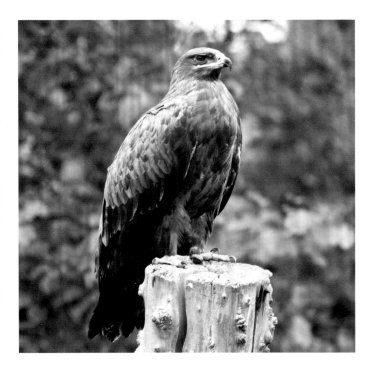

3 | 白腹隼雕 [B] **Hieraaetus fasciatus** Vieillot

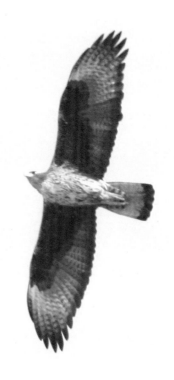

上体暗褐色，头顶和后颈呈棕褐色。颈侧和肩部的羽缘灰白色，飞羽灰褐色，内侧的羽片上有呈云状的白斑。灰色的尾羽较长，上面具有 7 个不甚明显的黑褐色波浪形斑和宽阔的黑色亚端斑。下体白色，沾有淡栗褐色。飞翔时翼下覆羽黑色，飞羽下面白色而具波浪形暗色横斑。

分布于神农架各地，栖息于林中河谷岸边的岩石上。少见。

骨骼活血止痛。

（六）鸢属 **Milvus** Lacepede

额白色。上体包括两翅的表面几乎为纯浓褐色。头顶和后颈各羽具黑褐色羽干纹，两侧渲染棕白色，因而羽干纹更加明显。初级飞羽黑褐色，外侧初级飞羽基部白色，形成 1 块大白斑，飞翔时尤为明显。尾羽浓褐色，尾叉状。飞行时，翅下面有 2 块白斑，尾叉状，野外极易识别。幼鸟与成鸟的羽毛变异较大，幼鸟头部和腹部布满纵纹。

神农架可供药用的 1 种。

黑鸢 [B] **Milvus migrans** (Boddaert)

前额基部和眼先灰白色。耳羽黑褐色。头顶至后颈棕褐色，具黑褐色羽干纹。上体暗褐色。尾棕褐色，呈浅叉状，其上具有宽度相等的黑色和褐色横带，呈相间排列。下体颏、颊和喉灰白色，具细的暗褐色羽干纹。胸、腹及两胁暗棕褐色，具粗且显著的黑褐色羽干纹。下腹至肛部羽毛色稍浅淡，呈棕黄色，几乎无羽干纹，或羽干纹较细。

分布于神农架各地，栖息于森林、林缘、草甸、农田。常见。

脑髓止痛解毒。爪清热止惊。骨活血止痛。

雉科 Phasianidae

　　体型大小一般与普通家鸡相似，雌雄大都异色，雄者羽色通常华丽夺目。嘴短健，上嘴微曲，稍长于下嘴，适于啄食。两翅短圆，尾很发达。脚强而具4趾，大趾存在，适于奔走。体上羽毛大多具有副羽。尾脂腺存在。

　　神农架可供药用的6属，6种。

■ 分属检索表

1. 翅长不及200mm；尾较翅短，尾羽换羽从中央1对开始··2

　　翅长超过200mm；尾较翅长，尾羽换羽从最外1对开始··3

2. 第1枚初级飞羽较第10枚长，或与之等长·······················1. 鹧鸪属 **Francolinus**

　　第1枚初级飞羽较第10枚短·····································2. 竹鸡属 **Bambusicola**

3. 雄性头顶具肉冠···3. 原鸡属 **Gallus**

　　雄性头顶无肉冠；无耳羽簇；尾显呈凸尾状，在雌雄两性均较翅长·······························4

4. 无枕冠，第1枚初级飞羽较第10枚为长，颈项无披肩，尾羽不呈侧扁状·························5

　　具枕冠，第1枚初级飞羽较第10枚为短，颈项上的羽毛能耸起成披肩状，尾羽侧扁···········

　　···4. 锦鸡属 **Chrysolophus**

5. 腰羽呈圆形且紧密，雄鸟的尾特别长·····················5. 长尾雉属 **Syrmaticus**

　　腰羽呈矛状，离散如发·······································6. 雉属 **Phasianus**

（一）鹧鸪属 Francolinus

　　体型似鸡而比鸡小。羽毛大多数为黑白相杂，尤以背上和胸、腹等处的眼状白斑更为显著。

　　神农架可供药用的1种。

中华鹧鸪 [C] Francolinus pintadeanus (Scopoli)

　　头顶黑褐色，四周棕栗色。脸部有1条宽阔的白带从眼睛的前面开始一直延伸到耳部。颏、喉部为白色。黑的体羽上点缀着一块块卵圆色的白斑，上体的较小，下体的稍大，下背和腰部布满了细窄而呈波浪状的白色横斑。尾羽黑色，上面也有白色的横斑。虹膜暗褐色。嘴黑色。腿和脚为橙黄色。

　　分布于神农架东溪、阳日、松柏、九冲，栖息于次生林、低矮灌木林中。少见。

　　肉利五脏，开胃，益心神，补中，消痰。

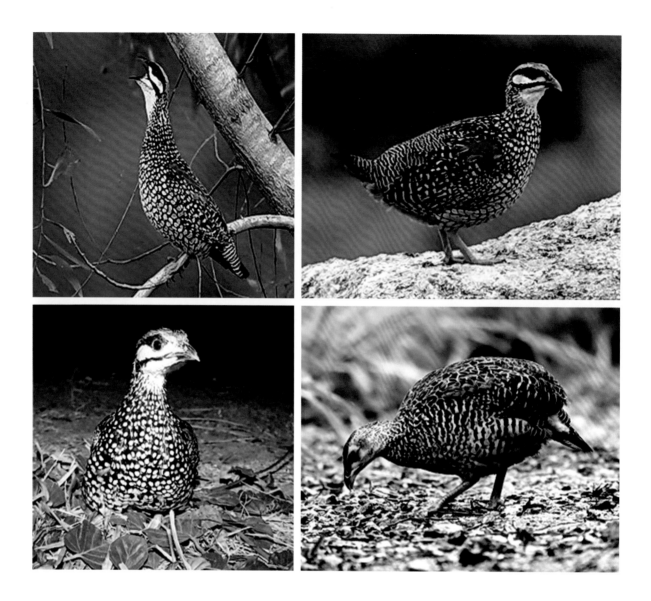

（二）竹鸡属 Bambusicola Gould

喙黑色或近褐色。额与眉纹为灰色。头顶与后颈呈嫩橄榄褐色，并有较小的白斑。胸部灰色，呈半环状。下体前部为栗棕色，渐后转为棕黄色，肋具黑褐色斑。跗跖和趾呈黄褐色。

神农架可供药用的 1 种。

灰胸竹鸡 [C、D] Bambusicola thoracicus (Temminck)

雄鸟额与眉纹灰色。头顶和后颈橄榄褐色。上背灰褐色。颊、耳羽及颈侧栗棕色。肩和下背橄榄褐色，密布黑色虫蠹状斑，并具有栗红色块斑和白色斑点。中央尾羽红棕色，密杂以黑褐色和淡褐色虫蠹状横斑。头、颈两侧，以及颏、喉呈栗红色。前胸蓝灰色，向上伸至两肩和上背，形成环状，环后仅缘栗红色。后胸、腹和尾下覆羽棕黄色。

　　分布于神农架木鱼（几冲）、宋洛、新华、阳日，栖息于海拔 2000m 以下的低山丘陵和山脚平原地带的竹林、灌丛和草丛中。常见。

　　肉补中。

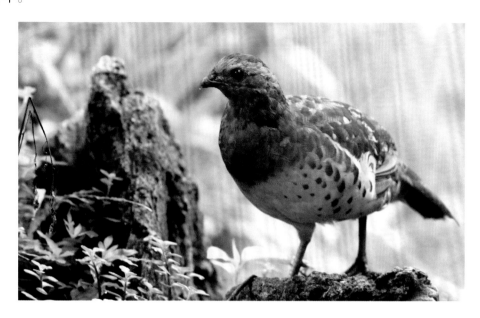

（三）原鸡属 Gallus Brisson

　　雄鸟羽色华丽；肉冠和肉垂大而显著；颈和腰的羽毛形长，呈矛状；中央 1 对尾羽极度延长，并呈拱形下垂；跗跖上具一长距。雌鸟体羽多呈暗黄色，密布黑褐色斑纹；肉冠和肉垂均不发达；颈羽和腰羽不呈矛状；尾羽较短；跗跖无距。

　　神农架可供药用的 1 种。

家鸡 Gallus gallus domesticus (Brisson)

　　家禽，为原鸡驯化而来。嘴短而尖，略呈圆锥状，上嘴略弯曲。鼻孔裂状，被鳞状瓣。头上有肉冠。喉部两侧有肉垂，皆以公鸡为大。雌、雄羽色不同，以雄者为美，且有长而鲜丽的尾羽。跗跖部后方有距。

　　饲养于神农架各地。常见。

　　肉温中益气，填精补髓等。干燥沙囊内壁（鸡内金）消食化积，固精缩尿等。

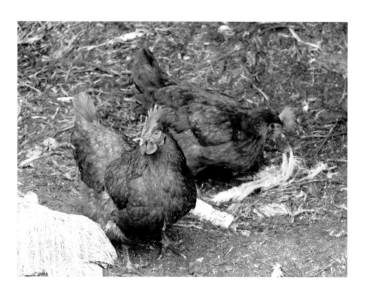

（四）锦鸡属 Chrysolophus J. E. Gray

包括红腹锦鸡和白腹锦鸡2种，都产于中国。白腹锦鸡雄鸟头顶、背、胸为金属样的翠绿色。羽冠紫红色。后颈披肩羽白色，具黑色羽缘。下背棕色，腰转朱红色。飞羽暗褐色。尾羽长，有黑白相间的云状斑纹。腹部白色。嘴和脚蓝灰色。红腹锦鸡雄鸟头顶具金黄色丝状羽冠。后颈披肩橙棕色。上体除上背为深绿色外，其余大多为金黄色，腰羽深红色。飞羽、尾羽黑褐色，布满桂黄色点斑。下体通红，羽缘散离。嘴角和脚黄色。

神农架可供药用的1种。

红腹锦鸡 [B] Chrysolophus pictus (Linnaeus)

雄鸟的额和头顶羽毛延长成丝状，形成金黄色羽冠，披覆于后颈上。脸、颏、喉和前颈锈红色，后颈围具橙棕色扇状羽，扇状羽羽端蓝黑色。上背浓绿色，羽缘绒黑色。下背、腰和短的尾上覆羽深金黄色；较长的尾上覆羽基部桂黄色，具黑褐色波状斜纹，羽端狭长而为深红色；尾羽18枚。跗跖具1个短距。眼下裸出部具1个淡黄色的小肉垂。

分布于神农架各地，栖息于海拔500~2500m的阔叶林、针阔叶混交林和林缘、疏林、灌丛地带。常见。

全体止血解毒。

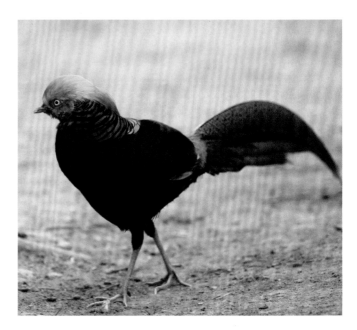

（五）长尾雉属 Syrmaticus Wagler

不具羽冠或肉冠。雄鸟脸部具肉垂，形小或适中，或被以1簇短羽；腰羽稍圆，羽缘不离散，与雉属区别明显；翅形很大；尾平扁，中央1对尾羽形宽且特长，并具显著的横斑，尾羽的羽缘也不离散，与雉属不同。在兴奋时，无论雌雄，尾羽都能向左右展开。雌鸟的背羽具有白色的矢状斑，外侧尾羽主要为棕色，胸部满杂斑点，腹部大多棕白色。跗跖有时具瘤状突。

神农架可供药用的1种。

白冠长尾雉 [B] **Syrmaticus reevesii** (J. E. Gray)

　　雄鸟头顶、颏、喉和颈白色，眼下有大白斑，额、眼先、眼区、颊、耳区及后头等均黑色，形成 1 圈围着头顶的环带，背面呈金黄色或棕黄色。翅上覆羽白色。尾羽 20 枚，中央 2 对最长，呈银白色，并具黑色和栗色并开的横斑。胸上部与背相似，其余胸羽白色。胸最下部具较宽的棕黄色羽端，并在端缘沾有栗色。腹中部黑色。尾下覆羽黑褐色。

　　分布于神农架各地，主要栖息于海拔 400~2500m 的山地森林中。常见。

　　肉补中益气，平喘。

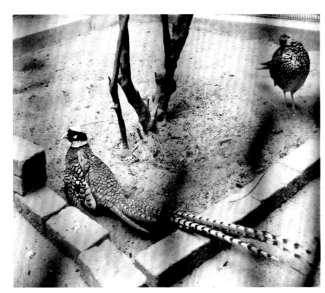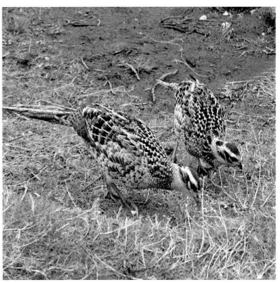

（六）雉属 Phasianus Linnaeus

　　雄鸟羽色具金属样的反光；脸部裸出；头顶两侧各有 1 束能耸起的耳羽簇；下背和腰的羽毛边缘披散如毛发状；翅稍短圆；尾长而逐渐变尖，不能向左右开展得很大，尾羽 18 枚。雌鸟全身羽色暗淡，呈各种褐色和棕黄色；眼周有圈状裸出部；尾较雄鸟的短，没有分离状的羽缘。

　　神农架可供药用的 1 种。

环颈雉 [C、D] **Phasianus colchicus** Linnaeus

　　亚种甚多，体羽细部差别甚大。雄鸟头和后颈大多黑绿色；眼周和颊部裸露的皮绯红色，其间眼下有一小块蓝黑色短羽；头顶两侧有耳羽簇；颈侧和下颈深紫色，颈下有白色颈环；上背及肋部金黄色，杂黑锚状斑，下背及腰淡绿灰色，向后转为栗色，靠近中央部分杂黄色、黑色及深蓝色相间的横斑；尾长，中央呈橄榄黄样的颜色，上有黑色横斑。雌鸟羽色暗淡，多为褐色和棕黄色，杂有黑斑；尾羽较短；虹膜淡红褐色。

分布于神农架各地，栖息于林缘、灌丛、农田、沼泽草地。常见。

肉益气，止泻。脑用于冻疮。头用于丹毒。

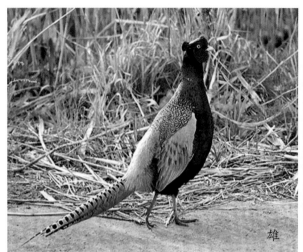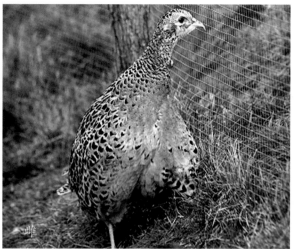

三趾鹑科 Turnicidae

体小，形似鹌鹑，但无后趾。头小，无饰羽。喙短而侧扁，或细长。颈短而细。翅短尖，初级飞羽 10 根。尾为圆尾或楔尾，尾羽退化，共 12 枚，几乎被尾上覆羽所遮盖。腿粗短，胫全被羽，跗跖无羽，前后缘具盾状鳞，足具 3 趾。体色多为褐色、灰色和棕色，具黑色块斑和波状纹。腹面色淡，两侧有斑点或条纹。雌鸟较雄鸟为大，羽色也较鲜艳。

神农架可供药用的 1 属，1 种。

三趾鹑属 **Turnix** Bonnaterre

体形、羽色和习性都与鹌鹑近似。腿较长，具 3 趾，后趾缺如。上体具黑褐色与栗黄色相杂的羽色。胸和两胁有众多的黑褐色圆斑。翅短圆。尾短。嘴形似鹑，较细弱。雌雄异型，雌鸟体较大，羽色亦较鲜艳。

神农架可供药用的 1 种。

黄脚三趾鹑 [D] **Turnix tanki** Blyth

头顶至后枕黑褐色。额至后颈有 1 条淡棕色或棕黄色中央冠纹。颊、眼先、眼周和耳羽淡棕黄色。后颈和颈侧具棕红色块斑。尾灰褐色，中央尾羽不延长，尾下覆羽淡棕色，尾甚短小。颏、喉棕白色或淡黄色。胸橙栗色，下胸和两胁淡黄色，胸和两胁具黑色圆形斑点。腹淡黄色或黄白色。

分布于神农架大九湖（东溪）、木鱼、松柏、下谷，栖息于林缘灌丛、草地、农田。少见。

肉补中，解毒。

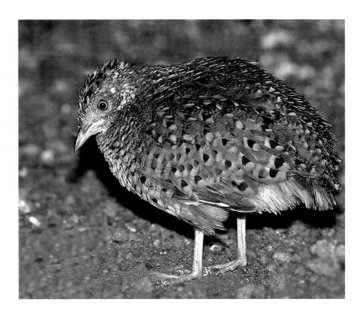

鹤科 Gruidae

大型或中型涉禽，雄鹤略大于雌鹤。嘴长，嘴直而稍侧扁，等于或略大于头长。鼻孔呈裂状，上缘被膜。头部有裸露的红色皮肤或饰羽。颈长，腿长，飞翔时颈和腿向前向后伸直。胫、跗跖和趾均细长，胫下部裸出，前3趾基部有皮膜相连，但不甚发达，后趾短小，位置高于前3趾。体色多为白色、灰色、黑色或混合色，两性羽色相似。

神农架可供药用的1属，1种。

鹤属 Grus Brisson

大型迁徙性涉禽。头顶通常裸露。嘴强直。鼻孔呈裂状。初级飞羽11枚，次级飞羽比初级飞羽长。胫、跗跖和趾均细长，后趾很小，且位置高于前3趾。

神农架可供药用的1种。

灰鹤 [B] Grus grus (Linnaeus)

前额和眼先黑色，被有稀疏的黑色毛状短羽。冠部几乎无羽，裸出的皮肤为红色。眼后有1条白色宽纹穿过耳羽至后枕，再沿颈部向下到上背，身体其余部分为石板灰色，在背、腰灰色较深，胸、翅灰色较淡，背常沾有褐色。喉、前颈和后颈灰黑色。虹膜红褐色。嘴黑绿色，端部沾黄。腿和脚灰黑色，后趾小而高位，不能与前3趾对握。

分布于神农架大九湖，栖息于湖边浅水区域、沼泽。少见。

肉益气。

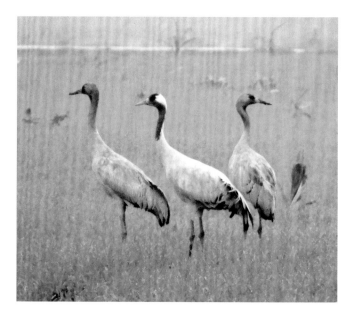

秧鸡科 Rallidae

身体短而侧扁。头小。颈短或适中。嘴通常细长，稍大于头长，有时略向下弯曲，有的种类嘴短而侧扁，或粗大，呈圆锥形。有些种类的前额具有与喙相连的角质额板。翅短宽而圆。尾短，尾端方形或圆形。通常腿、趾均细长，有后趾。体色多为褐色、栗色、黑色、蓝灰色和灰色。上体常有条纹和斑点，但有些种类上体羽色单一。两胁常具条纹。肛周和尾下覆羽有鲜明的色彩。雌雄羽色通常相似，少数种类两性的羽色不同。

神农架可供药用的2属，2种。

■ **分属检索表**

嘴峰（自嘴角量起）长度与跗跖等长或较长………………………………………1. 秧鸡属 **Rallus**

嘴峰（自嘴角量起）长度远短于跗跖………………………………………2. 黑水鸡属 **Gallinula**

（一）秧鸡属 **Rallus** Linnaeus

头、颈和前胸呈灰色。面部灰色或灰蓝色，脸侧有栗色过眼纹。嘴暗褐色，基部橙红，嘴长直，侧扁，稍弯曲。前额羽毛较硬。翅短，向后不超过尾长。体羽松软。上体大致为橄榄褐色，并满布褐黑色纵纹；下体暗褐色，杂以白横纹，下体前部灰色或灰蓝色。腿和趾均细长。

神农架可供药用的1种。

普通秧鸡 [C] **Rallus aquaticus** Linnaeus

额、头顶至后颈黑褐色，羽缘橄榄褐色。眉纹灰白色，穿眼纹暗褐色。背、肩、腰、尾上覆羽橄榄褐色，缀以黑色纵纹。颏白色。头侧至胸石板灰色。两胁和尾下覆羽黑褐色，有白色横纹。腹中央灰黑色，有淡褐色的羽端斑纹。虹膜红褐色。嘴几近红色，先端灰绿色。脚肉褐色。

分布于神农架大九湖（东溪）、木鱼（九冲）、阳日，栖息于河流、池塘。常见。

肉解毒。

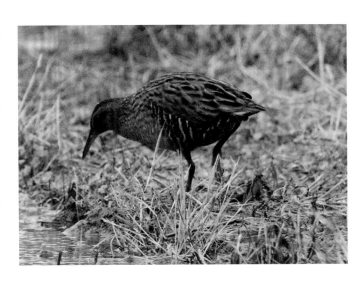

（二）黑水鸡属 Gallinula Brisson

头具额甲，后缘圆钝。嘴长度适中，嘴和额甲色彩鲜艳。鼻孔狭长。翅圆形。尾下覆羽白色。趾很长，中趾不连爪约与跗跖等长，趾具狭窄的直缘膜或蹼。

神农架可供药用的 1 种。

黑水鸡 [C、D]   红骨顶
Gallinula chloropus (Linnaeus)

额甲鲜红色，端部圆形。头、颈及上背灰黑色，下背、腰至尾上覆羽和两翅覆羽暗橄榄褐色。下体灰黑色，向后颜色逐渐变浅，羽端微缀白色，下腹羽端白色较大，形成黑白相杂的块斑。虹膜红色。嘴端淡黄绿色，上嘴基部至额板呈深血红色，下嘴基部黄色。脚黄绿色，裸露的胫上部具宽阔的红色环带，跗跖前面黄绿色，后面及趾石板绿色，爪黄褐色。

分布于神农架大九湖（东溪）、松柏、阳日，栖息于水库、池塘。常见。

肉滋补强壮，开胃。

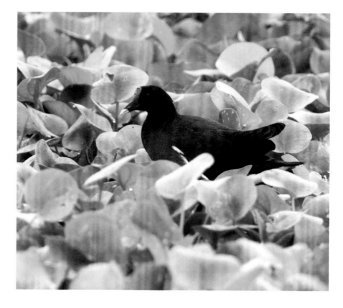

鹬科 Scolopacidae

小、中型涉禽。嘴形直，有时微向上或向下弯曲。鼻沟长度远超过上嘴的 1/2。雌雄羽色及大小相同。跗骨后侧大多具盾状鳞，前缘亦具盾状鳞，趾不具瓣蹼。

神农架可供药用的 1 属，1 种。

鹬属　**Tringa** Linnaeus

嘴细尖，直或微上翘，嘴长与跗跖长度相当或略短。跗跖后缘具盾状鳞，4 趾，趾间基部具微蹼。

神农架可供药用的 1 种。

白腰草鹬 [C]　**Tringa ochropus** Linnaeus

前额、头顶、后颈黑褐色，具白色纵纹。下背和腰黑褐色，微具白色羽缘。嘴基至眼上有 1 条白色眉纹，眼先黑褐色。颊、耳羽、颈侧白色，具细密的黑褐色纵纹。颏白色。喉和上胸白色，密被黑褐色纵纹。胸、腹和尾下覆羽纯白色，胸侧和两胁亦为白色，具黑色斑点。虹膜暗褐色。嘴灰褐色或暗绿色，尖端黑色。脚橄榄绿色或灰绿色。

分布于神农架大九湖、下谷、阳日，栖息于河流、水库、池塘岸边。常见。

肉清热解毒。

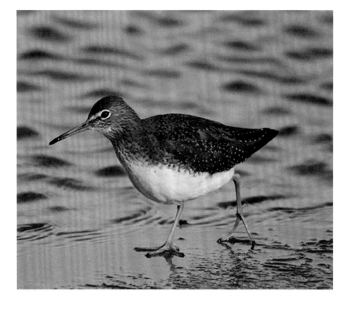

鸠鸽科 Columbidae

嘴爪平直或稍弯曲，嘴基部柔软，被以蜡膜，嘴端膨大，具角质。颈和脚均较短，胫全被羽。晚成性鸟类，亲鸟会分泌鸽乳哺育雏鸟，这在鸟类中也是独特的现象。

神农架可供药用的 4 属，5 种。

■ 分属检索表

1. 跖底甚宽阔，各趾两侧的皮均稍扩张；尾羽通常 14 枚；嘴形较厚；体羽大多绿色；翅上大多具有 1 个黄斑 ··· 1. 绿鸠属 Treron
   跖底正常，不甚宽阔，仅后趾两侧的皮稍扩张；尾羽 12 枚 ································· 2
2. 体型较大，翅长在 200mm 以上 ································· 2. 鸽属 Columba
   体型较小，翅长在 180mm 以下 ································· 3
3. 两性相似，第 2 和第 3 枚飞羽最长 ································· 3. 斑鸠属 Streptopelia
   两性不同，第 1 和第 2 枚飞羽最长 ································· 4. 火斑鸠属 Oenopopelia

（一）绿鸠属 Treron Vieillot

树栖性鸠鸽类。嘴形较厚。体羽鲜绿色或黄绿色，背部常具紫色或栗色块斑。翅上具 1~2 个黄色横斑，翅稍尖长，第 3 枚初级飞羽的内啣大多有凹入处。尾形多样，但大多稍呈圆状。跗跖粗短，较中趾短得多，且上部被羽，各趾基底宽阔，两侧的皮稍扩张。两性羽色相似或不相似。

神农架可供药用的 1 种。

红翅绿鸠 [B] Treron sieboldii (Temminck)

雄鸟的前额和眼先为亮橄榄黄色，头顶橄榄色，微缀橙棕色。头侧和后颈为灰黄绿色，颈部色较灰，常形成 1 个带状斑。上体和翅膀的内侧为橄榄绿色。中央 1 对尾羽为橄榄绿色，两侧尾羽从内向外为灰绿色至灰黑色。额部、喉部为亮黄色。胸部为黄色，沾棕橙色。两胁具灰绿色条纹。腹部和其余下体为乳白色或淡棕黄色。

分布于神农架大九湖（东溪）、红坪、木鱼、松柏、下谷、阳日，栖息于针叶林、针阔叶混交林、林缘地带。少见。

肉补肾，益气，明目。血清热解毒，活血化瘀。

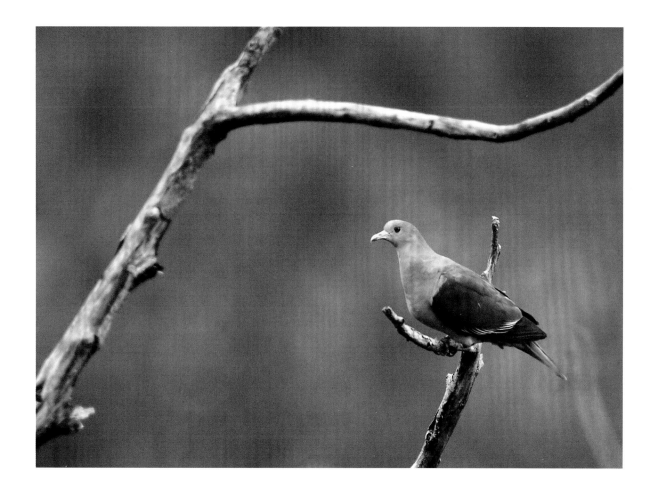

（二）鸽属 Columba Linnaeus

鼻孔狭窄，斜置在稍胀的蜡膜上。翅形尖长，两翅末端伸至尾端，或几乎如此，第1或第2枚初级飞羽最长。尾短或中等长。跗蹠裸出，较中趾（连爪）为短，两脚适于行走。

神农架可供药用的1种。

家鸽 Columba livia domesticus (Linnaeus)

颈基的两侧至喉和上胸闪烁着金属样的紫绿色。上背其余部分以及两翅覆羽和三级飞羽为灰色。下背纯白色。腰暗灰色，沾褐色。下体自胸以下为鲜灰色。尾石板灰色，末端为宽的黑色横斑，尾上覆羽暗灰色，沾褐色，尾下覆羽鲜灰色，色较深。雌鸟体色似雄鸟，但比雄鸟体色暗一些。

饲养于神农架各地。常见。

干燥的粪便消肿杀虫。肉祛风活血，益气解毒，调经止痛。蛋补肾益气，解毒；用于疔疮。

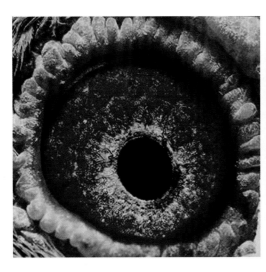
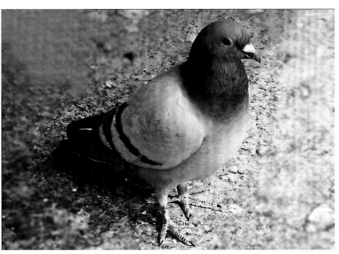

（三）斑鸠属 Streptopelia Bonaparte

体中型。头小。颈细。嘴狭短而弱。翅形狭长，第 2 和第 3 枚初级飞羽最长。尾相当长，呈凸尾状。体羽大多为灰色或褐色，无金属光泽，雌雄相似。跗跖短而强，趾长而狭，均适于行走奔驰。

神农架可供药用的 2 种。

■ 分种检索表

后颈无黑领，颈侧各有 1 丛杂以灰色或白色的黑羽，颈侧黑羽的斑点暗灰色；肩羽缘斑呈锈红色；外侧尾羽灰白色的端部较短··············1. 山斑鸠 S. orientalis

后颈有黑领，各黑羽缀以白点··············2. 珠颈斑鸠 S. chinensis

1 山斑鸠 [C] Streptopelia orientalis (Latham)

前额和头顶前部蓝灰色，头顶后部至后颈转为沾栗色的棕灰色。颈基两侧各有 1 块羽缘为蓝灰色的黑羽，形成显著的黑灰色颈斑。上背褐色，各羽缘红褐色。下背和腰蓝灰色。尾上覆羽和尾同为褐色。下体为红褐色。颏、喉棕色，沾染粉红色。胸沾灰色。腹淡灰色。虹膜金黄色或橙色。嘴铅蓝色。脚红色，爪褐色。

分布于神农架各地，栖息于阔叶林、针阔叶混交林、农田及住宅旁。常见。

除去羽毛及内脏的全体益气，明目，强筋骨等。

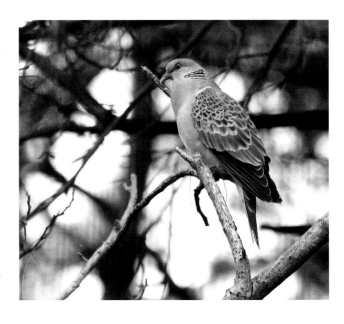

2 珠颈斑鸠 [C、D] **Streptopelia chinensis** (Scopoli)

前额及头顶前部淡灰色，头顶余部鸽灰色，带葡萄酒样的粉红色。颏近白色。后颈基部和其他两侧有宽阔的黑色领圈，并有白色斑点。上体余部褐色。头侧、喉、胸及腹等均为葡萄酒样的粉红色。飞羽较体羽色深。中央尾羽与背同色，但色较深，外侧尾羽黑色，末端有明显的白斑。雌雄同色，但雌鸟不如雄鸟鲜亮。虹膜褐色。嘴深角褐色。脚紫红色，爪角褐色。

分布于神农架各地，栖息于灌丛、草地、农田、住宅旁。常见。

肉补肾，明目，益气。

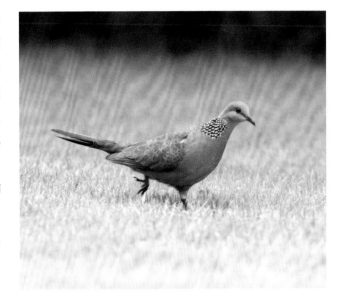

（四）火斑鸠属 **Oenopopelia** Blanford

与斑鸠属甚相近似。火斑鸠属与其他斑鸠属对比，翅比例较长，第 1 与第 2 枚初级飞羽几乎等长，而且是最长的，雌雄显著不同。其他斑鸠第 2 与第 3 枚飞羽最长，雌雄相似。

神农架可供药用的 1 种。

火斑鸠 [C] **Streptopelia tranquebarica** (Hermann)

雄鸟额、头顶至后颈蓝灰色。颏和喉上部白色或蓝灰白色。后颈有 1 圈黑色领环，横跨在后颈基部，并延伸至颈两侧。背、肩、翅上覆羽和三级飞羽为葡萄样的红色。腰、尾上覆羽和中央尾羽暗蓝灰色，其余尾羽灰黑色，具宽阔的白色端斑。喉至腹部呈淡葡萄样的红色。

分布于神农架各地，栖息于林缘、平原、田园、村庄及其旁边的竹林地。少见。

肉补肾，明目，益气。

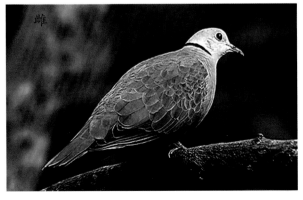

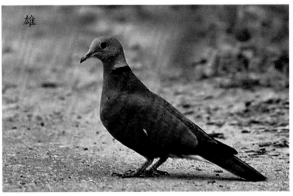

杜鹃科 Cuculidae

身躯似鸠鸽，比鸠鸽更修长。喙略下弯，上喙拱曲，有些种类侧扁或上喙高耸，喙叉大，有弹性，基部有 1 个红块。多数种有裸露的鲜艳眼圈。有些种有头冠。羽色变化多，具横纹、纵纹或纯色，亦有具闪亮的金属光泽者。翅尖长或圆短。尾长，多数为突尾，尾脂腺裸露。跗跖短，具盾状鳞。对趾足，趾 2 前 2 后，地栖者具强健的足，树栖者足较弱。

神农架药用有 3 属，8 种。

■ 分属检索表

1. 跗跖前缘多少被羽，头无冠羽，跗跖全部前缘被羽；体羽非黑色，一般无金属样的反光；尾呈圆形或凸尾状······1. 杜鹃属 Cuculus
2. 跗跖裸出，头羽的羽干正常，习性为树栖······2. 噪鹃属 Eudynamys
3. 跗跖裸出，头羽的羽干坚硬如刺，习性为地栖······3. 鸦鹃属 Centropus

（一）杜鹃属 Cuculus Linnaeus

嘴裂较大且弯曲。翅与尾长度相差不大。跗跖短弱，前缘全部被羽。两性相似，体羽一般无亮辉，成鸟下体一般满杂横斑。幼鸟上、下体均密布横斑，且常有 2 种类型以上的羽色型。

神农架可供药用的 5 种。

■ 分种检索表

1. 两翅折合时，次级飞羽仅稍超过初级飞羽长度的 1/2······2
   折翅时，次级飞羽至少达到初级飞羽长度的 2/3······1. 鹰鹃 C. sparverioides
2. 尾无近端黑斑······3
   尾具宽阔的近端黑斑······2. 四声杜鹃 C. micropterus
3. 翅一般长于 170mm，嘴长超过 20mm······4
   翅一般短于 170mm，翅缘无斑；嘴长不及 20mm；腹部横斑粗阔······
   ······3. 小杜鹃 C. poliocephalus
4. 翅缘白色，具褐色细横斑，翅下覆羽具明显且整齐的横斑；腹部横斑一般较细狭······
   ······4. 大杜鹃 C. canorus
   翅缘纯白色，无褐斑，翅下覆羽的横斑少，不明显；腹部横斑较粗阔······5. 中杜鹃 C. saturatus

1 | 鹰鹃 [C] **Cuculus sparverioides** Vigors

头和颈侧灰色。眼先近白色。上体和两翅表面淡灰褐色。尾上覆羽色较暗，具宽阔的次端斑和窄的近灰白色或棕白色的端斑，尾灰褐色，具 5 条暗褐色和 3 条淡灰棕色的带斑。初级飞羽内侧具多个白色横斑。颏暗灰色至近黑色，有一灰白色髭纹。其余下体白色。喉、胸具栗色和暗灰色纵纹，下胸及腹具较宽的暗褐色横斑。

分布于神农架各地，栖息于山地森林、平原树林。常见。

除去羽毛及内脏的全体补虚强壮。

2 | 四声杜鹃 [C、D] **Cuculus micropterus** Gould

额暗灰色沾棕色。眼先淡灰色。头顶至枕暗灰色，头侧灰色显褐色。后颈、背、腰、翅上覆羽和次级、三级飞羽浓褐色。颏、喉、前颈和上胸淡灰色。胸和颈基两侧浅灰色，羽端浓褐色，并具棕褐色斑点，形成不明显的棕褐色的半圆形胸环。下胸、两胁和腹白色，具宽的黑褐色横斑，横斑间的间距较大。下腹至尾下覆羽污白色，羽干两侧具黑褐色斑块。

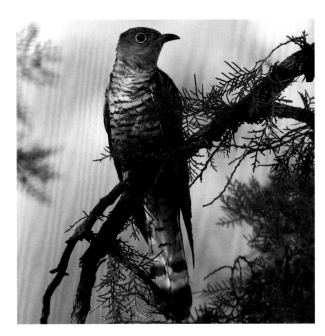

分布于神农架各地，栖息于山地和平原的森林中。常见。

除去内脏的全体消瘰，通便，镇咳。

3 | 小杜鹃 [C、D] 小布谷鸟 **Cuculus poliocephalus** Latham

上体灰色，头、颈及上胸浅灰色。下胸及下体余部白色，具清晰的黑色横斑，臀部沾皮黄色。腹部具横斑。尾灰色，无横斑，端具白色窄边。雌鸟似雄鸟，也具棕红色变型，全身具黑色条纹。眼圈黄色。似大杜鹃，但体型较小，以叫声最易区分。虹膜褐色。嘴黄色，端黑。脚黄色。

分布于神农架各地，栖息于低山丘陵、林缘地边、河谷森林、村庄旁疏林地。常见。

除去内脏的全体消瘰，通便，镇咳。

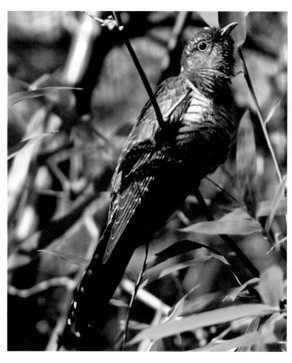
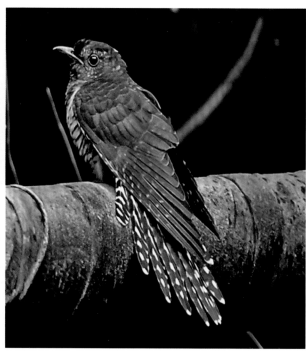

4 大杜鹃 [C、D] 布谷鸟
Cuculus canorus Linnaeus

　　额浅灰褐色。头顶、枕至后颈暗银灰色。背暗灰色。腰及尾上覆羽蓝灰色；中央尾羽黑褐色，羽轴纹褐色，沿羽轴两侧具白色细斑点，且多成对分布，末端具白色先斑；两侧尾羽浅黑褐色，羽干两侧也具白色斑点。下体颏、喉、前颈、上胸及头侧和颈侧淡灰色，其余下体白色，并杂以暗黑褐色的细窄横斑。

　　分布于神农架各地，栖息于山地、丘陵和平原地带森林、村庄旁乔木树。常见。

　　除去内脏的全体消瘰，通便，镇咳。

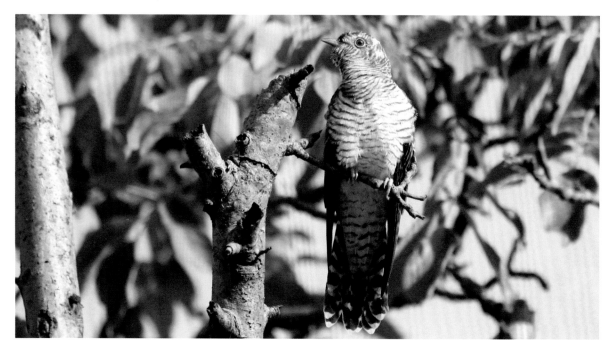

5 | 中杜鹃 [C] 布谷鸟
Cuculus saturatus Blyth et Hodgson

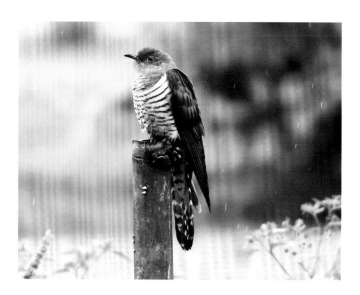

雄性成鸟上体羽色与大杜鹃十分相似，呈石板灰色，飞羽、尾羽亦与大杜鹃同色。颏、喉、上胸灰色。下胸及腹白色，布满黑褐色横斑，斑宽3~4mm，斑距较大杜鹃的稀疏。尾下覆羽淡棕白色至白色，长者具稀疏横斑。两性相似。虹膜黄色。嘴铅灰色，下嘴灰白色，嘴角黄绿色。脚橘黄色，爪黄褐色。

分布于神农架各地，栖息于山地森林、平原人工林和林缘。常见。

除去内脏的全体消瘰，通便，镇咳。

（二）噪鹃属 **Eudynamys** Vigors et Horsfield

嘴较粗强，嘴峰圆钝。翅与尾约等长，翅长，圆形，第3枚初级飞羽最长或等于第4枚初级飞羽。尾形凸，尾羽宽而端圆。跗跖粗长，裸露，前缘具盾状鳞。两性羽色不同，幼鸟似雌成鸟。

神农架可供药用的1种。

噪鹃 [C]
Eudynamys scolopacea Linnaeus

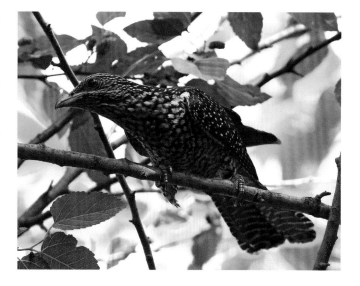

雄鸟通体蓝黑色，下体沾绿色。雌鸟上体暗褐色，并布满整齐的白色小斑点；头部白色小斑点略沾皮黄色，且较细密，常呈纵纹头状排列。背、翅上覆羽、飞羽及尾羽常呈横斑状排列。颏至上胸黑色，密被粗的白色斑点。其余下体具黑色横斑。尾长。虹膜深红色。嘴白色至土黄色或浅绿色，基部较灰暗。脚蓝灰色。

分布于神农架各地，栖息于树林、村庄附近高大树木。常见。

除去内脏的全体消瘰，通便，镇咳。

（三）鸦鹃属 Centropus Illiger

头部及颈部羽毛的羽干硬直，羽端呈棘刺状。嘴粗厚，嘴峰甚曲。鼻孔仅部分为膜所盖。眼上有 1 列羽须。跗跖粗健，拇趾爪长，形直，这是本属最显著的特征。翅短而圆。尾长而宽，凸形。

神农架可供药用的 2 种。

■ 分种检索表

后趾的爪形特延长而直，翼下覆羽非栗色……………………………………1. 褐翅鸦鹃 C. sinensis

后趾的爪形特延长而直，翼下覆羽栗色……………………………………2. 小鸦鹃 C. bengalensis

1　褐翅鸦鹃 [B] Centropus sinensis (Stephens)

黑色的嘴较为粗厚。虹膜红色。雄鸟和雌鸟的羽色很相似，通体除翅和肩部外全为黑色，头、颈和胸部闪耀着紫蓝色的光泽，胸、腹、尾部等逐渐转为绿色的光泽。两翅为栗褐色。肩和肩的内侧为栗色。尾羽呈长而宽的凸状。脚黑色。

分布于神农架大九湖（东溪）、木鱼（九冲）、下谷、阳日，栖息于林缘灌丛、稀树草坡、河谷灌丛、草丛和芦苇丛中。少见。

用除去内脏和羽毛的干燥全体或鲜体以每 50kg 酒配 1~1.5kg 褐翅鸦鹃的比例浸泡 3 个月，即成为毛鸡酒。毛鸡酒滋补养阴，调经通乳，祛风湿。

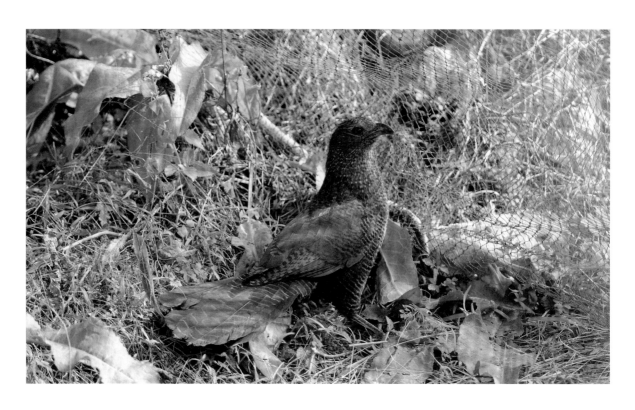

2 | 小鸦鹃 [B] 小毛鸡
Centropus bengalensis P. L. S. Muller

外形似褐翅鸦鹃，但体型略小。头、颈、上背及下体黑色，具深蓝色光彩和亮黑色的羽干纹。下背和尾上覆羽为淡黑色，具蓝色光泽。尾羽为黑色，具绿色金属光泽和窄的白色尖端。肩部和两翅为栗色，翅端和内侧次级飞羽呈暗褐色，显露出淡栗色的羽干，翅下覆羽为红褐色或栗色，褐翅鸦鹃为黑色，是两者的主要区别之一。

分布于神农架各地，栖息于林缘灌丛、草丛中。少见。

除去内脏和羽毛的干燥全体或鲜体滋补养阴，调经通乳，祛风湿。

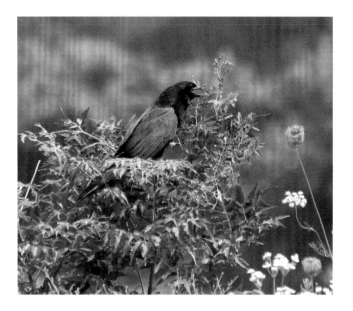

草鸮科 Tytonidae

嘴坚，呈曲钩状，嘴基蜡膜被硬须掩盖。脚强健有力，常全部被羽，第 4 趾能向后反转，爪大而锐。尾短圆，尾脂腺裸出。雌鸟较雄鸟大。脸呈盘状。眼大，瞳孔大而圆。耳孔大，周围有皱襞，有的种类在头的两侧还具有显著突起的耳簇羽。体羽通常为暗褐色，蓬松，羽毛柔软。翅的外形不一，翅膀宽大而稍圆，初级飞羽为 11 枚，第 5 枚初级飞羽缺如，第 1 枚次级飞羽缺如。

神农架可供药用的 1 属，1 种。

草鸮属 Tyto Billberg

夜行猛禽。嘴坚强且钩曲，嘴基蜡膜为硬须掩盖。耳孔周缘具耳羽。翅的外形不一。脚强健有力，常全部被羽，第 4 趾能向后反转，爪大而锐。尾短圆，尾脂腺裸出。

神农架可供药用的 1 种。

东方草鸮 [B] **Tyto longimembris** Jerdon

中型猛禽。上体暗褐色，具棕黄色斑纹，近羽端处有白色小斑点。面盘灰棕色，呈心脏形，有暗栗色边缘。飞羽黄褐色，有暗褐色横斑。尾羽浅黄栗色，有 4 个暗褐色横斑。下体淡棕白色，具褐色斑点。虹膜褐色。嘴米黄色。脚略白，爪黑褐色。

分布于神农架各地，栖息于灌丛、草丛中、树上。少见。

除去羽毛及内脏的全体祛风解毒。

鸱鸮科 Strigidae

俗称猫头鹰，雌鸟一般较雄鸟为大。头大而宽。嘴短，侧扁而强壮，先端钩曲，嘴基被有蜡膜，且多被硬羽所掩盖。眼睛形大且向前方，瞬膜发达。耳孔大，周围有皱襞，有的种类在头的两侧还具有显著突起的耳簇羽。体羽通常为暗褐色，蓬松，羽毛柔软。翅膀宽大而稍圆。尾羽较为短而圆。脚粗壮而强，多数全部被羽，第 4 趾能向前后转动，爪大，弯曲而锐利。

神农架可供药用的 6 属，9 种。

■ 分属检索表

1. 面盘和翎领不显著或缺如，面盘较窄·······························2
   面盘和翎领显著，面盘较阔································5
2. 耳羽突发达··3
   耳羽突形小或缺如···4
3. 体型小，翅长在 250mm 以下·····················1. 角鸮属 Otus
   体型大，翅长在 300mm 以上·····················2. 雕鸮属 Bubo
4. 背羽具横斑·······························3. 鸺鹠属 Glaucidium
   背羽具白斑··································4. 小鸮属 Athene
5. 耳羽突发达，第 2 或 2~3 枚初级飞羽最长·············5. 耳鸮属 Asio
   耳羽突缺如，第 4~6 枚飞羽最长，外侧 5~6 枚飞羽内翈端部内凹·········6. 林鸮属 Strix

（一）角鸮属 Otus Pennant

羽冠或羽簇发达。面盘不及其他鸮类显著。全身大多为灰褐色，呈黑褐色斑杂状。头大适中。嘴比较小。鼻孔圆形，突出在蜡膜的前部边缘。翅长，但形状变化很大。尾长适度，末端呈圆形。跗跖完全被羽或几乎完全被羽。两性相似，但幼鸟羽毛与成鸟完全不同。

神农架可供药用的 2 种。

■ 分种检索表

无显著领斑·····························1. 黄嘴角鸮 O. spilocephalus
后颈有淡色领斑·····························2. 领角鸮 O. lettia

1 | 黄嘴角鸮 [B] Otus spilocephalus (Blyth)

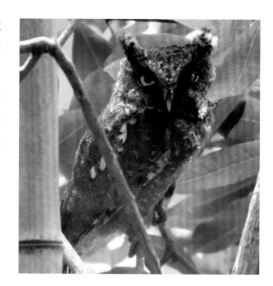

耳羽簇相当显著，棕褐色，具窄的黑色横斑。面盘棕褐色，横斑黑色。上体包括两翅和尾上覆羽大多为棕褐色。肩羽外翈白色，近尖端处黑色，并在肩部形成1道白色块斑。尾棕栗色，有6个近黑色横斑。下体灰棕褐色，有十分复杂的虫蠹状细斑和暗色纵纹。腹中部近棕白色，到肛区为近白色。虹膜黄色。嘴角黄色。跗跖灰黄褐色。

分布于神农架木鱼、松柏、下谷、阳日，栖息于常绿阔叶林和针阔叶混交林中。少见。

除去羽毛及内脏的全体滋阴补虚，祛风，定惊，解毒。

2 | 领角鸮 [B] Otus lettia Pennant

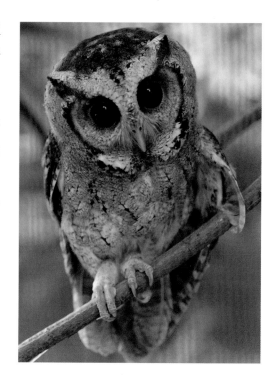

额和面盘灰白色。两眼前缘黑褐色。上体包括两翅表面大多为灰褐色，具黑褐色羽干纹和虫蠹状细斑，并杂有大而多的棕白色斑点，形成1个不完整的半领圈。尾灰褐色，横贯6个棕色且杂有黑色斑点的横斑。颏、喉白色，上喉有1圈皱领，微沾棕色，各羽具黑色羽干纹，其余下体白色或灰白色。趾被羽。虹膜黄色。嘴角沾绿色。爪角黄色，先端较暗。

分布于神农架各地，栖息于阔叶林、针阔叶混交林、林缘以及住宅附近。少见。

除去羽毛及内脏的全体滋阴补虚，祛风，定惊，解毒。

（二）雕鸮属 Bubo Dumeril

通体大多为灰褐色，具黑褐色羽干纵纹和虫蠹状斑。头上有显著的耳簇羽，耳羽簇长，黑色。下体皮黄灰白色，具窄的黑色羽干纹。尾羽褐色，端部具4条明显的淡色横斑。跗跖及趾全部被羽，脚强健有力，爪弯曲，中趾或第 2 趾的爪最长。虹膜黄色。嘴灰白色或浅紫色，尖端角黄色。爪黑色。
神农架可供药用的 1 种。

雕鸮 [B] 猫头鹰
Bubo bubo (Linnaeus)

面盘不显著，淡棕黄色，杂以褐色细斑。眼的上方有 1 个大型黑斑。皱领黑褐色。头顶黑褐色，羽缘棕白色，耳羽特别发达，显著突出于头顶两侧。后颈和上背棕色，肩、下背和翅上覆羽棕色至灰棕色。中央尾羽暗褐色，具 6 个不规整的棕色横斑。下腹中央棕白色。覆腿羽和尾下覆羽微杂褐色细横斑。虹膜金黄色。嘴和爪铅灰黑色。

分布于神农架各地，栖息于森林、林缘灌丛、疏林，以及裸露的高山和峭壁等。少见。

除去羽毛和内脏的全体解毒，定惊。

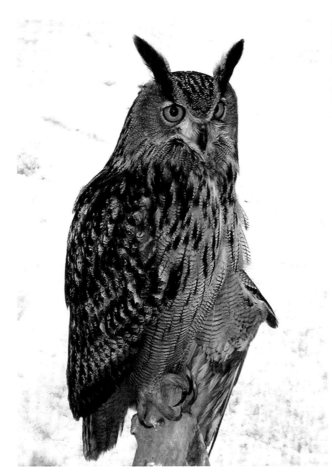
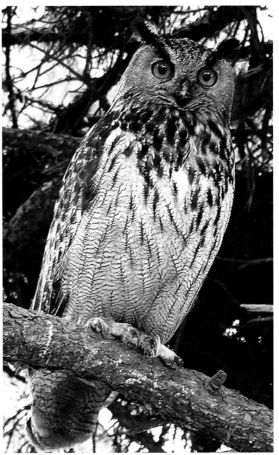

（三）鸺鹠属 Glaucidium Boie

面盘和翎领不显著。蜡膜肿大，鼻孔呈管状。耳羽缺如。体黑褐色。体羽大多为褐色。背羽具横斑。上体黑褐色，杂以棕白色横斑，羽毛密布横斑。腹部具纵纹，腹部两侧白色，具深褐色纵纹。翅形较圆。尾较短，跗跖被羽，趾上覆盖着刚毛。

神农架可供药用的 2 种。

■ 分种检索表

具显著领斑，翅长不及 105mm ···1. 领鸺鹠 G. brodiei

无领斑，翅长超过 110mm ···2. 斑头鸺鹠 G. cuculoides

1 领鸺鹠 [B] Glaucidium brodiei (Burton)

眼先及眉纹白色。无耳簇羽。面盘不显著。前额、头顶和头侧有细密的白色斑点；后颈有显著的棕黄色领圈；肩羽外翈有大的白色斑点，形成 2 个显著的白色肩斑；其余上体暗褐色，具棕色横斑。尾暗褐色，具 6 个浅黄白色的横斑和羽端斑。颏、喉白色，喉部具 1 条细的栗褐色横带；其余下体白色，有褐色纵纹。覆腿羽褐色，跗跖被羽。

分布于神农架各地。少见。

肉、骨、头解毒，定惊，截疟，祛风散结。

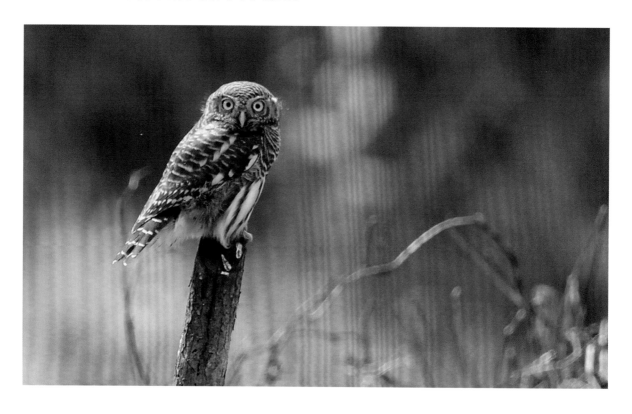

2 斑头鸺鹠 [B] **Glaucidium cuculoides** (Vigors)

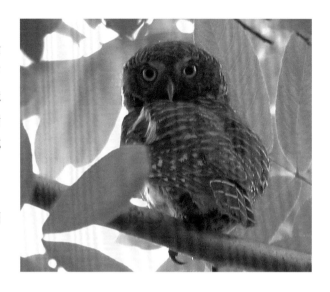

面盘不明显。头侧无直立的簇状耳羽。头、胸和整个背面几乎均为暗褐色，头部和全身的羽毛均具有细的白色横斑。腹部白色，下腹部和肛周具有宽阔的褐色纵纹。喉部具有2个显著的白色斑。尾羽上有6条鲜明的白色横纹，端部白缘。虹膜黄色。嘴黄绿色，基部较暗，蜡膜暗褐色。趾黄绿色，具刚毛状羽，爪近黑色。

分布于神农架各地，栖息于阔叶林、针阔叶混交林、林缘及农田周边的树上。少见。

肉、骨解毒，定惊。

（四）小鸮属 Athene Boie

没有明显的面盘或皱领，亦没有耳簇羽，耳羽小。蜡膜肿大，鼻孔圆形。体羽大多褐色。背羽具白斑。腹部具纵纹。翅圆形，第3枚初级飞羽最长，第1枚初级飞羽长度在第5和第8枚之间。尾较短，尾长适中。跗跖披羽至趾，趾的上方并长有刚毛状羽。

神农架可供药用的1种。

纵纹腹小鸮 [B] **Athene noctua** (Scopoli)

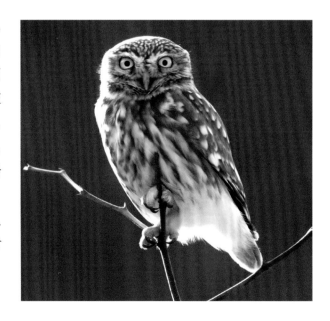

面盘不明显，没有耳羽簇，皱领也不显著。跗跖和趾被羽。上体为灰褐色至棕褐色，具白色斑点，尤以头顶较为细密，眉纹和两眼之间为白色，后颈具不完整的白色翎领。下体为灰色，没有条纹，两胁具横斑，腹的中部为纯白色，无斑。虹膜金黄色。嘴角绿色，嘴峰有时较暗，有时较黄，蜡膜绿色或绿褐色。脚黄绿色、铅绿色或暗黄色。

分布于神农架大九湖（东溪）、木鱼、松柏、下谷、阳日，栖息于林缘灌丛、农田及住宅附近的树林中。少见。

除去内脏的全体解毒，定惊。

（五）耳鸮属 Asio Brisson

　　中等大小鸮类，大小因种类不同而有变化。嘴短而健，蜡膜覆盖部分较嘴的余部为大。面盘显著，眼位于中部。有冠羽或耳簇羽。翎领完整或几乎完整。翅长而尖。尾长适度，呈圆形。跗跖及趾的上方被羽。

　　神农架可供药用的 2 种。

■ 分种检索表

腹羽具横斑和纵纹，耳羽长而显著 ·····································1. **长耳鸮 A. otus**

腹羽具纵纹，而无横斑；耳羽较短，不显著 ·····················2. **短耳鸮 A. flammeus**

1 | 长耳鸮 [B] Asio otus (Linnaeus)

　　面盘显著，中部白色杂有黑褐色，面盘两侧为棕黄色，羽干白色。皱领白色。耳羽发达，显著突出于头上，黑褐色，羽基两侧棕色。上体棕黄色，上背棕色较淡。尾羽基部棕黄色，端部灰褐色，

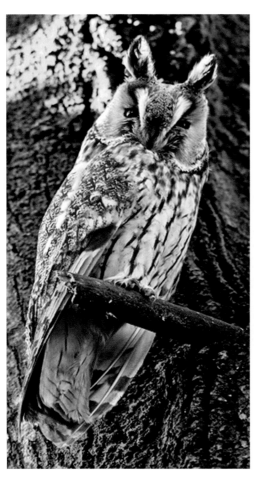
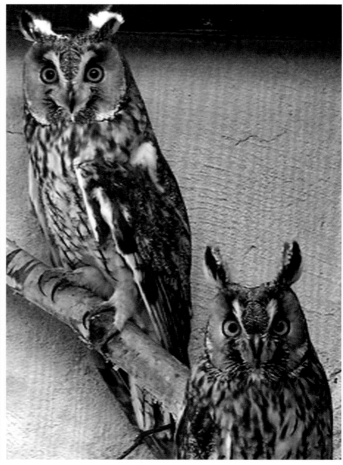

具 7 个黑褐色横斑。颏白色。其余下体棕黄色。胸具宽阔的黑褐色羽干纹，上腹和两胁羽干纹较细，并从羽干纹分出细枝。下腹中央棕白色。跗跖和趾被羽，棕黄色。

　　分布于神农架各地，栖息于针叶林、针阔叶混交林、农田及住宅附近的树林中。少见。

　　除去羽毛及内脏的全体解毒，定惊。

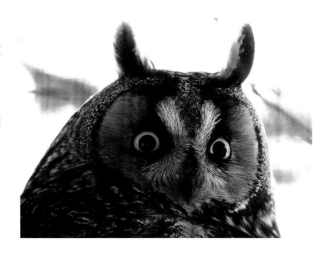

2　短耳鸮 [B]　**Asio flammeus** (Pontoppidan)

　　耳短小而不外露，黑褐色，具棕色羽缘。面盘显著，眼周黑色，面盘余部棕黄色。皱领白色。上体大多为棕黄色，满缀宽阔的黑褐色羽干纹。腰和尾上覆羽棕黄色，无羽干纹，尾羽棕黄色，具黑褐色横斑和棕白色端斑。下体棕白色。颏白色。胸部较多棕色，并布满黑褐色纵纹。下腹中央和尾下覆羽无杂斑。跗跖和趾被羽，棕黄色。

　　分布于神农架各地，栖息于林缘、草地、沼泽、农田。少见。

　　除去羽毛及内脏的全体祛风湿，止痛，解毒，定惊。

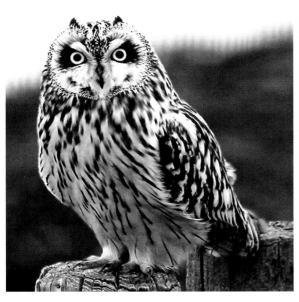
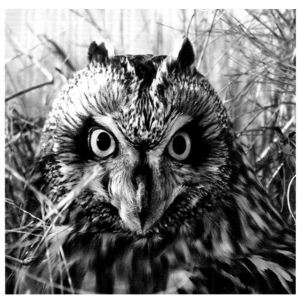

（六）林鸮属　**Strix** Linnaeus

　　体中型至大型，身体较为粗壮。头圆形，头顶上无耳簇羽。嘴强大。翎领狭小，上方中断。面盘发达。翅圆形，第 4、5、6 枚初级飞羽最长。尾长适度，圆尾。

神农架可供药用的 1 种。

灰林鸮 [B] **Strix aluco** Linnaeus

头大而圆。面盘灰色，围绕双眼的面盘较为扁平。没有耳羽。上体灰暗，呈棕色、褐色杂状。下体白色或皮黄色。胸部沾黄色，有浓密条纹及细小虫蠹纹。灰林鸮有 2 个不同的形态，其中一种的上身呈红褐色，另一种则呈灰褐色，亦有介乎于两者的，二者形态的下身都呈白色，有褐色的斑纹。两性异形。虹膜深褐色。嘴黄色。脚黄色。

分布于神农架各地，栖息于阔叶林和针阔叶混交林中，喜欢河岸和沟谷地带。少见。

除去羽毛及内脏的全体祛风湿，止痛，解毒，定惊。

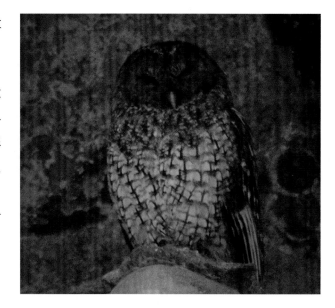

夜鹰科 Caprimulgidae

嘴短宽，有发达的口裂及口须。鼻孔管形。喉部有白斑。翅长而尖。尾长而呈圆形。腿短。身体羽毛柔软，暗褐色，有细横斑。雄鸟尾上有白斑，飞行时特别明显。

神农架可供药用的1属，1种。

夜鹰属 Caprimulgus Linnaeus

嘴偏黑，口须发达，且数目众多，基部为白色。翅尖长，第2枚初级飞羽最长，第1、3枚稍短。尾长，呈楔状。两性稍不同，雄鸟的尾和翅具白斑，雌鸟为棕色或皮黄色斑。跗跖被羽或裸出。虹膜褐色。脚巧克力色。

神农架可供药用的1种。

普通夜鹰 [C、D] Caprimulgus indicus Latham

上体灰褐色，密杂以黑褐色和灰白色虫蠹斑。额、头顶、枕具宽阔的黑色中央纹。背、肩羽羽端具黑色块斑和细的棕色斑点。颏、喉黑褐色，羽端具棕白色细纹，下喉具1个大型白斑。胸灰白色，满杂以黑褐色虫蠹斑和横斑。腹和两胁红棕色，具密的黑褐色横斑。尾下覆羽红棕色或棕白色，杂以黑褐色横斑。

分布于神农架各地，栖息于阔叶林和针阔叶混交林中。少见。

肉、油滋补益阴。

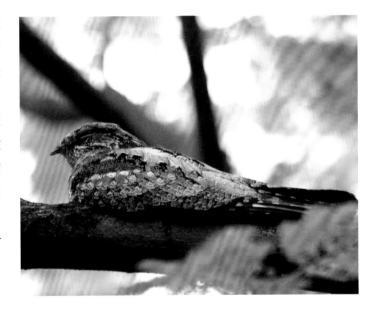

雨燕科 Apodidae

头无羽冠，羽毛有较大型的副羽。跗跖及趾均强，爪长而曲，跗跖长度不短于中趾（不连爪），后趾能逆转。外形接近燕科，翅尖长，越尾端，着陆后双翅折叠，足短。嘴短但嘴裂较宽，大部分时间在飞翔。通常在飞行中捕食昆虫。

神农架可供药用的 2 属，2 种。

■ 分属检索表

跗跖被羽，趾全向前；腰具白斑；尾呈深叉状···1. 雨燕属 Apus

跗跖全裸或几乎完全裸出，尾羽的羽干不裸出························2. 金丝燕属 Aerodramus

（一）雨燕属 Apus Scopoli

体形比较纤小，两性相似，体羽大多为黑色或黑褐色。嘴形宽阔而平扁，先端稍向下曲，嘴裂很深，上嘴无缺刻，无嘴须。翅上有 10 枚长的初级飞羽和 1 组短的次级飞羽。

神农架可供药用的 1 种。

白腰雨燕 [C、D] **Apus pacificus** (Latham)

上体包括两翼和尾大多为黑褐色。头顶至上背具淡色羽缘。下背、两翅表面和尾上覆羽微具光泽，亦具近白色羽缘。腰白色，具细的暗褐色羽干纹。颏、喉白色，具细的黑褐色羽干纹。其余下体黑褐色，羽端白色。虹膜棕褐色。嘴黑色。脚和爪紫黑色。

分布于神农架各地，栖息于陡峭的山坡、悬崖，喜欢靠近河流、水库等水源附近的悬崖峭壁。常见。

唾液或与绒羽等混合凝结所成的巢养阴润燥，补中益气。

（二）金丝燕属 Aerodramus

轻捷的小鸟，比家燕小，体质也较轻，雌雄相似。嘴细弱，向下弯曲。翅膀尖长。脚短而细弱，4 趾都朝向前方。上体羽色呈褐色至黑色，带金丝光泽。下体灰白色或纯白色。

神农架可供药用的 1 种。

短嘴金丝燕 [C、D] **Aerodramus brevirostris** (McClelland)

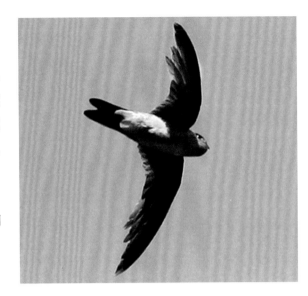

上体烟灰色。头顶、上背、翅和尾黑褐色，有时并缀有辉蓝色。腰部色较浅淡，多为灰褐色，并具褐色或黑色羽干纹。尾呈叉状，但叉不太深。翅甚长，折合时明显突出于尾端。下体灰褐色或褐色，胸以下具褐色或黑色羽干纹。虹膜褐色或暗褐色。嘴黑色。跗跖裸露或仅被少许稀疏羽毛，肉褐色，爪黑褐色。

分布于神农架各地，栖息于山洞中。常见。

唾液或马绒羽等混合凝结所成的巢养阴润燥，补中益气。

翠鸟科 Alcedinidae

头大颈短，嘴形长大而尖，嘴峰圆钝。翅短圆。尾大多为短小。脚甚短，趾细弱，第4趾与第3趾大部分并连，与第2趾仅基部并连。翠鸟最明显的特征就是头很大，有1张长而粗壮的嘴。

神农架可供药用的3属，4种。

■ 分属检索表

1. 羽色黑白斑驳·······················1. 鱼狗属 Ceryle
   羽色非白色或黑色···························2
2. 尾较嘴长，翅形短圆····················2. 翡翠属 Halcyon
   尾较嘴短，翅形尖长，趾4个················3. 翠鸟属 Alcedo

（一）鱼狗属 Ceryle Boie

体型较大。嘴长而侧扁，峰脊圆。鼻沟显著。翅尖。尾较嘴长。体羽黑白斑驳。

神农架可供药用的2种。

■ 分种检索表

背无横斑，翅长在150mm以下·············1. 斑鱼狗 C. rudis
背具横斑，翅长在160mm以上·············2. 冠鱼狗 C. lugubris

1 斑鱼狗 Ceryle rudis (Linnaeus)

嘴粗直，黑色，长而坚，嘴脊圆形。鼻沟不著。虹膜褐色。体羽以黑白2色为主。上体黑色，多具白点。初级飞羽及尾羽基白色稍黑。下体白色，上胸具黑色的宽阔条带，其下具狭窄的黑斑。脚黑色。

分布于神农架大九湖（东溪）、木鱼（九冲）、松柏、下谷、阳日，栖息于河流、水塘、水库中。常见。

肉、骨软坚，解毒，通淋，止痛，定喘。

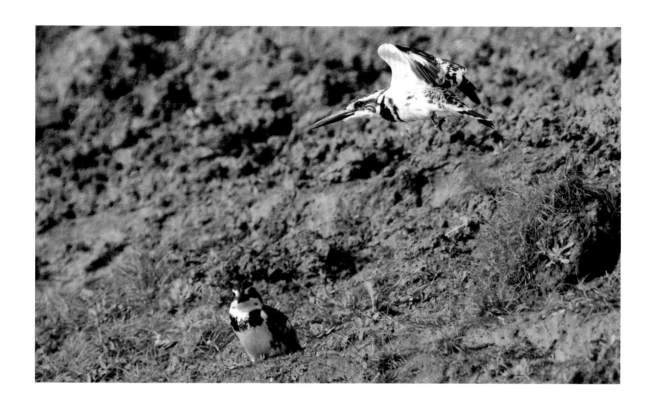

2 冠鱼狗 Ceryle lugubris Temminck

　　头具显著羽冠，黑色，具许多白色大斑点，羽冠中部基本为全白色，只有少许白色圆斑点。嘴下、枕、后颈白色。背、腰、尾下覆羽灰黑色。颏、喉白色。嘴下有 1 条黑色粗线延伸至前胸。前胸黑色，具许多白色横斑。下胸、腹、短的尾下覆羽均为白色，长的尾下覆羽和两胁似前胸，为黑白相间。虹膜褐色。嘴角黑色，上嘴基部和先端淡绿褐色。脚肉褐色。

　　分布于神农架，栖息于海拔 1500m 以下的河流、水塘、水库中。常见。

　　肉、骨软坚，解毒，通淋，止痛，定喘。

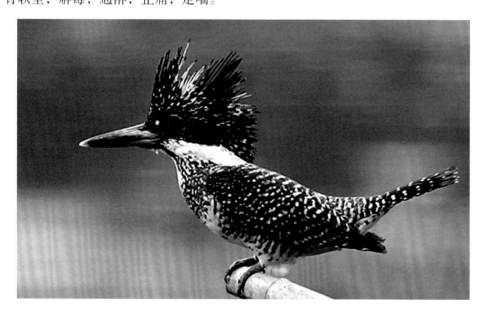

（二）翡翠属 **Halcyon** Swainson

嘴红色，粗长似凿，基部较宽，嘴峰直，峰脊圆，两侧无鼻沟。翅圆，第 1 枚初级飞羽与第 7 枚初级飞羽等长或稍短，第 2、3、4 枚几乎近等长，初级飞羽基部具白色斑。尾圆形。

神农架可供药用的 1 种。

蓝翡翠 [D] **Halcyon pileata** Riparia Boddaert

额、头顶、头侧和枕部黑色。后颈白色，向两侧延伸，与喉胸部白色相连，形成 1 圈宽阔的白色领环。眼下有 1 个白色斑。背、腰和尾上覆羽钴蓝色，尾亦为钴蓝色，羽轴黑色。翅上覆羽黑色，形成 1 个大块黑斑。颏、喉、颈侧、颊和上胸白色，胸以下包括腋羽和翼下覆羽橙棕色。虹膜暗褐色。嘴珊瑚红色。脚和趾红色，爪褐色。

分布于神农架大九湖（东溪）、木鱼、松柏、下谷、阳日，栖息于河流、水塘、水库中。少见。
肉利水退肿。

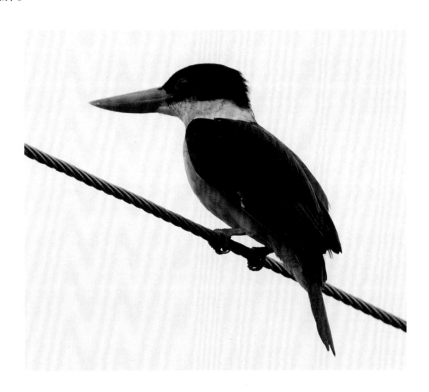

（三）翠鸟属 **Alcedo** Linnaeus

嘴粗直，长而坚，嘴脊圆形，嘴峰圆钝。头大颈短。体羽艳丽，具光辉，常有蓝色或绿色。翅短圆。尾亦短圆，且小。脚甚短，趾细弱，第 4 趾与第 3 趾大部分并连，与第 2 趾仅基部并连。

神农架可供药用的 1 种。

普通翠鸟 [C] **Alcedo atthis** (Linnaeus)

　　头顶布满暗蓝绿色和艳翠蓝色的细斑。眼下和耳后颈侧白色。体羽艳丽，具光辉，体背灰翠蓝色，肩和翅暗绿蓝色，翅上杂有翠蓝色斑。喉部白色。胸部以下呈鲜明的栗棕色。颈侧具白色点斑。上体呈金属样的浅蓝绿色，下体橙棕色。颏白。橘黄色条带横贯眼部及耳羽，此为本种区别于其他翠鸟的鉴别特征。

　　分布于神农架大九湖（东溪）、木鱼（红花）、宋洛、阳日，栖息于河流、水库、池塘岸边。常见。

　　肉解毒，通淋。

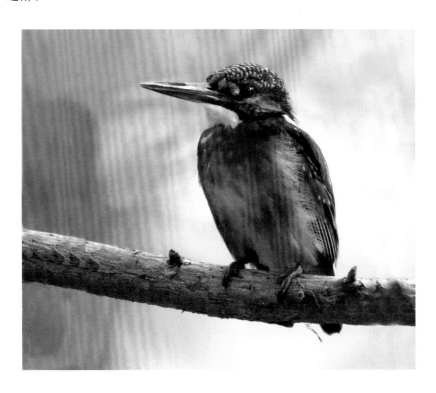

戴胜科 Upupidae

　　头上具凤冠状羽冠。嘴形细长，自基处起稍向下弯。翅形短圆，初级飞羽10枚。尾长度适中，近方形，尾羽10枚。跗跖短而不弱，前后缘均具盾状鳞；趾基合并不完全，中趾与外趾仅并连于基部，内趾则游离。两性羽色相似。

　　神农架可供药用的1属，1种。

戴胜属　Upupa Linnaeus

　　本属特征同戴胜科。

　　神农架可供药用的1种。

戴胜 [C]　Upupa epops Linnaeus

　　头、颈、胸淡棕栗色。羽冠色略深，且各羽具黑端。胸部沾淡葡萄酒色。上背和翼上小覆羽转为棕褐色；下背和肩羽黑褐色，杂以棕白色的羽端和羽缘；上、下背间有黑色、棕白色、黑褐色3条带斑及1不完整的白色带斑。腰白色。尾上覆羽基部白色，端部黑色，部分羽端缘白色，尾羽黑色，各羽中部向两侧至近端部有1个白斑连成1个弧形的横带。

　　分布于神农架各地，栖息于森林、林缘、草地、农田、路边。常见。

　　全体柔肝息风，镇心安神。

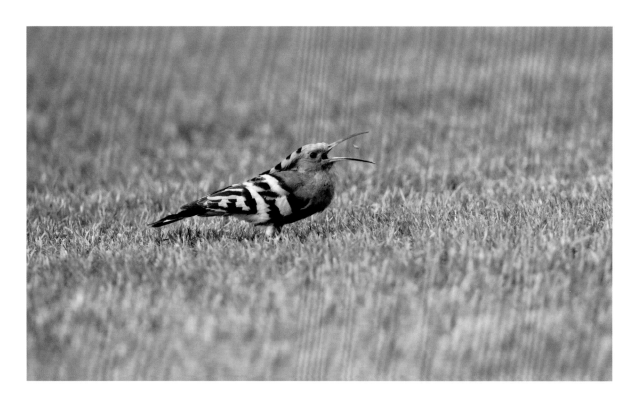

啄木鸟科 Picidae

　　头大。颈较长。嘴强硬而直，呈凿形；角舌骨延成环带状，两侧自咽喉绕过枕部至上嘴基，舌长而能伸缩，先端列生短钩。鼻孔裸露。初级飞羽9枚。尾呈平尾或楔状，尾羽大多为12枚。脚稍短，具3或4趾。

　　神农架可供药用的3属，6种。

■ 分属检索表

1. 尾羽的羽干柔软，尾超过翅长 3/4；鼻孔被膜··1. 蚁䴕属 Jynx
   尾羽的羽干强硬，飞羽具点斑或横斑，体羽不为灰色；鼻孔被羽掩盖；4趾··············2
2. 体羽纯绿色或大多为绿色···2. 绿啄木鸟属 Picus
   体羽黑白斑驳···3. 啄木鸟属 Dendrocopos

（一）蚁䴕属 Jynx Linnaeus

　　嘴中等长，呈圆锥形，紧凑而尖。鼻孔大，近于嘴峰，没有羽毛掩盖，但具鼻膜。羽毛柔软，褐灰色，具极小斑。尾略呈方形，约为翼长的 3/4 或稍长，尾羽软而柔韧。

　　神农架可供药用的1种。

蚁䴕 [C] Jynx torquilla Linnaeus

　　额及头顶污灰色，杂以黑褐色细横斑和具灰白色端斑。上体余部灰褐色，两翅沾棕色，均缀有褐色虫蠹状斑。枕、后颈至上背具粗阔的黑色纵纹，并杂以褐灰色，形成姜形大块斑。尾较软，末端圆形，大理石样的银灰色或褐灰色，具3~4个黑色横斑。嘴直，细小而弱。耳羽栗褐色，杂以黑褐色细斑纹。须近白色。颈、喉、前颈和胸棕黄色。

　　分布于神农架各地，栖息于针叶林、阔叶林、针阔叶混交林、农田。少见。

　　肉滋养补虚。

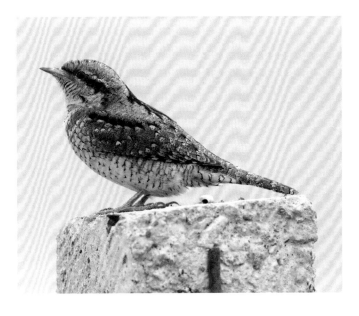

（二）绿啄木鸟属 Picus Linnaeus

体羽主要是绿色。下体污灰色，沾染绿色。雄鸟的头顶为红色，非常鲜艳。嘴峰稍弯。鼻孔被粗的羽毛所掩盖；鼻脊距离嘴峰较近，而距离嘴基缝合线较远。脚具 4 趾，外前趾较外后趾长。尾为翅长的 2/3，稍短，强凸尾，最外侧尾羽较尾下覆羽为短。细分则两性异形。

神农架可供药用的 1 种。

灰头绿啄木鸟 [C] **Picus canus** Gmelin

雄鸟额基灰色，杂有黑色；额、头顶朱红色，头顶后部、枕和后颈灰色或暗灰色，杂以黑色羽干纹；眼先黑色，眉纹灰白色，耳羽、颈侧灰色。背和翅上覆羽橄榄绿色，腰及尾上覆羽绿黄色。中央尾羽橄榄褐色，端部黑色，外侧尾羽黑褐色，具暗色横斑。下体颏、喉和前颈灰白色，胸、腹和两胁灰绿色。虹膜红色。嘴灰黑色。脚和趾灰绿色或褐绿色。

分布于神农架各地，栖息于低山阔叶林和混交林。常见。

肉滋补强壮，补虚，杀虫，利噎，开郁，平肝。

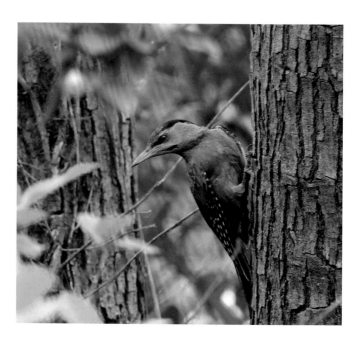

（三）啄木鸟属 Dendrocopos Lacepede

体型中等。鼻孔被羽。上体以黑色为主，具白斑。下体以棕色或褐色为主。翼较圆。尾楔形。4 趾。

神农架可供药用的 4 种。

■ 分种检索表

1. 第 2 枚飞羽较第 6 枚为长，背的中部无横斑⋯⋯⋯⋯⋯⋯⋯⋯1. 星头啄木鸟 D. canicapillus

   第 2 枚飞羽较第 6 枚为短⋯⋯⋯⋯⋯⋯⋯⋯⋯⋯⋯⋯⋯⋯⋯⋯⋯⋯⋯⋯2

2. 下体有纵纹⋯⋯⋯⋯⋯⋯⋯⋯⋯⋯⋯⋯⋯⋯⋯⋯⋯⋯2. 赤胸啄木鸟 D. cathphrius

   下体无纵纹⋯⋯⋯⋯⋯⋯⋯⋯⋯⋯⋯⋯⋯⋯⋯⋯⋯⋯⋯⋯⋯⋯⋯⋯⋯⋯⋯⋯3

3. 鼻脊短于嘴峰之半，腹部棕色⋯⋯⋯⋯⋯⋯⋯⋯⋯3. 棕腹啄木鸟 D. hyperythrus

   鼻脊为嘴长之半或更长，腹部棕白色至沙褐色⋯⋯⋯⋯⋯4. 大斑啄木鸟 D. major

1 星头啄木鸟 [C、D] **Dendrocopos canicapillus** Blyth

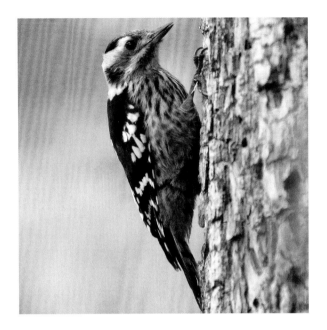

雄鸟前额和头顶暗灰色或灰褐色；鼻羽和眼先污灰白色；眉纹宽阔，白色，自眼后上缘向后延伸至颈侧，并在此形成白色块斑。枕部两侧各具1个红色小斑。枕、后颈、上背和肩黑色，下背和腰白色，具黑色横斑。头侧和颈侧棕褐色。耳覆羽之后有1个黑斑。颊、喉白色或灰白色，其余下体污白色或淡棕白色和淡棕黄色，布满黑褐色纵纹。

分布于神农架各地，栖息于针叶林、阔叶林、针阔叶混交林以及村庄大树。常见。

肉滋补强壮，补虚，杀虫，利噎，开郁，平肝。

2 赤胸啄木鸟 [C] **Dendrocopos cathphrius** Blyth

雄鸟上体黑色；前额污白色或淡茶黄色；脸、眼先棕白色；耳覆羽、颈侧污白色、棕褐色或茶黄色，羽端缀有红色，尤以耳覆羽较著。头顶后部和枕亦为深红色，头顶余部和上体同为黑色。两翅黑褐色，具白色斑点。1条宽阔的黑色颚纹从嘴角基部向后分为2支。胸中部鲜红色，在胸部形成1个大块红色的斑。

分布于神农架各地，栖息于常绿或落叶阔叶林和针阔叶混交林中。少见。

肉滋补强壮，补虚，杀虫，利噎，开郁，平肝。

3 棕腹啄木鸟 [C、D] **Dendrocopos hyperythrus** Vigors

头顶及枕部深红色。背部为黑、白横斑相间。腰至中央尾羽黑色，外侧1对尾羽白色，具黑色横斑。贯眼纹及颏白色。下体余部大多为呈淡赭石色，仅尾下覆羽粉红色。雌鸟头顶部为黑色和白色相杂。虹膜暗褐色，雌鸟酒红色。上嘴黑，下嘴淡角黄色，且稍沾绿色。跗跖和趾暗铅色，爪暗褐色。

分布于神农架各地，栖息于针叶林、针阔叶混交林和阔叶林。常见。

肉滋补强壮，补虚，杀虫，利噎，开郁，平肝。

4 大斑啄木鸟 [C] **Dendrocopos major** Linnaeus

雄鸟额棕白色；眼先、眉、颊和耳羽白色；头顶黑色，具蓝色光泽，枕具1个辉红色斑，后枕具1条窄的黑色横带。后颈及颈两侧白色，形成1圈白色领圈。肩白色。背辉黑色。腰黑褐色，具白色端斑。两翅黑色，翅缘白色。中央尾羽黑褐色，外侧尾羽白色，并具黑色横斑。颏、喉、前颈至胸以及两胁污白色；腹亦为污白色，略沾桃红色；下腹中央至尾下覆羽辉红色。

分布于神农架各地，栖息于针叶林、针阔叶混交林和阔叶林以及林缘地带。常见。

全体滋养补虚。

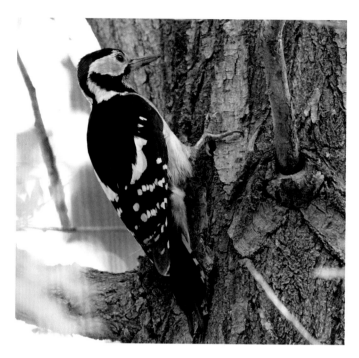

百灵科 Alaudidae

嘴较细小，呈圆锥状，有些种类长而稍弯曲。具羽冠。鼻孔上常有悬羽掩盖。翅稍尖长。尾较翅为短。趾不并合，趾跖不由单列卷状鳞所包被，跗跖后缘较钝，具有盾状鳞，后爪一般长而直。

神农架可供药用的 1 属，2 种。

云雀属 **Alauda** Linnaeus

初级飞羽10枚，其第1枚甚短小，不长于初级覆羽。羽冠短或没有。翅短，不达于尾端。尾羽白色，只限于外侧 2 对，且不为端斑状。

神农架可供药用的 2 种。

■ 分种检索表

体型较大；第 5 枚初级飞羽距翅端一般达 5mm；嘴较短，一般为 11~12mm·······················
···1. 云雀 A. arvensis

体型较小；第 5 枚初级飞羽距翅端一般短于 5mm；嘴较长，一般为 12~14mm·····················
···2. 小云雀 A. gulgula

---

1 | 云雀 [C] 告天子、朝天柱
Alauda arvensis Hume

体长 15~19cm。顶冠及耸起的羽冠具细纹。上体沙棕色。两翅与尾羽均为黑褐色，翅、尾各羽外缘淡棕色。尾分叉，最外侧 1 对尾羽近纯白色。下体白色。胸部淡棕色，并有多数黑褐色斑点。

分布于神农架大九湖、木鱼（大千家坪、九冲）、阳日，栖息于草地、农田、路旁，在神农架为冬候鸟。常见。

除去羽毛和内脏的全体解毒，缩尿。脑滋补壮阳。

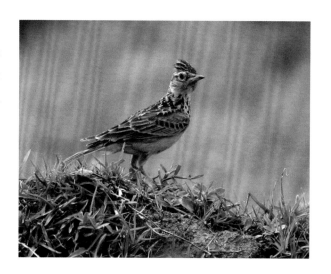

2 | 小云雀 [C]
百灵、告天鸟
Alauda gulgula Franklin

体长 14~17cm。头上有一短的羽冠，当受惊竖起时才明显可见。眉纹略具浅色。上体沙棕色或棕褐色，具黑褐色羽干纹。翅黑褐色。尾羽黑褐色，微具窄的棕白色羽缘，最外侧 1 对尾羽几乎纯白色。胸部棕色，密布黑褐色羽干纹。下体淡棕色或棕白色。

分布于神农架大九湖、木鱼（九冲）、松柏、下谷、阳日，栖息于草地、河滩、农田，营巢于地面。常见。

除去羽毛和内脏的全体解毒，缩尿。脑滋补壮阳。

燕科 Hirundinidae

嘴短阔而平扁，嘴缘无锯齿。翅端尖形或方形，初级飞羽大多为9枚，若为10枚时，其第1枚特短小，通称为"退化飞羽"，其长度一般不超过初级覆羽，少数例外，第1枚飞羽（最外侧的退化飞羽若存在时亦不计入）最长，其内侧数羽突形短缩，因而呈尖形翅端。趾不并合，趾跗不由单列卷状鳞所包被着，趾跗后缘侧扁，呈棱状，光滑无鳞，脚细短。

神农架可供药用的3属，4种。

■ 分属检索表

1. 趾跗与趾均被羽·······················1. 毛脚燕属 Delichon

　趾跗与趾均裸出，或仅于趾跗后侧具一羽簇···················2

2. 背羽褐色而无辉亮，尾羽无白斑···················2. 沙燕属 Riparia

　背羽大多为辉蓝黑色·······················3. 燕属 Hirundo

（一）毛脚燕属 Delichon Horsfied et Moore

上体蓝黑色，具金属光泽。腰白色。尾呈叉状。下体烟灰白色。跗跖和趾被白色绒羽。

神农架可供药用的1种。

毛脚燕 [C、D] 石燕、白腰燕
Delichon urbica Linnaeus

体长13~15cm。额基、眼先绒黑色，额、头顶、背、肩黑色，具蓝黑色金属光泽。后颈羽基白色，形成1个不明显的领环。腰和尾上覆羽白色，具细的黑褐色羽干纹。翅黑褐色。尾黑褐色，呈叉状。下体白色。

分布于神农架大九湖、木鱼（九冲）、松柏、宋洛、下谷、新华、阳日，栖息于山地、森林、草坡、河谷等生境，常营巢于山地悬崖缝隙。常成群活动。常见。

除去羽毛及内脏的全体祛风湿，止痹。

（二）沙燕属 Riparia Forster

小型燕类。上体灰褐色或沙灰色。背羽褐色，无辉亮。尾羽无白斑。下体白色。尾呈浅叉状。跗跖裸出，或仅于趾跗后侧具一羽簇。

神农架可供药用的1种。

崖沙燕 [C、D]　土燕、水燕子
Riparia riparia (Linnaeus)

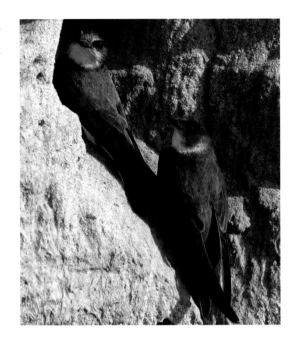

　　体长 11~14cm。上体从头顶、肩至上背和翅上覆羽深灰褐色，胸有灰褐色环带；下背、腰和尾上覆羽色稍淡，呈灰褐色，具不甚明显的白色羽缘。腹和尾下覆羽白色，两胁灰白而沾褐色。尾呈浅叉状。

　　分布于神农架大九湖（东溪）、木鱼（九冲）、下谷、新华、阳日，栖息于河流较宽阔处的沙滩，常成群生活。常见。

　　巢泥清热解毒。

（三）燕属 **Hirundo** Linnaeus

　　上体蓝黑色，富有光泽。尾长，呈深叉状。跗跖裸出，或仅于趾跖后侧具一羽簇。
　　神农架可供药用的 2 种。

■ 分种检索表

腰呈黑色；下体无条纹；翅长超过 110mm；尾伸达翅端之后；前颈具蓝黑色横带……………………
………………………………………………………………………1. 家燕 **H. rustica**

腰呈栗色；下体有条纹；腰羽的羽干纹不显著或缺如；下体沾棕色，具细纹……………………………
………………………………………………………………………2. 金腰燕 **H. daurica**

1　家燕 [C、D]　燕子、拙燕
Hirundo rustica Linnaeus

　　体长 15~19cm。嘴短而宽扁，基部宽大，呈倒三角形，上嘴近先端有一缺刻，口裂极深。前额深栗色。上体蓝黑色，富有金属光泽。尾长，呈深叉状，形成"燕尾"。颏、喉和上胸栗色或棕栗色，其后有 1 个黑色环带。下胸、腹和尾下覆羽白色或棕白色。

　　分布于神农架各地，栖息于村庄及住宅。常见。

　　巢泥清热解毒。

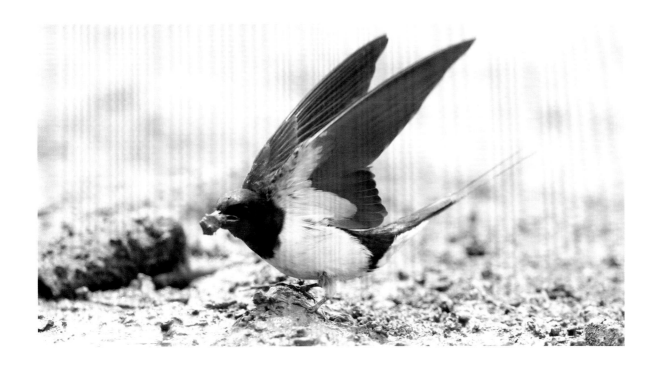

2 | 金腰燕 [C、D] 赤腰燕
Hirundo daurica Linnaeus

　　体长 16~18cm。嘴短而宽扁，基部宽大，呈倒三角形，上嘴近先端有一缺刻，口裂极深。眼先棕灰色。上体为蓝绿色，具金属光泽。腰栗黄色或棕栗色，具有不同程度的黑色羽干纹。下体棕白色，满杂黑色纵纹。尾长，呈深叉状。

　　分布于神农架各地，栖息于村庄及住宅。常见。

　　巢泥清热解毒。

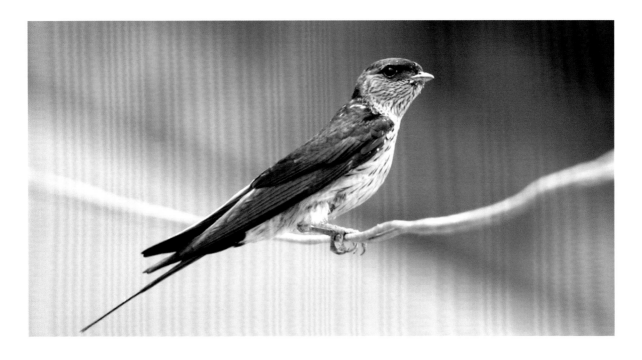

鹡鸰科 Motacillidae

小型鸣禽，体较纤细。嘴较细长，先端具缺刻。翅尖长，内侧飞羽（三级飞羽）极长，几乎与翅尖平齐。尾细长，外侧尾羽具白色，常做有规律的上下摆动。腿细长，后趾具长爪，适于在地面行走。飞行路线呈波浪状，栖止时尾常上下或左右摆动，易于辨认。

神农架可供药用的1属，1种。

鹡鸰属 Motacilla Linnaeus

体色大多由黑白两色组成，或由黑色、黄色、白色、灰色、绿色组成。背羽纯色，无纵纹。尾呈圆尾状，中央尾羽较外侧尾羽为长。飞行时呈波浪状起伏，并连续发出铜铃般的鸣声，停息时尾上下摆动。

神农架可供药用的1种。

白鹡鸰 [C] 白颤儿、白面鸟
Motacilla alba Linnaeus

体长 16~20cm。额头顶前部和脸白色。头顶后部、枕和后颈黑色。背、肩黑色或灰色。飞羽黑色，翅上有明显的白色翅斑。尾长而窄，尾羽黑色，最外 2 对尾羽主要为白色。颏、喉白色或黑色。胸黑色。其余下体白色。

分布于神农架各地，栖息于河流、水库、池塘、农田、沼泽。常见。

除去羽毛和内脏的全体补益脾肾，利水消肿。

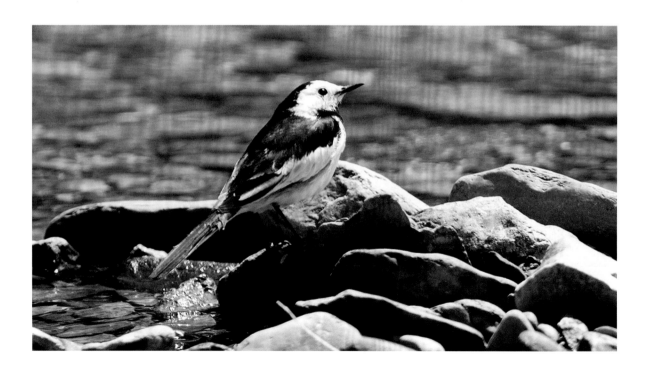

黄鹂科 Oriolidae

体型中等。嘴粗厚，嘴峰稍向下曲，下嘴尖端微具缺刻，嘴须短细。鼻孔裸出，其上盖有薄膜。翅长而尖，初级飞羽 10 枚，第 1 枚长于或等于第 2 枚之半。尾较短，尾羽 12 枚，圆尾或稍呈凸尾状。跗跖较短，前缘被盾状鳞，爪甚曲。

神农架可供药用的 1 属，1 种。

黄鹂属 **Oriolus** Linnaeus

羽色鲜黄，但也有的以红色、黑色或白色为主。头顶黄色、绿色或黑色，枕黑色、黄色或黄绿色。神农架可供药用的 1 种。

黑枕黄鹂 [C、D] 黄莺、黄鸟
Oriolus chinensis (Linnaeus)

体长 23~27cm，通体鲜黄色。嘴较粗壮，上嘴先端微下弯，并具缺刻，嘴粉红色。下背呈绿黄色。腰和尾上覆羽呈柠檬黄色。额基、眼先黑色，并穿过眼经耳羽向后枕延伸成黑色宽带。两翅黑色，羽端黄色，尖而长。尾黑色，凸形，除中央 1 对尾羽外，其余尾羽均具宽阔的黄色端斑。

分布于神农架大九湖（东溪）、木鱼（九冲）、下谷、新华、阳日，栖息于阔叶林、针阔叶混交林、农田及村落附近，停落在大树上，营巢于高大的乔木上。常见。

肉补气，壮阳，温脾。

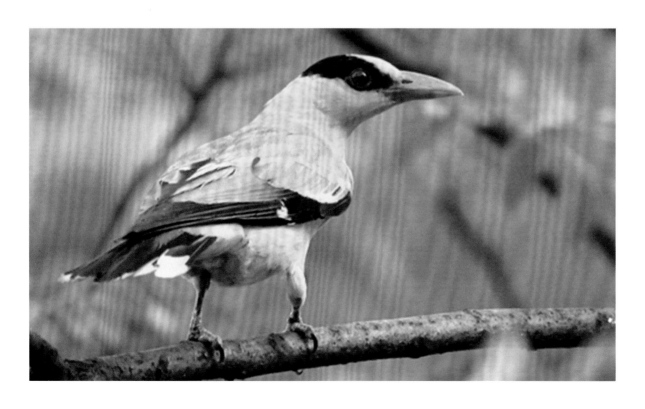

椋鸟科 Sturnidae

嘴直而尖，嘴缘平滑，或上嘴先端具缺刻。鼻孔裸露或为垂羽所覆盖。翅长度适中，尖翅或方翅，初级飞羽 10 枚，第 1 枚特别短小。尾短呈平尾或圆尾状，尾羽 12 枚。脚粗长而强健，善步行，前缘具盾状鳞。雌雄羽色相似，体羽大多具金属光泽。

神农架可供药用的 2 属，2 种。

分属检索表

无嘴须；额羽短，向后倾；头侧通常完全被羽·····························1. 椋鸟属 Sturnus

无嘴须；额羽甚多，形特延长而竖立；头侧或完全被羽，或则局部裸出······2. 八哥属 Acridotheres

（一）椋鸟属 **Sturnus** Linnaeus

体长 17~30cm。嘴形直而尖，无嘴须。额羽短，向后倾。头侧通常完全被羽。

神农架可供药用的 1 种。

灰椋鸟 [C] 高粱头
Sturnus cineraceus Temminck

体长 20~24cm，通体主要为灰褐色。自额、头顶、头侧、后颈和颈侧黑色，微具光泽，额和头顶前部杂有白色。眼先和眼周灰白色，杂有黑色。颊和耳羽白色，亦杂有黑色。尾上覆羽白色。颏白色。喉、前颈和上胸灰黑色，具不甚明显的灰白色矛状条纹。腹中部和尾下覆羽白色。

分布于神农架大九湖（东溪）、木鱼（九冲）、下谷、阳日，栖息于河谷阔叶林、农田、村庄，性喜成群。常见。

肉收敛固涩，益气养阴。

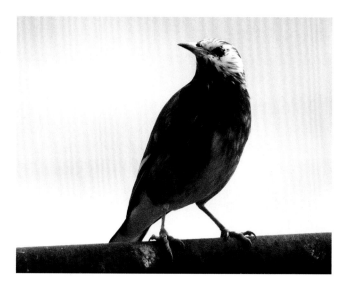

（二）八哥属 **Acridotheres** Vieillot

额羽甚多，形特延长且竖立，与头顶尖长的羽毛形成巾帻。头侧或完全被羽，或局部裸出。两性相似。

神农架可供药用的 1 种。

八哥 [C、D] 凤头八哥、鸲鸲
Acridotheres cristatellus (Linnaeus)

　　体长 23~28cm，通体乌黑色。嘴基上的额羽延长成簇状耸立，形如冠状。头顶至后颈、头侧、颊和耳羽呈矛状，绒黑色，具蓝绿色金属光泽，其余上体缀有淡紫褐色。两翅与背同色，有白色翅斑。尾羽黑色，除中央 1 对尾羽外，其余均具白色端斑。

　　在神农架为留鸟，广泛分布于中低海拔地区。常见。

　　肉解毒，止血，止咳。

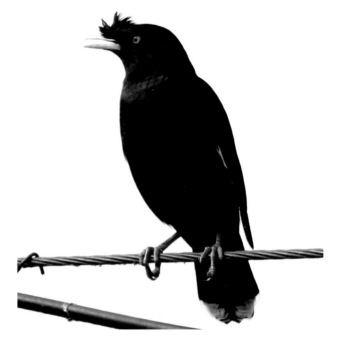

鸦科 Corvidae

体长 23~71cm，是最大的雀形目鸟类。嘴较粗壮，呈圆锥形，嘴缘平滑，嘴短粗。羽衣或为单色的，或有对比明显的花纹，通常有光泽。脚较粗壮。叫声刺耳、响亮。

神农架可供药用的4属，7种。

分属检索表

1. 鼻孔距前额约为嘴长的 1/3；鼻须硬直，达至嘴的中部·······················2
   鼻孔距前额不及嘴长的 1/4；鼻须短，不达嘴的中部·······················3
2. 尾远较翅为短···1. 鸦属 Corvus
   尾远较翅为长···2. 鹊属 Pica
3. 尾呈凸状，不显著，外侧尾羽超过尾长之半；嘴为暗褐色或黑色，嘴形较粗而直，上嘴端处具缺刻；羽色鲜艳，大多呈葡萄样的褐色·····················3. 松鸦属 Garrulus
   尾呈凸状，不显著，外侧尾羽超过尾长之半；嘴为暗褐色或黑色，嘴形较粗而直，嘴长达 40mm 以上，无缺刻；体色幽暗，体羽具白斑·····················4. 星鸦属 Nucifraga

（一）鸦属 Corvus Linnaeus

体长 40~49cm。嘴纯黑色，坚硬而较粗大。鼻孔距前额约为嘴长的 1/3，被许多很硬而直的鼻须完全遮盖，且达嘴的中部。体羽大多黑色或黑白两色，黑羽具紫蓝色的金属光泽。翅远长于尾。凸尾。腿及脚纯黑色，腿和趾强而有力。

神农架可供药用的4种。

分种检索表

1. 体型较小，翅长不及380mm，脸和嘴基裸出，下体具显著的金属样的蓝紫色辉亮·············
   ···1. 秃鼻乌鸦 C. frugilegus
   脸和嘴基被羽；下体辉亮较差，且为暗绿色或深蓝色（白颈鸦除外）·············2
2. 颈无白色颈环···3
   颈有白色或银灰色颈环···2. 白颈鸦 C. torquatus
3. 嘴较粗，嘴峰较宽；翅长 300mm 以上；后颈与头顶同为黑色，头顶羽毛呈丝状，较不发亮，后颈羽毛柔软，松散如发，羽干不明显·····················3. 大嘴乌鸦 C. macrorhynchos
   嘴形较细，嘴峰较窄；翅长 300mm 以上；后颈与头顶同为黑色，后颈羽毛结实，富有光泽，羽干发亮·····················4. 小嘴乌鸦 C. corone

1 秃鼻乌鸦 [C] 老鸹
Corvus frugilegus Linnaeus

体长在 41~51cm。嘴黑色，嘴长直而尖，嘴基部裸露皮肤浅灰白色。虹膜深褐。通体辉黑色，呈紫色金属样光泽。两翅和尾具铜绿色光泽。圆尾。脚黑色。

在神农架为留鸟，栖息于低山、丘陵和平原地区，尤以农田、河流和村庄附近较常见。常见。

肉滋养补虚。

2 白颈鸦 [D] 白颈老鸹
Corvus torquatus Lesson

体长 42~54cm。后颈、颈侧和胸部为白色，形成 1 个宽阔的白色领环，身体其余部位为黑色。上体具紫蓝色的金属光泽。小翅羽和初级飞羽外翈具绿色光泽。喉部羽毛呈披针形，具紫绿色的金属光泽。

分布于神农架木鱼、松柏、下谷、新华、阳日，栖息于阔叶林、河流、农田、村镇。常见。

肉消食散结。

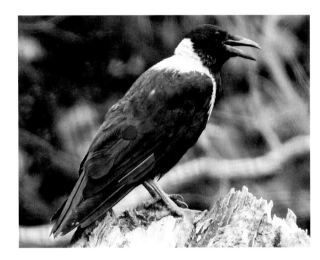

3 大嘴乌鸦 [D] 巨嘴鸦、老鸹
Corvus macrorhynchos Wagler

体长 44~54cm。嘴粗且厚，嘴峰弯曲，峰嵴明显，嘴基有长羽，伸至鼻孔处，达到嘴的中部，上嘴前缘与前额几乎为直角。额较陡突。全身羽毛黑色，具紫蓝色金属光泽。喉部羽毛呈披针形。后颈羽毛柔软，松散如发状。尾长，呈楔状。

分布于神农架各地，栖息于森林、林缘、河流、农田、村镇。常见。

肉滋养补虚。

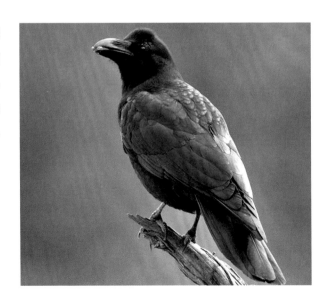

4	小嘴乌鸦	乌鸦、细嘴乌鸦
		Corvus corone Linnaeus

体长 45~53cm。通体黑色，具紫蓝色金属光泽，飞羽和尾羽具蓝绿色金属光泽。头顶羽毛窄而尖。喉部羽毛呈披针形。下体羽色较上体稍淡。嘴基部被黑色羽，嘴形细小，但强劲。额弓较低。

在神农架为留鸟，栖息于低山、丘陵和平原地带的疏林及林缘地带。常见。

肉滋阴补虚；用于虚劳发热、咳嗽、骨蒸烦热、体弱消瘦等。

（二）鹊属 Pica Brisson

鼻孔距前额约为嘴长的 1/3，鼻须硬直，达至嘴的中部。头、颈、胸和上体黑色。腹白色。翅上有 1 个大型白斑。尾远较翅为长。

神农架可供药用的 1 种。

喜鹊 [C、D]	鸦鹊
	Pica pica (Linnaeus)

体长 38~48cm。头、颈、颏、喉、胸、背及尾上覆羽黑色，头、颈带紫蓝色金属光泽，背沾蓝绿色金属光泽。肩羽白色。腰杂有灰白色。两翼黑色，具蓝绿色光泽。两胁和腹白色。尾黑色，具铜绿色金属光泽，末端有蓝色和紫蓝色光泽带，尾长，呈楔形。

分布于神农架各地，栖息于林缘、草地、河流、农田、村镇。常见。

肉清热，补虚，散结，通淋，止渴。

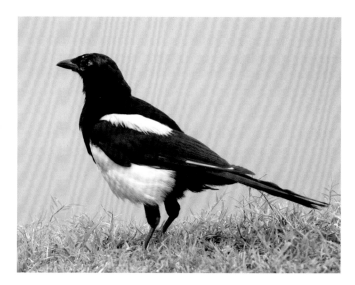

（三）松鸦属 Garrulus Brisson

本属特征参见松鸦。

神农架可供药用的 1 种。

松鸦 [D] 山和尚
Garrulus glandarius (Linnaeus)

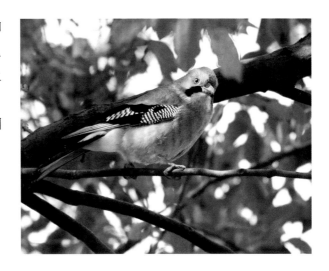

体长 28~35cm，通体棕褐色。前额基部和覆嘴羽尖端黑色。翅黑色，外缘具黑色、白色、蓝色 3 色相间的横斑。肛周和尾下覆羽、尾上覆羽白色，尾黑色，微具蓝色光泽。

分布于神农架各地，栖息于针叶林、针阔叶混交林、阔叶林。常见。

肉补肝肾，壮筋骨，益气力。

（四）星鸦属 **Nucifraga** Brisson

本属特征参见星鸦。
神农架可供药用的 1 种。

星鸦 **Nucifraga caryocatactes** Kleinschmidt et Weigold

体长 30~38cm。额、头顶至枕黑褐色，眼先白色，额基亦杂有白纹，头侧、眼周和颈侧黑褐色，具短的白色纵纹。后颈、背肩、腰棕褐色，各羽末端均具白色圆形斑点。胸、腹、两胁为棕褐色。翅黑褐色，具白色圆形斑点。尾上覆羽和尾羽亮黑色，尾下覆羽白色。

分布于神农架大九湖、红坪、木鱼（老君山），栖息于针叶林、针阔叶混交林中。常见。

肉滋阴补虚。

河乌科 Cinclidae

羽黑褐色或咖啡褐色，体羽较短而稠密。嘴细窄而直，嘴长与头几乎等长，上嘴端部微下曲或具缺刻，无嘴须，但口角处有短的绒绢状羽。鼻孔被膜遮盖。翅短而圆，初级飞羽10枚。尾较短，尾羽12枚。跗跖长而强，前缘具靴状鳞，趾、爪均较强。雌雄形态相似。

神农架可供药用的1属，1种。

河乌属 Cinclus Borkhausen

羽黑褐色或咖啡褐色，体羽较短而稠密。嘴较窄而直，嘴长与头几乎等长。

神农架可供药用的1种。

褐河乌 水乌鸦
Cinclus pallasii Temminck

全长19~24cm，通体黑褐色。嘴较窄而直，嘴长与头几乎等长，上嘴端部微下曲或具缺刻，无嘴须，但口角处有短的绒绢状羽。眼圈白色，常被周围的黑褐色羽毛遮盖。体羽较短而稠密。尾较短，腹部中央和尾下覆羽浅黑色。

分布于神农架各地，栖息于山区溪流与河谷沿岸。常见。

肉清热解毒，消肿散结。

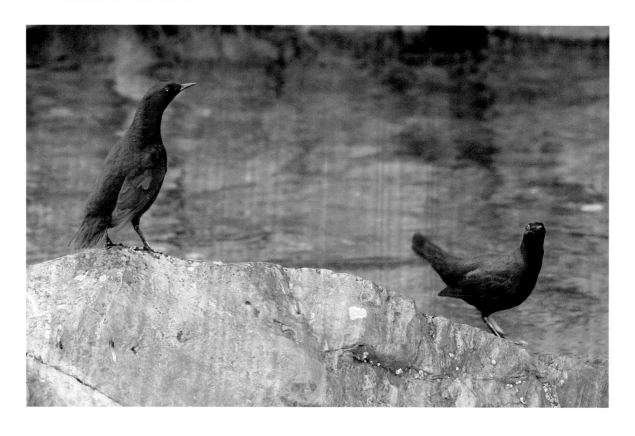

鹪鹩科 Troglodytidae

体型较细小。嘴长直细窄，先端稍曲，无嘴须，即使有也很少且细。鼻孔裸露或部分及全部被有鼻膜。翅短而圆，初级飞羽10枚，第1枚约为第2枚长度之半。尾短小而柔软，常向上翘起。跗跖强健，前缘具盾状鳞，趾及爪发达。羽被柔软厚密，羽色大多为红褐色、灰褐色、橄榄褐色，常具白色、淡棕色、黑褐色点斑、条纹、横斑，部分种类有栗色、白色块斑。

神农架可供药用的1属，1种。

鹪鹩属 **Troglodytes** Vieillot

本属特征参见鹪鹩。

神农架可供药用的1种。

鹪鹩 山蝈蝈 **Troglodytes troglodytes** (Linnaeus)

体长9~11cm。眉纹灰白色。颏、喉、颈侧和胸烟棕褐色，杂以黑色斑点，两颊棕白色。耳羽灰黑色。体羽栗褐色。上体棕色，具黑色横斑。肩具零星的白色斑点。翅外侧具黑白相间的横斑。腹白色，杂以黑色横斑。尾短小，常垂直上翘。

分布于神农架各地，栖息于灌丛、河溪岸边、林缘、农田。常见。

肉补脾，益肺，滋肾。

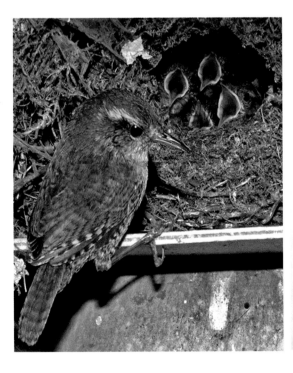
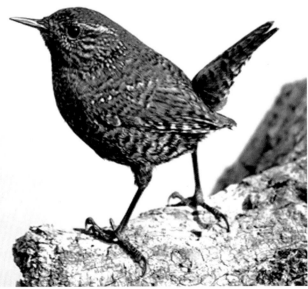

鸫科 Turdinae

嘴多短健，嘴缘平滑，上嘴前端有缺刻或小钩。鼻孔明显，不为悬羽所掩盖，有嘴须。翅长而尖，初级飞羽 10 枚，第 1 枚甚短小。尾羽通常 12 枚，偶尔 10 枚或 14 枚，尾形不一，较短，呈平截状，或较长而呈凸尾状。跗跖较长而强健，前缘多数被靴状鳞。

神农架可供药用的 5 属，10 种。

■ 分属检索表

（一）地鸫属 Zoothera Blyth

体型较大。翅形尖，不很短，一般为跗跖长度的 3 倍或者更长。嘴基的宽度小于嘴长之半，嘴须发达。翅长超过 110mm，次级飞羽的基部下面呈现 1 条明显的白色带斑。

神农架药用有 1 种。

虎斑地鸫 [C] Zoothera dauma (Latham)

体长 22~30cm。眼先棕白色，微具黑色羽端，眼周棕白色。耳羽、头侧、颧纹白色，微具黑色端斑。上体从额至尾上覆羽呈鲜亮的橄榄样的赭褐色，形成明显的黑色鳞状斑。翅下有 1 条棕白色带斑。下体颏、喉白色或棕白色，微具黑色端斑。胸、上腹和两胁白色，具黑色鳞状斑。

分布于神农架各地，栖息于针叶林、针阔叶混交林、阔叶林、林缘、农田、村庄。常见。

肉补气益脾。

（二）啸鸫属 Myiophoneus Temminck

体长 26~35cm。体羽几乎全为蓝黑色。嘴形较窄，嘴基的宽度小于嘴长之半，嘴须发达。翅形尖，一般为趾跖长度的 3 倍，次级飞羽的基部下面无白斑。

神农架可供药用的 1 种。

紫啸鸫 ^{乌精} Myiophoneus caeruleus Scopoli

体长 26~35cm。前额基部和眼先黑色，其余头部和整个上下体羽呈深紫蓝色，各羽末端均具辉亮的淡紫色滴状斑，此滴状斑在头顶和后颈较小，在两肩和背部较大，腰和尾上覆羽滴状斑较小，而且稀疏。腹、后胁和尾下覆羽黑褐色，有的微沾紫蓝色。

分布于神农架各地，栖息于河溪岸边阔叶林中。常见。

肉解毒，止血，止咳。

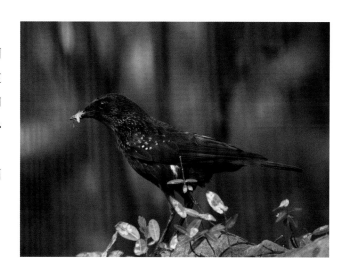

（三）鸫属 Turdus Linnaeus

体长 11~30cm。嘴须发达。翅形尖，腋羽及翅下覆羽为纯色。雄性体羽不呈蓝色。

神农架可供药用的 6 种。

■ 分种检索表

1. 体羽一般为黑色或暗褐色，翅几乎为纯黑褐色，后颈无白翎⋯⋯⋯⋯⋯⋯⋯⋯1. 乌鸫 **T. merula**
   体羽非纯黑色或暗褐色，头、颈和胸均非纯黑色⋯⋯⋯⋯⋯⋯⋯⋯⋯⋯⋯⋯⋯⋯⋯2
2. 后颈和背为不同色，头灰色⋯⋯⋯⋯⋯⋯⋯⋯⋯⋯⋯⋯⋯2. 灰头鸫 **T. rubrocanus**
   后颈和背同色，头、颈和胸均非纯黑色⋯⋯⋯⋯⋯⋯⋯⋯⋯⋯⋯⋯⋯⋯⋯⋯⋯⋯⋯3
3. 翅下覆羽和腋羽完全或局部为栗色或橙黄色⋯⋯⋯⋯⋯⋯⋯⋯⋯⋯⋯⋯⋯⋯⋯⋯⋯4
   翅下覆羽和腋羽呈灰色，无眉纹，胸和两胁浅褐色沾灰色⋯⋯⋯⋯3. 白腹鸫 **T. pallidus**
4. 胁具斑点⋯⋯⋯⋯⋯⋯⋯⋯⋯⋯⋯⋯⋯⋯⋯⋯⋯⋯⋯⋯⋯⋯⋯⋯⋯⋯⋯⋯⋯⋯⋯5
   胁无斑点，体侧杂以灰色，喉和胸均为栗红色⋯⋯⋯⋯⋯⋯⋯4. 赤颈鸫 **T. ruficollis**
5. 耳羽纯灰褐色或暗褐色⋯⋯⋯⋯⋯⋯⋯⋯⋯⋯⋯⋯⋯⋯⋯5. 斑鸫 **T. naumanni**
   耳羽前棕色后黑色，形成显著的黑色块斑⋯⋯⋯⋯⋯⋯6. 宝兴歌鸫 **T. mupinensis**

1	乌鸫 [D]	黑洋雀、百舌鸟

Turdus merula Linnaeus

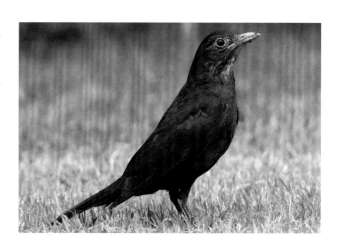

体长 26~28cm。雄鸟通体黑色、黑褐色或乌褐色；嘴和眼周橙黄色；下体黑褐色，稍淡；有的颏、喉呈浅栗褐色，微具黑褐色纵纹。雌鸟通体黑褐色沾锈色，下体尤著，颏、喉部多具暗色纵纹。

在神农架为留鸟，广泛分布。常见。

肉杀虫。

2	灰头鸫	**Turdus rubrocanus** G. R. Gray

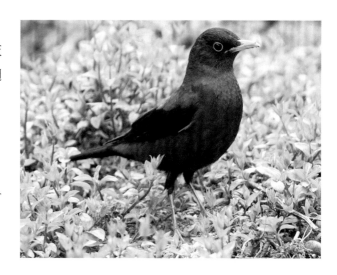

体长 21~24cm。雄鸟前额、头顶、眼先、头侧、枕、后颈、颈侧、上背烟灰色或褐灰色；背、肩、腰和尾上覆羽暗栗棕色；两翅和尾黑色；颏、喉和上胸烟灰色或暗褐色；颏、喉杂有灰白色；下胸、腹和两胁栗棕色；尾下覆羽黑褐色，杂有灰白色羽干纹和端斑。雌鸟羽色较淡；颏、喉白色，具暗色纵纹。

分布于神农架各地，栖息于针叶林、针阔叶混交林、阔叶林、林缘、农田。常见。

肉补虚益气，镇静等。

3	白腹鸫 [C]	**Turdus pallidus** Gmelin

体长 21~24cm。额、头顶、枕灰褐色。眼先、颊和耳羽黑褐色，耳羽具浅黄白色细纹。其余上体为橄榄褐色。尾灰褐色，最外侧具白色端斑。颏乳白色，羽干末端延长成须状，黑色。上喉白色，羽端缀有褐灰色，下喉、胸和两胁灰褐色。腹中部至尾下覆羽白色沾灰色，尾下覆羽常具灰色斑点。

分布于神农架各地，栖息于针叶林、针阔叶混交林、灌丛、农田。常见。

肉杀虫。

4 赤颈鸫 **Turdus ruficollis** Pallas

体长 22~25cm。雄鸟上体灰褐色；头顶具矛形黑褐色羽干纹；眉纹、颊栗红色；眼先黑色；耳覆羽具淡色羽缘；中央 1 对尾羽黑褐色，其余尾羽栗红色；颏、喉、胸栗红色或栗色，颏和喉两侧有少许黑色斑点；腹至尾下覆羽白色。雌鸟眉纹较淡，呈皮黄色；颏、喉白色，具栗黑色斑点；腹和尾下覆羽灰色。

分布于神农架各地，栖息于林缘、灌丛、草地。常见。

肉杀虫。

5 斑鸫 [C] 穿草鸡、窜儿鸡 **Turdus naumanni** Temminck

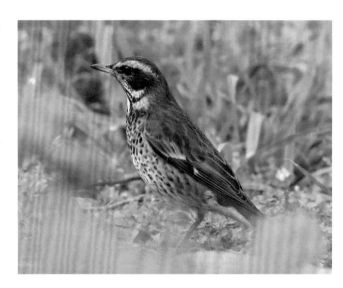

体长 20~24cm。头顶至后颈和耳羽具黑色羽干纹。眼先黑色，眉纹淡棕红色或黄白色。两翅黑褐色，外翈羽缘亦为棕白色或棕红色。喉和喉侧棕白色或栗色，颏、喉两侧具黑褐色斑点，下喉、胸、两胁棕栗色。腹白色。尾上覆羽具栗斑，尾下覆羽棕红色，羽端白色。

分布于神农架各地，栖息于针叶林、针阔叶混交林、阔叶林、灌丛、草地、农田。常见。

肉活血，消肿，止痛。

6 宝兴歌鸫 [C] 花穿草鸡、歌鸫 **Turdus mupinensis** Laubmann

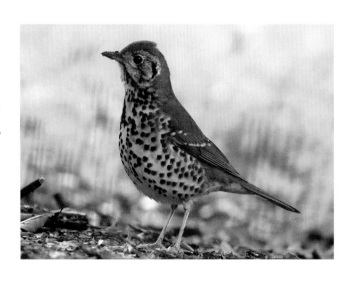

体长 20~24cm。上体橄榄褐色。眉纹、眼先淡棕白色，眼周、颊和颈侧淡棕白色，稍沾皮黄色。耳羽淡皮黄色，具黑色端斑，在耳区形成显著的黑色块斑。颏、喉棕白色，喉具黑色小斑。其余下体白色。胸部沾黄色。尾下覆羽皮黄色，具稀疏的淡褐色斑点。

分布于神农架大九湖、红坪、木鱼，栖息于针叶林、针阔叶混交林、阔叶林。少见。

肉补虚益气，镇静。

（四）鹊鸲属 Copsychus Wagler

嘴粗健而直，长度约为头长的一半或比一半略长。尾呈凸尾状，尾与翅几乎等长或较翅稍长。神农架可供药用的 1 种。

鹊鸲 [C]　猪屎渣
Copsychus saularis (Linnaeus)

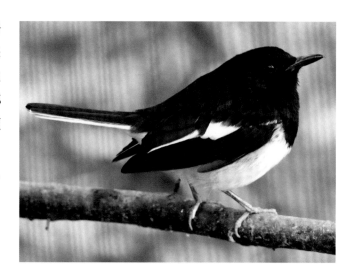

体长 19~22cm。上体大多为黑色，略带蓝色的金属光泽。翅具白色翅斑。中央 2 对尾羽全黑，外侧第 4 对尾羽仅内翈边缘黑色，其余部位均为白色，其余尾羽都为白色。从颏到上胸部分及脸侧均与头顶同色。下胸至尾下覆羽为纯白色。

分布于神农架各地，栖息于林缘、灌丛、草地、农田。常见。

肉清热消痔。

（五）红尾鸲属 Phoenicurus Forster

体型较小，体长 13~18cm。翅长大多在 10cm 以下。尾较长，远超过跗跖长度的 2 倍，雌雄异色。神农架可供药用的 1 种。

北红尾鸲 [C]　灰顶茶鸲、红尾溜
Phoenicurus auroreus (Pallas)

体长 13~15cm。雄鸟头顶至背石板灰色；下背和两翅黑色，具明显的白色翅斑；腰、尾上覆羽和尾橙棕色；前额基部、头侧、颈侧、颏喉和上胸黑色，其余下体橙棕色。雌鸟上体橄榄褐色，眼圈微白，下体暗黄褐色，胸沾棕色，腹中部近白色。

分布于神农架各地，栖息于山地、森林、河谷、林缘和居民点附近的灌丛与低矮树丛中，停歇时常不断地上下摆动尾和点头。常见。

肉补肾缩尿。

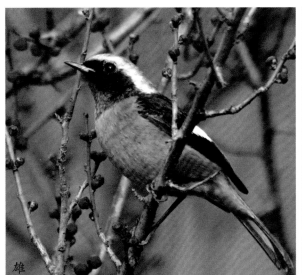

雄

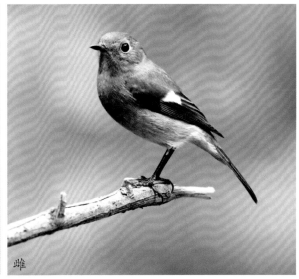

雌

王鹟科 Monarchinae

头有羽冠。嘴大而扁平，上嘴具棱脊，嘴须粗长。尾较翅长或等长。

神农架可供药用的1属，1种。

寿带属 Terpsiphone Gloger

头有羽冠。嘴大而扁平，上嘴具棱脊，嘴须粗长。尾较翅长。

神农架可供药用的1种。

寿带 [C、D] 长尾鹟、一枝花
Terpsiphone paradise (Linnaeus)

体长17~49cm。雄鸟额、头、喉和上胸蓝黑色，富有金属光泽；冠羽显著；1对中央尾羽特别延长，可达25cm；有2种色型，栗色型背、肩、腰和尾上覆羽呈深栗红色，白色型背至尾、胸至尾下覆羽白色。雌鸟羽冠稍短，中央尾羽不延长。

分布于神农架大九湖（东溪）、木鱼（九冲）、下谷、阳日，栖息于林缘、河流。少见。

肉解毒，杀虫，止血。

绣眼鸟科 Zosteropidae

体羽几乎为纯绿色。眼周有1圈白色绒状短羽形成的眼圈，故名"绣眼鸟"。嘴细小，微向下曲，嘴缘平滑无齿，嘴须短而不显。鼻孔为薄膜所掩盖。翅较长圆，初级飞羽10枚，其中第1枚甚短小。尾多呈平尾状。跗跖前缘具少数盾状鳞，具4趾，中趾和外趾基部相互并着。雌雄羽色相似。

神农架可供药用的1属，2种。

绣眼鸟属 Zosterops Vigors et Horsfield

体形小，体长9~12cm。嘴小，为头长的一半，嘴峰稍向下弯，嘴缘平滑。舌能伸缩，先端具有角质硬性的纤维簇。鼻孔为薄膜所掩盖。眼周有白圈。翅圆长。尾短。跗跖长而健。雌雄相似。

神农架可供药用的2种。

分种检索表

胁呈红色·······························1. 红胁绣眼鸟 Z. erythropleurus

胁不为红色·······························2. 暗绿绣眼鸟 Z. japonica

1 红胁绣眼鸟 [C] 白眼儿、粉眼儿
Zosterops erythropleurus Swinhoe

体长10~12cm。额、头顶至后颈黄绿色。眼先和眼的下方有1条黑色细纹，眼周有白色眼圈。脸颊、背、肩、腰至尾上覆羽以及翅上小覆羽为黄绿色。翅下覆羽白色，飞羽和其余覆羽黑褐色。颏、喉、颈侧和上胸鲜硫黄色，下胸和腹部中央乳白色。两胁栗红色。尾暗褐色，尾下覆羽鲜硫黄色。

在神农架为留鸟，分布于中高海拔地区。少见。

肉、骨强心利尿。

2 暗绿绣眼鸟 [C] 白眼儿、粉眼儿
Zosterops japonica Temminck et Schlegel

体长9~11cm。上体纯草绿色。头顶和尾上覆羽均沾染黄色。前额黄色。眼周有白色眼圈，眼先和眼圈下方有黑色纹。耳羽、脸颊黄绿色。翅上内侧覆羽与背同色。颏、喉、上胸和颈侧鲜柠檬黄色，下胸和两胁灰色。腹中央白色。尾羽暗褐，外缘绿色，尾下覆羽淡柠檬黄色。

在神农架为夏候鸟，广泛分布。常见。

肉、骨强心利尿。

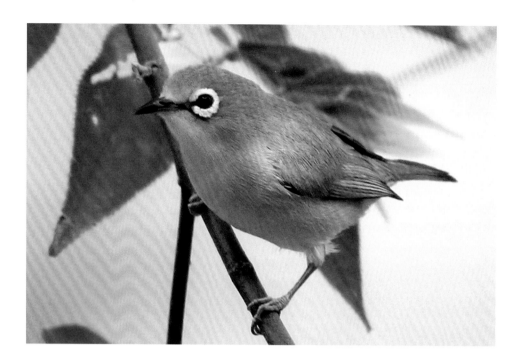

山雀科 Paridae

体型较小。嘴短而强，略呈圆锥状，无嘴须或嘴须不发达。鼻孔多为鼻羽所覆盖。翅短圆，初级飞羽10枚，第1枚短小，通常仅为第2枚的一半。尾为方尾或稍圆，尾羽12枚。跗跖前缘具盾状鳞。雌雄羽色相似。

神农架可供药用的1属，1种。

山雀属 Parus Linnaeus

体长13~15cm。冠羽显著。头部具黑色及黄色斑纹。嘴形较长，超过5mm。翅长不及9cm。尾较短，最外侧尾羽与尾端的距离约为后爪的长度。

神农架可供药用的1种。

大山雀 [C、D]　花脸雀
Parus major Linnaeus

体长13~15cm。前额、眼先、头顶、枕和后颈上部辉蓝黑色，眼下脸颊、耳羽和颈侧白色，呈1个近似三角形的白斑。上背和两肩黄绿色，下背至尾上覆羽蓝灰色，中央1对尾羽蓝灰色，最外侧1对尾羽白色。翅羽黑褐色，具灰白色羽缘。颏、喉和前胸辉蓝黑色，其余下体白色，中部有1条宽阔的黑色纵带。

分布于神农架各地，栖息于针叶林、针阔叶混交林、阔叶林、灌丛、农田。常见。

肉、骨强心利尿。

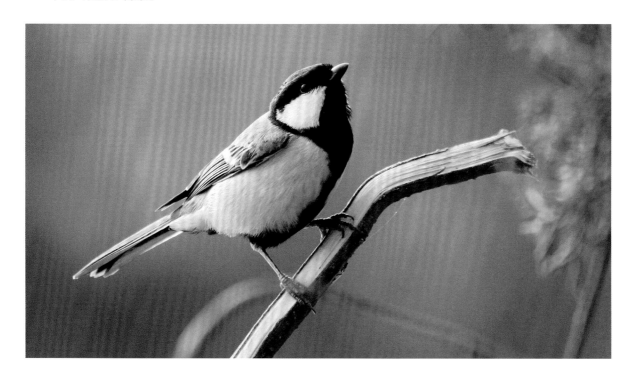

鸭科 Sittidae

嘴长，强直而尖，有嘴须，呈锥状。鼻孔多覆羽或有鼻须。体羽较松软。翅形尖长，第1枚初级飞羽短，长度不及第2枚之半。尾短小而柔软，尾羽12枚，尾呈方形或略圆。跗跖后缘被2片盾状鳞，后趾发达，远较内趾为长，爪亦较长而锐利，适于在树干攀爬。

神农架可供药用的1属，1种。

鸭属 Sitta Linnaeus

嘴须存在。第1枚飞羽较第2枚之半更短。后爪较后趾为短。

神农架可供药用的1种。

普通鸭 Sitta europaea Linnaeus

体长11~15cm。上体灰蓝色，有1条长而显著的黑色贯眼纹，从嘴基经眼一直延伸到肩部。颏、上喉和尾下覆羽白色，尾下覆羽具栗色羽缘，下喉、颈侧至胸、腹为肉桂色。

分布于神农架各地，栖息于针叶林、针阔叶混交林、阔叶林、村庄。常见。

肉、骨润肺止咳。

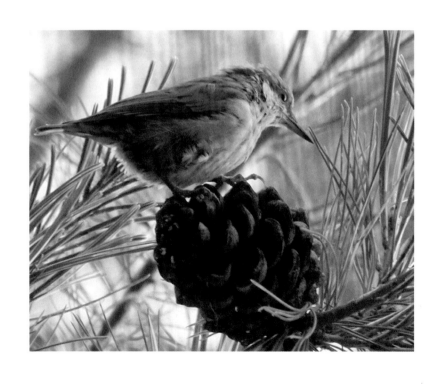

雀科 Fringillidae

小型鸟类。嘴粗短，略呈圆锥状，嘴缘平滑而无缺刻，嘴闭合严实，下嘴底缘角腭两侧纵棱后端左右合并，形成"U"和"V"字形。鼻孔裸出，其位置紧接前额。初级飞羽9或10枚，若为10枚时，第1枚初级飞羽短小，通常不及第2枚之半，或仅较大覆羽为长。尾为方形或楔形。脚强壮，跗趾具盾状鳞。

神农架可供药用的1属，2种。

麻雀属　**Passer** Brisson

嘴短而强健，呈圆锥形，稍向下弯，嘴非粉红色。初级飞羽9枚，飞羽外缘贯以2个淡色横斑。胸无黄斑。尾端无白斑。

神农架可供药用的2种。

■ 分种检索表

1. 无眉纹···2
   有眉纹，眉纹土黄色或近白色································· **1. 山麻雀（♀）P. rutilans**
2. 耳羽处有黑色块斑·· **2. 麻雀 P. montanus**
   耳羽处无黑色块斑·· **1. 山麻雀（♂）P. rutilans**

1	山麻雀 [C]	红雀
	Passer rutilans (Temminck)	

体长13~15cm。雄鸟上体栗红色；背中央具黑色纵纹；颊、耳羽、头侧白色；眼先和眼后黑色；颏和喉部中央黑色，喉侧、颈侧和下体灰白色；两翅暗褐色；尾上覆羽黄褐色，尾暗褐色，具土黄色羽缘；覆腿羽栗色。雌鸟上体褐色，具宽阔的皮黄白色眉纹，颏、喉无黑色。

分布于神农架各地，栖息于次生林、灌丛、草地、农田、村庄。常见。

全体滋阴补肾，强腰壮膝。

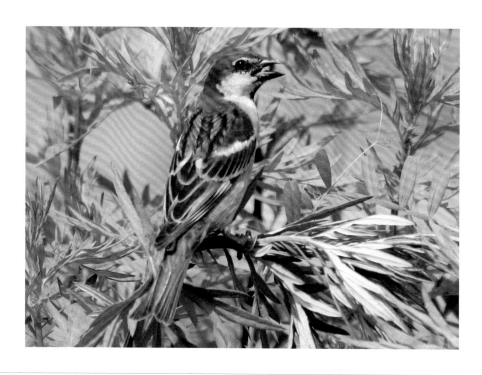

2 ｜ 麻雀 [C] 家雀
Passer montanus Linnaeus

　　体长 13~15cm。雄鸟前额、头顶至后颈纯栗褐色，头侧有 1 大块白斑。眼先、眼下缘黑色。耳羽黑色，在白色的颊部形成 1 块黑斑。背、肩棕褐色，具粗且显著的黑色纵纹。腰、翅和尾褐色。颏和喉中央黑色。胸、腹淡灰近白色。

　　分布于神农架各地，栖息于次生林、灌丛、草地、农田、村庄。常见。

　　干燥粪便（白丁香）消积，明目，解毒。肉壮阳，益精，补肾，强腰。脑益肾补虚。头、血明目。卵补虚止带。

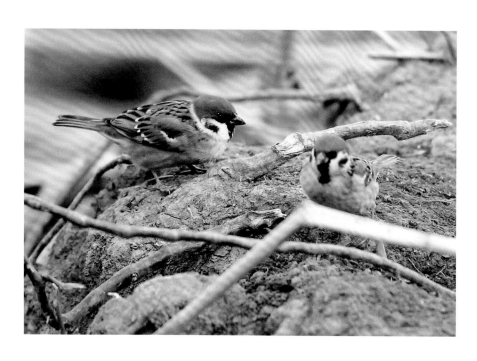

燕雀科 Fringillidae

小型鸟类。嘴粗厚而短，末端尖，近似圆锥形，嘴缘平滑，角质腭两侧纵棱几乎相平行，在后端左右不相并连。鼻孔常被羽毛或皮膜所遮盖。初级飞羽 10 枚，第 1 枚初级飞羽多退化或缺失，因而仅见 9 枚。尾羽 12 枚。尾为方形或楔形。脚强壮，跗跖前面被盾状鳞，后面为单一的纵形长鳞片。两性异色。

神农架可供药用的 3 属，4 种。

■ 分属检索表

1. 嘴不甚强厚，上嘴不伸至骨质眼眶前缘之后，下嘴的底缘稍曲向上，上下嘴的嘴缘互相紧接，先端不交叉 ·······················1. 金翅［雀］属 Carduelis

   嘴甚强厚，上嘴后伸至骨质眼眶前缘之后，下嘴的底缘几乎为直线，上嘴的嘴缘在近嘴角处不具缺刻或波状弯曲 ·······················2

2. 内侧初级飞羽和外侧次级飞羽羽端呈方形或波状 ·······················2. 锡嘴雀属 Coccothrausts

   内侧初级飞羽和外侧次级飞羽羽端不呈方形或波状 ·······················3. 蜡嘴雀属 Eophona

（一）金翅［雀］属 Carduelis Brisson

嘴缘直，嘴形直尖，一般不呈膨胀状，不甚强厚，上嘴不伸至骨质眼眶前缘之后，下嘴的底缘稍曲向上，上下嘴的嘴缘互相紧接，先端不交叉。腰非白色。最内侧次级飞羽的内翈不为白色。体羽黑色，不显著。体色主要为黄绿色，或呈纵纹状，并常具黄色或红色斑。

神农架可供药用的 1 种。

金翅雀 [C]　金翅、绿雀
Carduelis sinica (Linnaeus)

体长 12~14cm。嘴细直而尖，基部粗厚。头顶暗灰色。背栗褐色，具暗色羽干纹。腰金黄色。翅上翅下都有 1 个大的金黄色块斑。尾下覆羽和尾基金黄色。下腹至肛周灰白色，余部鲜黄色。

分布于神农架大九湖（东溪）、木鱼（九冲）、下谷、新华、阳日，栖息于林缘、灌丛、农田。常见。

肉养心安神。

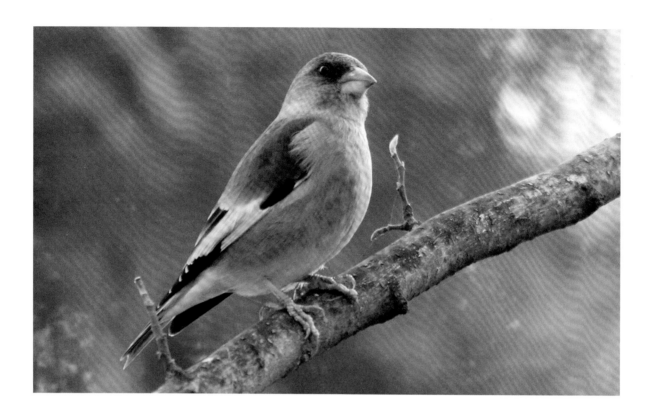

（二） 锡嘴雀属 Coccothrausts Brisson

嘴甚强厚，上嘴后伸至骨质眼眶前缘之后，下嘴的底缘几为直线，上嘴的嘴缘在近嘴角处不具缺刻或波状弯曲。内侧初级飞羽和外侧次级飞羽羽端呈方形或波状。

神农架可供药用的 1 种。

锡嘴雀 [C] 蜡嘴雀、老西子
Coccothraustes coccothraustes Linnaeus

体长 16~20cm。嘴粗大，铅蓝色，嘴基、眼先、额和喉中部黑色，喉有 1 个黑色块斑，额、头顶、头侧、颊、耳羽皮黄色，后颈有 1 圈灰色翎环。背、肩棕褐色。下体灰红色或葡萄红色。腰淡皮黄色或橄榄褐色，其余下体葡萄红色。两翅黑色，翅上有大的白色翅斑。尾黑色，具白色端斑。

分布于神农架大九湖（东溪）、木鱼（九冲）、下谷、新华、阳日，栖息于林缘、灌丛、草地、农田。常见。

肉解毒，敛疮。

（三） 蜡嘴雀属 Eophona Gould

嘴甚强厚，上嘴后伸至骨质眼眶前缘之后，下嘴的底缘几乎为直线，上嘴的嘴缘在近嘴角处不具缺刻或波状弯曲。内侧初级飞羽和外侧次级飞羽羽端不呈方形或波状。

神农架可供药用的 2 种。

■ 分种检索表

翅短于110mm，初级飞羽的先端白色，最前几枚飞羽无白色，但具白色近端斑，翅下覆羽和腋羽暗色···1. 黑尾蜡嘴雀 E. migratoria

翅长于110mm，初级飞羽无白端，但在羽的中段具有1个白斑，翅下覆羽和腋羽白色·············
···2. 黑头蜡嘴雀 E. personata

1	黑尾蜡嘴雀 [C]	蜡嘴、小桑嘴

Eophona migratoria Hartert

　　体长17~21cm。嘴粗大，黄色。飞羽黑褐色，具白色端斑。腰和尾上覆羽灰色。雄鸟头部辉黑色，具蓝色金属光泽；背、肩灰褐色；下喉、颈侧、胸、腹和两胁灰褐色，沾棕黄色；腹中央至尾下覆羽白色。雌鸟头部和上体灰褐色，背、肩微沾黄褐色，下体淡灰褐色，两胁和腹沾橙黄色。

　　分布于神农架各地。常见。

　　肉补虚，强筋骨。

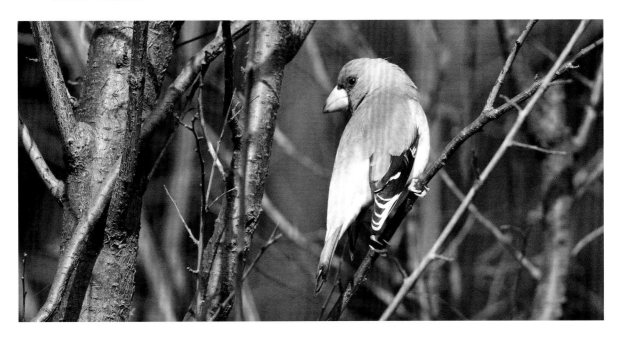

2	黑头蜡嘴雀 [C]	大蜡嘴

Eophona personata (Temminck et Schlegel)

　　体长21~24cm。嘴粗大，蜡黄色，呈圆锥形。头黑色。上下体羽灰色。两翅和尾黑色，翅上具白色翅斑。雄鸟额、头顶、嘴基四周、眼先、眼周、颊前部、颏和喉深黑色，额和头顶具蓝色金属光泽；耳羽棕灰色；余部为灰色；腹至尾下覆羽灰白色。雌鸟全身羽毛灰褐色；头部黑色，呈鸡蛋状。

　　在神农架为冬候鸟，分布于海拔1300m以下的树林。少见。

　　肉补虚，强筋骨。

鹀科 Emberizidae

小型鸟类。嘴呈圆锥状，切缘微向内曲，当嘴闭合时，上下嘴切缘彼此不紧贴，中间有缝隙，上嘴切缘上凹，形成锐角。羽色变化较大，上体多有纵纹。翅较尖长，初级飞羽 10 枚，有的第 1 枚初级飞羽退化或缺失。外侧尾羽大多黑色，尾羽 12 枚。爪弯曲，后爪短于后趾。

神农架可供药用的 1 属，3 种。

鹀属 Emberiza Linnaeus

体长 12~19cm。头无羽冠。嘴短，呈圆锥形，坚实而尖，上下嘴边缘不紧密切合，微向内弯，切合线中略有缝隙。鼻孔半遮以短额须。翅与尾等长或较尾长，第 1 枚飞羽甚退化。爪弯曲，后爪短于后趾。

神农架可供药用的 3 种。

■ 分种检索表

1. 尾较翅稍短，腰呈栗色 ···2
   尾较翅稍短，腰非栗色 ···3
2. 背和腰同为栗色，下喉具 1 条完整的栗色横带，最外侧尾羽具显著白斑 ·························
   ···1. 黄胸鹀（♂）**E. aureola**
   背和腰异色；下喉无栗色横带，喉和胸无黑褐色细纵纹；头顶栗褐色或橄榄褐色，杂以黑纹；
   最外侧尾羽具显著白斑 ···1. 黄胸鹀（♀）**E. aureola**
3. 喉和胸均有黑褐色细纹 ·······························2. 灰头鹀（♀）**E. spodocephala**
   喉和胸无黑褐色细条纹（黄喉鹀雌体的胸部有时具栗色细纹）·······································4
4. 头顶黑色，眉纹黄色 ·····································3. 黄喉鹀（♂）**E. elegans**
   头顶红褐色，而具黑色细纹；眉纹棕白色 ·······················3. 黄喉鹀（♀）**E. elegans**
   头顶灰绿；无沾黄色的眉纹；背棕褐色或绿褐色，具黑纹；喉灰绿色或绿黄色；额基近黑色···
   ···2. 灰头鹀（♂）**E. spodocephala**

| 1 | 黄胸鹀 [C] | *禾花雀*
Emberiza aureola Pallas |

体长 14~15cm。雄鸟额、头顶和上体栗红色，颏及喉黄色；两翅黑褐色，具 1 条窄的白色横带和 1 个宽的白色翅斑；尾黑褐色，具长的楔状白斑；下体鲜黄色；胸有 1 条深栗色横带。雌鸟上体棕褐色，具粗且显著的黑褐色中央纵纹；腰和尾上覆羽栗红色；眉纹皮黄白色；下体淡黄色；胸无横带。

在神农架为旅鸟，分布于神农架大九湖（东溪）、木鱼（九冲）、下谷、阳日，栖息于林缘、灌丛、草地、农田。常见。

肉滋补，解毒。

2　灰头鹀 [C]　青头楞
Emberiza spodocephala Pallas

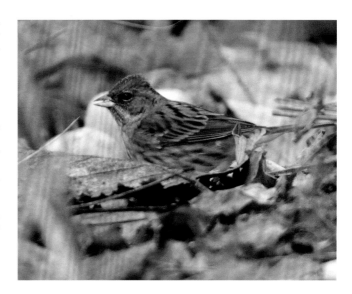

体长 14~15cm。雄鸟嘴基、眼先、颊黑色，头、颈、颏、喉和上胸灰色，沾黄绿色；上体橄榄褐色，具黑褐色羽干纹；两翅和尾黑褐色，尾羽具大型楔状白斑；胸黄色；腹至尾下覆羽黄白色；两胁具黑褐色纵纹。雌鸟头和上体灰红褐色，具黑色纵纹；腰和尾上覆羽无纵纹，有 1 条淡皮黄色眉纹。

分布于神农架各地，栖息于林缘、灌丛、草地、农田。常见。

肉补阳，解酒毒。

3　黄喉鹀 [C]　**Emberiza elegans** Temminck

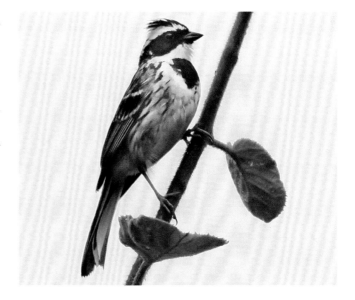

体长 14~15cm。雄鸟有短而直的黑色羽冠，其余头部黑色；眉纹前段黄白色，后段鲜黄色；背栗色；两翅和尾黑褐色，具白斑；颏黑色；上喉黄色，下喉白色；胸有 1 个半月形黑斑，其余下体白色；两胁具栗色纵纹。雌鸟头部褐色，前胸黑色半月形斑不明显或消失。

分布于神农架各地，栖息于阔叶林、针阔叶混交林、灌丛、草地、农田。常见。

肉补中气，祛风湿，壮筋骨。

猬科 Erinaceidae

体型较大，体长一般可达 300mm。躯体背部及体侧被硬棘（猬）或软毛（毛猬）。吻较长而稍尖。眼、耳较其他食虫类发达。上颌第 1 上门齿最长，其余门齿和犬齿退化。四肢各具 5 指（趾），尺骨与桡骨分离，胫骨与腓骨远端相愈合，耻骨之间相互接触的点甚短。

神农架可供药用的 1 属，1 种。

猬属 Erinaceus Linnaeus

体较粗壮，整体略呈圆棘球。体背密生粗硬棘刺。耳较短小，其长度不超过周围之棘长。尾和腿均较短。头骨之颌关节盂后突小于乳突。

神农架可供药用的 1 种。

刺猬 [C] Erinaceus amurensis (Schrenk)

体粗壮肥满，略呈圆形。头宽，吻尖短，耳短小。由头顶向后至尾上部被覆硬而尖的棘刺。棘刺由 2 种颜色组成；一种棘的基部白色或土黄色，上端一段棕色，再后为白色，尖端棕色，致使其体色呈浅土棕色；另一种棘刺全为白色，但为数较少。耳前部、脸、身体腹面及四肢均被较细的硬毛，毛灰白色或浅黄色。四肢粗短，5 趾均具爪，爪发达。乳头 5 对。

分布于神农架各地，栖息于森林、草地、农田。常见。

干燥皮（刺猬皮）收敛止血，解毒，镇痛。肉降逆和胃，生肌敛疮。脂肪止血杀虫。

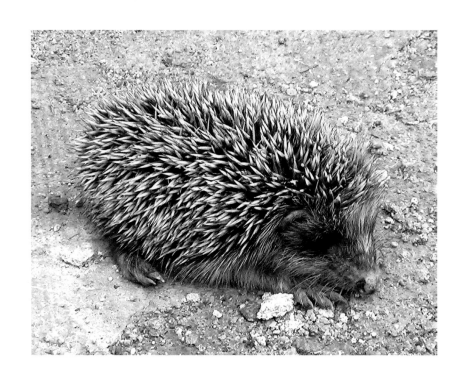

鼹科 Talpidae

身体呈短圆柱形。吻细长而裸出。眼小。外耳壳小或缺失，听泡扁圆形。毛细软，具有光泽。骨骼短粗，锁骨发达。颈短，颈、肩、臀部肌肉健壮。为适应地下生活，前肢特化，前掌向外侧反转，指端具扁爪。

神农架可供药用的 2 属，2 种。

■ 分属检索表

第 1 上门齿很大，远大于很缩小的犬齿，第 2 上门齿不与第 1 上门齿相接触……………………
……………………………………………………………1. **甘肃鼹属 Scapanulus**
上门齿不十分增大，并小于犬齿，第 2 上门齿与第 1 上门齿相接触，头骨和下颌骨牙齿总数为 44
…………………………………………………………2. **东方鼹属 Euroscaptor**

（一）甘肃鼹属 Scapanulus

形态鼹形。第 1 上门齿大，刀片状，逐渐变细，比第 2 上门齿长很多，第 1 和第 2 上门齿之间有缝隙。后足第 1 趾与其他趾形成一微小的角度向外伸出，更结实，明显比其他鼹的更弯曲。毛被棕灰色。尾长约为后足长的 2 倍，粗壮，毛厚密。

1 种，我国特有，神农架有分布，可供药用。

甘肃鼹 Scapanulus oweni (Thomas)

鼹形。外耳壳不发达。吻尖长，吻基色泽较淡。腹面中央部具 1 条纵沟，背、腹均为棕黄灰色，且具金属光泽，毛的基段为石板灰色，毛尖棕色。四足基本与体背同色，趾白色，后足第 1 趾较特殊，翘向外侧，与直立的第 2 趾形成 45° 左右的角度。尾较长，约为后足的 2 倍长，被以长硬质毛，呈棍棒状，尾色亦同体背，唯尖端与腹面色较淡。

分布于神农架，栖息于海拔 1700~2500m 的林缘灌丛中。少见。

除去内脏的全体解毒，理气。

（二）东方鼹属 Euroscaptor

本属曾被认为是鼹属的 1 个亚属。该类群在种的水平上的分类一直未能确定，大多数种只是从少量标本得知。

神农架可供药用的 1 种。

长吻鼹 **Euroscaptor longirostris** (Milne-Edwards)

眼特小。无外耳壳。颈部粗圆。前足宽阔，如手掌状，掌心斜向外侧，爪长，不甚尖锐，后足不发达。尾短，约与后足等长，尖端秃，似棍棒，尾上有稀疏长毛。全身被毛，细软而密，具光泽，颇似丝绒。体色为石板灰的底色上刷以淡褐色。背、腹色基本一致，唯腹色较淡。

分布于神农架，栖息于海拔 500~2600m 的山地、森林、草地、农田等处。少见。

除去内脏的全体解毒止血。

菊头蝠科 Rhinolophidae

耳宽大，无耳屏。吻鼻部具复杂的叶状皮肤衍生物——鼻叶。前肢第2指仅具掌骨而无指骨，第3指具2指节；足趾除第1趾仅具2趾节外，其余各趾均具3趾节。头骨的前颌骨不发达，仅留有腭骨支，与上颌骨不相连，呈游离状，前端嵌有1枚细小门齿。无眶后突。腭部前后均显著凹入，故腭部甚短，其中央的长度小于齿列间的最小宽度。

神农架可供药用的1属，3种。

菊头蝠属 Rhinolophus Lacepede

耳壳宽大，外侧基部有很多平行排列的横嵴，对耳屏高仅为耳壳的一半。鼻叶复杂，其形态是该类群分类的主要依据。鼻骨后端鼻额部具明显隆起——鼻隆。第2上门齿小，犬齿单尖强大，第2上前臼齿很小，位于齿列中或齿列外，第3上臼齿"w"字形的横嵴不完整；下门齿3叶状，第3下前臼齿极小，常位于齿列之外。

■ 分种检索表

1. 鞍状叶两侧缘平行；第3、4、5指的掌骨约等长，第3指的第2指节大约小于或等于第1指节的1.5倍，第3指骨长34~40mm；颅全长21.5~23.54mm……………………1. 中华菊头蝠 R. sinicus

   鞍状叶两侧缘凹入；第3、4、5指的掌骨不等长，通常第3指掌骨最短，第3指的第2指节大于第1指节的1.5倍…………………………………………………………………………2

2. 体型略大；前臂长56~64mm；头骨腭脊长，约为上齿列长的1/3；第2上前白齿位于齿列外……………………………………………………………2. 马铁菊头蝠 R. ferrumequinum

   体型略小；前臂长50~56mm；腭脊相对短，约为上齿列长的1/4或更短；第2上前白齿位于齿列内……………………………………………………………………3. 中菊头蝠 R. affinis

---

1 中华菊头蝠 盐老鼠、蝙蝠
Rhinolophus sinicus (K. Andersen)

体型中等。3掌骨近等长。翼膜短宽。蹄状叶较窄；鞍状叶侧缘平行；联接叶低，侧面观钝圆；顶叶上端不突然缩窄变尖。齿列短。背赭褐色，2/3的毛基淡棕白色，肩背形成"V"字形的淡色斑。腹色淡于体背。喉和胸部色很浅，呈淡白色。雌雄间略有差异；雄性较鲜亮；雌性较深暗，肩斑和胸部的淡色范围均较不明显。

分布于神农架各地，喜居较深大的岩洞中。常见。

干燥粪便（夜明砂）活血，明目，消积。

2	马铁菊头蝠 盐老鼠

Rhinolophus ferrumequinum (Schreber)

体型大。背色亮灰色或浅褐棕色，由浅褐色毛基和深色毛尖构成，毛色与年龄及季节有关。翼膜宽，伸展到踝。蹄状叶宽；鞍状叶较小，两侧中部内凹，顶端宽圆；联接叶前后较长，前端起自鞍状叶的顶端；顶叶楔形，尖长。下唇仅留中央颏沟，两侧颏沟消失。中央的 1 对鼻隆高，相合近圆形，两侧的长方形。

分布于神农架各地，栖息于山洞、建筑物中。常见。

干燥粪便（夜明砂）活血，明目，消积。

3	中菊头蝠 盐老鼠、蝙蝠

Rhinolophus affinis (Horsfield)

前臂长 50~56mm。尾短，约为头体长的一半。第 4 与第 5 掌骨约等长，均略长于第 3 掌骨。腭桥粗短。蹄状叶较宽阔，两侧各有 1 附小叶；鞍状叶略呈提琴状，两侧内凹；联接叶低圆，顶叶近等边三角形。背色深暗褐。腹色淡，偏肉桂色。喉部更淡。颅骨眶间最窄。眼眶最大。鼻隆呈球形，后鼻凹三角形。

分布于神农架各地，栖息于山洞中。常见。

干燥粪便（夜明砂）活血，明目，消积。

蝙蝠科 Vespertilionidae

耳壳发育正常，左右耳分离，具发达的耳屏，耳屏末端尖细或微钝圆。鼻吻部没有皮膜衍生物形成的复杂鼻叶。股间膜完善，尾全部包在股间膜内或仅末端 1 节尾椎骨部分伸出。前颌骨不具颌骨支，腭部前端形成较宽的缺凹。牙齿为典型的食虫型。阴茎骨发达。

神农架可供药用的 4 属，4 种。

■ 分属检索表

1. 第 3 指的第 2 指骨为第 1 指骨长的 3 倍··**1. 长翼蝠属 Miniopterus**

   第 3 指的第 2 指骨短于第 1 指骨长的 3 倍··**2**

2. 上颌每侧犬齿后具 6 枚颊齿··**2. 鼠耳蝠属 Myotis**

   上颌每侧犬齿后颊齿少于 6 枚··**3**

3. 每侧上颌具前白齿 1 枚，头骨吻部鼻窦深达吻端至眶间最狭缩处全距的一半或更多············

   ··**3. 蝙蝠属 Vespertilio**

   每侧上颌具前白齿 2 枚；第 5 指正常，其长大于第 3 或第 4 掌骨加其第 1 指节的总长···········

   ···**4. 伏翼属 Pipistrellus**

（一）长翼蝠属 **Miniopterus** Bonaparte

其特征主要表现在翼膜，本属种类翼膜狭长能折叠。耳壳较短，耳屏长约为耳长的一半。体色以棕褐色或黑褐色为主。头骨整体低扁而较宽，脑颅隆起成球形。第 3 指的第 2 指骨特别延长，第 3 指的第 2 指节与第 3 指节的长度和为第 1 指节长的 3 倍或更多。

神农架可供药用的 1 种。

长翼蝠 **Miniopterus schreibersii** (Kuhl)

体型中等大小。头吻短圆。耳小，浅圆，耳长不超过 10mm，耳屏也小。翼膜狭长。拇指短，第 3 指的第 1 指节短，第 4 指的第 1 指节短于第 2 指节，第 3、4、5 指掌骨的长度依次递减。后肢略长，跗部细，爪细弱。体背暗黑褐色，带有光泽，体背毛浓密细软，毛基黑色，毛尖黑褐色。腹毛色较背毛色淡，毛基亦为黑色。

分布于神农架各地，群栖于较大的岩洞中。常见。

干燥粪便活血，明目，消积。

（二）鼠耳蝠属 Myotis Kaup

体型中型或甚小型。耳屏细而直，顶端略尖，其长度至少达到或超过耳壳长度的一半。前臂长30~65mm。尾大多包于股间膜内。头骨略显窄长，额骨部分显著向上隆起，颅顶各嵴不明显。上颌第2枚前臼齿明显小于其他前臼齿，位置偏于齿列内侧。

神农架可供药用的1种。

须鼠耳蝠 盐老鼠、蝙蝠
Myotis mystacinus (Kuhl)

体型较小。耳长适中，耳屏尖长，前端不很尖锐，约为耳长之半。翼膜止于外趾之基部。前臂长约35mm，不超过40mm，第2、4、5指掌骨几等长。尾伸出股间膜近3mm。胫骨长约20mm，后足长不超过10mm，不达胫骨长之半，被毛蓬松。体背棕褐色，毛基棕黑色，毛尖色略浅。腹面灰白色，略显褐色。翼膜及四足黑褐色，爪浅褐色。

分布于神农架各地，夏季栖息于岩洞、树洞、居民区较老的住宅内。常见。

干燥粪便活血，明目，消积。

（三）蝙蝠属 Vespertilio Linnaeus

体型较小。耳屏较细长，前端钝圆。翼膜较狭长。头骨吻端两侧凹陷。鼻窦深，其长度超过吻端至眶间最狭处的1/2。上颌前臼齿2枚。

神农架可供药用的1种。

东方蝙蝠 盐老鼠、蝙蝠
Vespertilio sinensis (Peters)

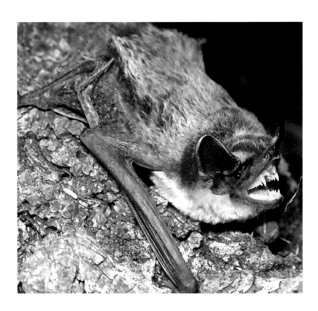

毛基均呈棕褐色。躯体背面毛的尖端灰白色，由点到面与大部分棕褐色毛相混杂，使躯体上面毛呈淡灰栗色，并有花白的细点，形成银色光泽的波纹。腹面的毛近尖端一段为灰白色与毛基淡褐色相间杂，呈银白黄褐色。

分布于神农架各地，多选择各类建筑物为隐蔽所。常见。

干燥粪便（夜明砂）明目祛翳，破积活血，除疟。

（四）伏翼属　**Pipistrellus** Kaup

体型较小。吻较短。耳及耳屏均较短，耳屏顶端较钝。头骨较低平。颧弓较纤细。上下颌各具2枚前臼齿，第2枚上前臼齿一般较小，并常排在齿列的内侧。阴茎骨较发达。

神农架可供药用的1种。

东亚伏翼　**Pipistrellus abramus** (Temminck)

体型较小。头宽短。耳屏狭长，前端不尖锐。翼膜较宽长，薄而几乎透明。拇指短，第3、4、5指掌骨几乎等长。身体毛密，柔软。体背毛灰褐色，色泽均匀。腹毛灰白色。颈背部、两侧毛基黑褐色较浅，褐色较重。紧靠身体两侧的侧腹背、腹面均有毛，与体背、腹同色。股间膜尾基两侧具毛，与背同色。爪灰白色。

分布于神农架各地，栖息于房屋屋檐下或古老的房屋中。常见。

干燥粪便活血，明目，消积。

鲮鲤科 Manidae

包括 2 种类型。一种体型较小，尾部较长，能卷缠树枝，行树栖生活的树栖类型；另一种体型较大，尾较短，营地面生活的地栖类型。分布于亚洲的为地栖类型。

神农架可供药用的 1 属，1 种。

穿山甲属 **Manis** Linnaeus

耳壳小，呈瓣状或菱形。鳞片间杂有稀疏的硬毛。尾扁阔，其背面隆起，腹面平直。前后足各具 5 趾，趾端具强爪。雄体不具阴囊。

神农架可供药用的 1 种。

穿山甲[B] **Manis pentadactyla** Linnaeus

体型较小，身体狭长。头呈圆椎状。吻端裸露，呈肉色。口小，略似管状。外鼻孔略呈半月形。眼、耳均细小。尾长为体长之半，在尾尖下方不全被鳞。四肢短健，前肢长于后肢，前后足各具 5 趾，趾端均具强爪，前后足掌裸露无毛，呈灰白色。除腹面及少数部位外，其余部位均被以角质的鳞片，鳞片黑褐色，常呈半圆形。

分布于神农架宋洛，栖息于灌丛、草地。罕见。

鳞片（穿山甲、甲片）活血消癥，通经下乳，消肿排脓，搜风通络。

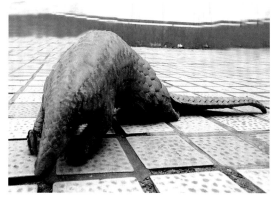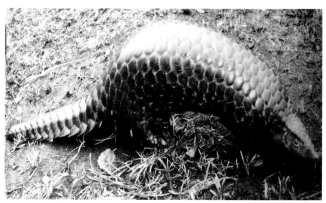

猴科 Cercopithecidae

在灵长目类人猿中，本科属狭鼻类中的低等类群。脑较小，但感觉灵敏。前后肢等长或前肢稍短，但均有握力；各趾具甲，行动迅速。一般猴类颊囊发达，臀胼胝明显，尾较短或很短。叶猴和金丝猴尾较长，无颊囊，臀胼胝小。

神农架可供药用的 2 属，2 种。

■ **分属检索表**

尾长于头躯长，无颊囊⋯⋯⋯⋯⋯⋯⋯⋯⋯⋯⋯⋯⋯⋯⋯⋯⋯⋯⋯⋯⋯1. 仰鼻猴属 **Rhinopithecus**

尾短于头躯长，有颊囊⋯⋯⋯⋯⋯⋯⋯⋯⋯⋯⋯⋯⋯⋯⋯⋯⋯⋯⋯⋯⋯2. 猕猴属 **Macaca**

（一）仰鼻猴属 **Rhinopithecus** Milne-Edwards

体大而粗壮，不似叶猴类身体修长瘦弱。后肢较前肢长。尾特别长，超过头体长或近于头体长。外鼻孔上仰。头骨同叶猴属有些相似，但大而结实，骨片较厚。吻部宽短。脑盒几乎呈方形。鼻骨极不发达，不参与形成鼻腔。齿较叶猴类的大，雄性犬齿特别发达。

神农架可供药用的 1 种。

川金丝猴[A] **Rhinopithecus roxellana** Milne-Edwards

唇肥厚而突出。颜面天蓝色。鼻孔向上仰。成兽嘴角上方有很大的瘤状突起，幼兽不明显。头圆。耳短。尾约与体长相等或更长。四肢粗壮，后肢比前肢长，手掌与脚掌为深褐色，指甲为黑褐色。雄兽两颊、额部及顶侧为棕红色。眉嵴处有黑色稀疏的眉毛。头顶有黑褐色的冠状毛直立向上，枕部及颈背部黑色。背部绒毛黑褐色，并披有细密金色的长毛。

分布于神农架红坪、木鱼等地，栖息于海拔 1500~3100m 的针阔叶混交林和针叶林内。常见。

肾补肾壮阳。胆清热解毒。

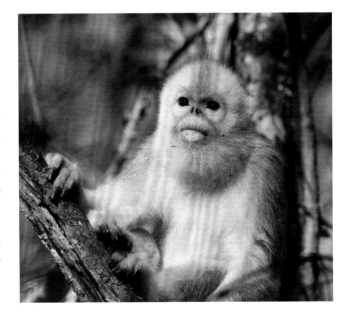

（二）猕猴属 Macaca Lacepede

面部裸出，两颊具贮藏食物的颊囊。外侧 1 对门齿大于中央 1 对门齿，下颌最后 1 枚臼齿后端具 1 个小齿突，整个齿冠 5 个齿突。前肢稍短于后肢，拇指与其他指可相对握。尾短，臀部具有较大的臀胝胝。

神农架可供药用的 1 种。

猕猴[B] **Macaca mulatta** (Zimmerman)

身体细长。头部棕黄。颜面随年龄和性别不同而异，幼年时白色，成年时日益鲜红色，雌体更红。具颊囊。耳稍大，呈肉色。眉崚处有黑色稀疏的眉毛。四肢细长，手脚具扁平黑褐色的指甲。尾长于后脚。臀胝胝明显，幼年时白色，成年时鲜红色，雌体更红。背、腰及后肢外侧具橙黄色，并带光泽。颈部、胸部及前肢内侧淡灰色，腹部及后肢内侧淡黄色。毛色有个体差异。

分布于神农架木鱼（九冲）、下谷。常见。

骨祛风除湿，镇惊截疟。胆清热解毒，明目退翳。血消疳化积。肉补肾壮阳，祛风除湿，收敛固精。结石（猴枣）清热镇惊，豁痰定喘，解毒消肿。

犬科 Canidae

体匀称。颜面部长。鼻部的裸露部分相当发达。耳较大，直立。四肢较细而长，趾行性，适于迅速奔跑；除猎狗属前后肢仅具 4 趾外，其余属的前肢均具 5 趾，第 1 趾较其余趾短，位置也较高，后肢 4 趾，第 1 趾缺失；爪长而较钝，不能伸缩。尾较长，通常有蓬松的毛。毛色无显著斑点或条纹，个别种类除外。犬齿粗大，尖而长。雄兽具发达的阴茎骨，雌兽有 3~7 对乳头。

神农架可供药用的 4 属，5 种。

■ 分属检索表

1. 背毛红棕色，耳背亦为红棕色；下臼齿每侧 2 枚··1. **豺属 Cuon**
   背毛灰黄色或赤黄色，如为红棕色，耳背亦为黑色或褐色；下臼齿每侧 3 枚··············2
2. 体型大，体长 900mm 以上；鼻后孔前缘位于白齿后缘水平线之前；四肢较长···2. **犬属 Canis**
   体型小，体长 900mm 以下；鼻后孔前缘位于白齿后缘水平线或之后；四肢较短··············3
3. 颊毛长而蓬松，头部两侧有"八"字形黑纹；尾短于体长的 1/2··········3. **貉属 Nyctereutes**
   颊毛正常，头部两侧无黑纹；尾为体长的 1/2··4. **狐属 Vulpes**

（一）豺属 Cuon Hodgson

体形似狼，但较小。吻也较短。耳端圆钝。尾短不及体长之半，尾毛蓬松。毛棕红色。头骨吻部短，吻端至眶前孔的距离小于白齿部分头骨宽度。颊部隆起。鼻骨超过上颌骨长度，几达眼眶中央水平线。门齿微呈弧形。

神农架可供药用的 1 种。

豺 [B] 豺狗、巴狗子
Cuon alpinus (Pallas)

吻短而尖。耳直立，先端圆，耳背面赤褐色。上唇边缘白色。喉苍白色。头部和体背部赤褐色，背中部毛尖褐色较深。胸部有 1 圈淡的红棕色环纹。体侧为较淡的赤褐色。腹面为灰白色或棕黄白色。尾部针毛尖端黑褐色，愈近尾先端黑褐色部分愈多，故尾端部为显著的黑褐色。尾短，约为体长的 1/2。趾垫心脏形，跖垫三角形，裸露。

分布于神农架各地，栖息于针叶林、针阔叶混交林、阔叶林。少见。

肉理气消肿。胃消积化食。皮解毒，止痛，定惊。

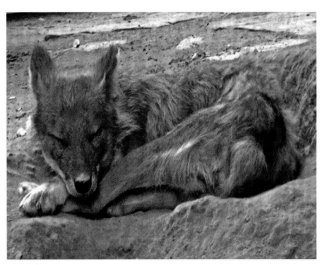
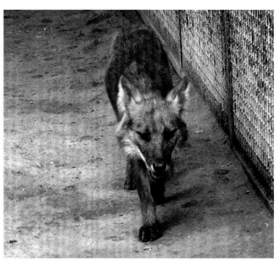

（二）犬属 Canis Linnaeus

体匀称。门齿小，裂齿发达，下裂齿前附尖小，上裂齿下后尖不发达，跟座盆状。瞳孔圆形。鼻吻部短而粗。耳中等大，直立，先端尖。尾蓬松，长不及体长的一半，直立时仅达膝关节，从不拖到地上。毛被粗糙，无光泽。四肢强健，有 4 个大的圆形趾垫和 1 个跖垫。

神农架可供药用的 2 种。

■ 分种检索表

吻较尖；耳直竖；尾较短，蓬松而不弯卷 ···1. 狼 C. lupus

吻略钝圆；耳不直竖；尾较长，常向上弯卷 ·····························2. 狗 C. familiaris

---

1 | 狼 [C、D] Canis lupus Linnaeus

体强壮。口角、下颌苍白色。吻部较尖，黄棕色。两耳前有 1 个黄棕色斑，耳黄棕色，三角形，直立。眼前缘后毛尖渐变黑，故两颊、头顶部呈灰黑色。喉灰棕色或粉红色。背中显黑色，两侧黑色渐少。腹部黄白色，乳头 5 对。胸部灰白色。臀部黄棕色。尾背面有 1 条黑色纹延伸至尾长的 1/2 处，尾端黑色，其余部分黄棕色。四肢长而强健，前肢 5 趾，后肢 4 趾。

分布于神农架大九湖、红坪（板仓），常栖息于海拔 2000m 左右的疏林草地和灌丛草地。罕见。脂肪（狼膏）补益厚肠。骨益脑安神。肉补虚益气。甲状腺（狼喉靥）降气止吐。

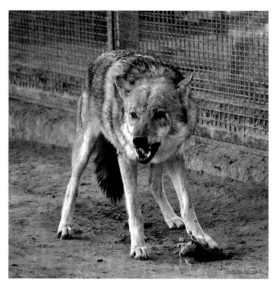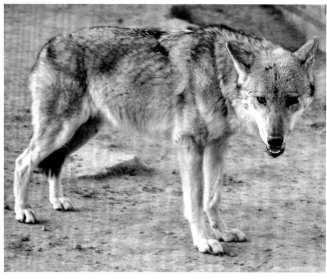

2 狗 **Canis lupus familiaris** Linnaeus

体型大小、毛色因品种不同而不同，体格匀称。鼻吻部较长。眼呈卵圆形。两耳或竖或垂。四肢矫健，前肢5趾，后肢4趾，具爪，但爪不能伸缩。尾呈环形或镰刀形。

饲养于神农架各地。

胃结石（狗宝）降逆气，开郁结，解疮毒。雄性生殖器（狗肾）暖肾壮阳，益精补髓。骨活血，祛风，止痛。

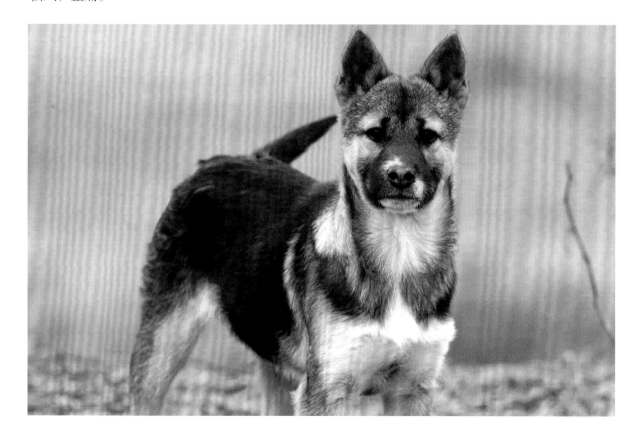

（三）貉属 Nyctereutes Temminck

体形似狐，但较肥壮。吻较小。耳小。两颊有向侧边伸的长毛。四肢也较短。尾短。头骨的鼻吻部短，眶前孔至吻端的距离等于过臼齿间的宽度。成年的矢状脊、人字脊发达。硬腭后部延长，后缘明显超出齿列末端水平。裂齿小，下裂齿具大的下后尖和跟座。

神农架可供药用的 1 种。

貉 [C、D] Nyctereutes procyonoides (Gray)

吻较钝。耳短而圆，两耳之间针毛的黑色部分逐渐增多，形成黑斑纹。幼体的背中部黑纹不明显。色泽变异大。颊部、眼圈黑褐色。喉部、前胸灰黑色。颈侧黄褐色。肩部略呈灰黑色。体侧灰黄褐色或淡黄白色。尾短，尾长不及体长之半。尾背的色泽似背部，其余淡黄褐色，尾尖黑色。四肢短，黑色或黑褐色。

分布于神农架木鱼、宋洛、新华等地，栖息于农田周围的灌丛或湖边、溪边的丛林中。少见。

肉滋补强壮，健脾消疳。

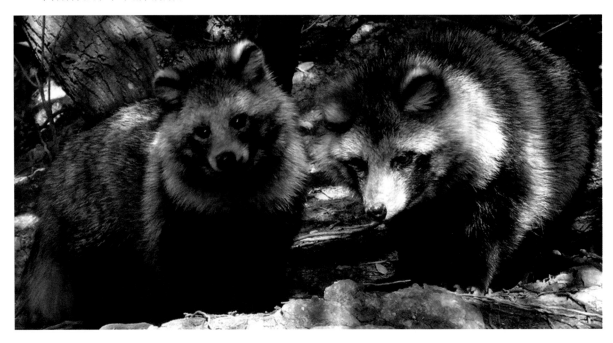

（四）狐属 Vulpes Oken

体细长。吻尖而较长。耳尖而较大，耳背黑色。在强光下瞳孔呈椭圆形。四肢短。尾蓬松，尾长超过体长之半。某些种类尾基部的肛囊发达，能分泌难闻的物质。毛被浓密，柔软。体背部黄棕色或灰棕黄色，少数为黑灰色。头骨长，吻部较长。犬齿细而长，咬合时上犬齿尖接近或达到下颌底缘，下犬齿尖超出上颌齿槽线，下臼齿狭长，齿尖尖锐。

神农架可供药用的 1 种。

赤狐 [C、D] 狐狸
Vulpes vulpes (Linnaeus)

额部毛尖白色。上唇及口角白色。吻尖而长。耳直立，三角形，耳部背面中上部为黑色。喉部灰白色或灰色。背部通常为红褐色或黄褐色。肩部和体侧色泽较背部的淡。腹部通常为灰白色。四肢短，足掌有浓密的短毛，大部分个体的前肢前面中央为黑色。尾长略超过体长的一半，尾粗大，毛蓬松，尾背面赤褐色，腹面黄褐色，尾尖端白色或黄白色。

分布于神农架各地，栖息于森林、灌丛、草地、农田。少见。

心镇静安神，利尿消肿。肺补肺益气，化痰定喘。头补虚祛风，散结解毒。四足止血收敛。肉补虚温中，镇静安神，祛风解毒。肝清热解毒。胆清热健胃，镇惊安神。肠镇痉止痛，解毒。

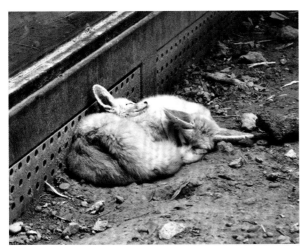 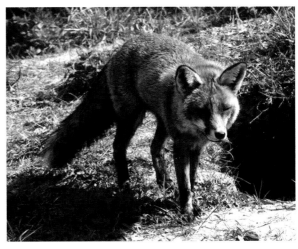

熊科 Ursidae

为食肉目中的大型种类，体大肥壮。头圆。颈短。吻较长。耳圆。眼小。尾短，常隐没于体毛之中。四肢粗壮有力，前后肢均具 5 指（趾），指（趾）端具爪，爪弯曲且长，不能收缩。前臂的桡骨、尺骨和小腿的胫骨、腓骨均未发生愈合，因而有一定旋转能力。齿大但不尖锐。

神农架可供药用的 1 属，1 种。

黑熊属 Selenarctos Heude

体型中等大小，较棕熊小，较马来熊大，全身黑色。吻部较短。鼻骨中线长度约等于第 1 上臼齿间的横宽。最后 1 枚上臼齿为三角形，外侧有一凹陷，末端有一后叶。胸部有 1 个新月形白斑。前足腕垫大和掌垫连成一片。

神农架可供药用的 1 种。

黑熊 [B] 狗熊、黑瞎子
Ursus thibetanus Cuvier

体较大而肥壮。头宽圆。吻部细尖突出，吻部的毛短栗棕色，近眼处黑色。鼻端裸露无毛。眼细小。耳长圆。颈短粗，颈侧毛特长，与肩部长毛一起形成领圈状。前后肢均具 5 指（趾），爪发达而弯曲，但不尖锐，无伸缩性，通常为黑色。尾极短，常为体毛遮盖。全身黑色，富于光泽。下颏白色，胸部有 1 个新月形白色条斑，体其余部分皆为黑色。

分布于神农架各地，常栖息于常绿阔叶林、常绿落叶阔叶混交林中。少见。

胆清热镇痉，平肝明目，杀虫止血。脂肪补虚损，润肌肤，消积杀虫。脑补虚祛风。筋祛风除湿，强筋壮骨。骨祛风定惊。肉补虚损，强筋骨。掌健脾胃，补气血，祛风湿。

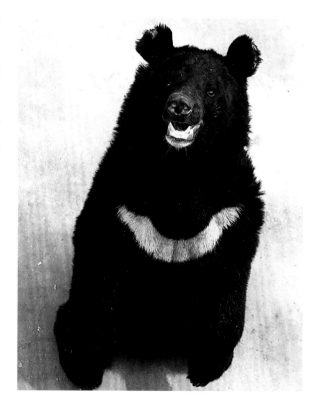

鼬科 Mustelidae

绝大多数种类躯体细长。颜面较短。耳短，耳端通常圆形。四肢短，前后足具 5 趾，爪具半伸缩性或不能伸缩，跖行性或半跖行性。多数属有发达的肛门腺。多数种类毛色单一，少数种类背部有显著的斑纹或条纹，有的种在其分布区的北部冬季毛色变为白色。

神农架可供药用的 5 属，7 种。

■ 分属检索表

1. 体细长；爪具半伸缩性；上裂齿前缘中部凹陷成"丫"字形·····················1. 鼬属 **Mustela**
   体粗壮；爪不能伸缩；上裂齿前缘近平直······································2
2. 适于陆生；趾间无蹼，爪发达；尾基部正常······································3
   适于水生；趾间有发达的蹼，爪不发达；尾基部显著变粗···········2. 水獭属 **Lutra**
3. 体型较小，体长通常在 400mm 以下；爪直；头骨两颞脊近于平行··········3. 鼬獾属 **Melogale**
   体型较大，体长通常在 500mm 以上；爪弯曲；头骨颞脊不明显或并成矢状脊······4
4. 喉白色；爪苍白色；尾端白色···4. 猪獾属 **Arctonyx**
   喉黑色；爪黑色；尾端黑毛··5. 狗獾属 **Meles**

（一）鼬属 **Mustela** Linnaeus

中小型鼬科动物，体躯细长，雄性个体略大于雌性个体。吻钝圆。耳小，圆形。四肢短小。头骨狭长，吻鼻部短，脑颅部长。翼骨的钩状突未达到听泡，听泡长圆形。矢状脊明显。下颌骨的冠状突较长。上裂齿原尖高，上臼齿内外侧膨大，略似哑铃；下裂齿中央齿尖之后无附尖，跟座小，第 2 下臼齿很小。

神农架可供药用的 3 种。

■ 分种检索表

1. 体型小，头体长为 200~340mm；前足明显为白色，与腿的其他部位形成鲜明对照；眶后区缢缩，其两侧边缘不平行··1. 香鼬 **M. altaica**
   体型大，头体长为 250~400mm；前足不与腿的其他部位形成鲜明对照；眶后区相对宽，其两侧边缘几乎平行··2
2. 背部和腹部颜色相同，皮毛呈均一的淡褐色；前足与腿的其他部位颜色相同；眶后突非常长，两边平行，眶后突相对短而钝；颧弓扁平；听泡长度大于 15mm··········2. 黄鼬 **M. sibirica**
   背毛暗色，明显与更淡的腹毛颜色不同；眶后区短，眶后突相对尖而长；颧弓拱形；听泡长度小于 16mm··3. 黄腹鼬 **M. kathiah**

1 | 香鼬 [C] 黄鼠狼
Mustela altaica Pallas

躯体细长。颈部较长。四肢较短。尾不甚粗，尾毛比体毛长，略蓬松。雌兽有乳头4对。夏季上体毛色从枕部向后经脊背至尾背及四肢前面为棕褐色，腹部自喉向后直到鼠蹊部及四肢内侧，为淡棕色，腹部白色毛尖带淡黄色调。上下唇缘、颊部及耳基白色，耳背棕色。冬毛背腹界线不清，几乎呈一致的黄褐色，尾近末端毛色偏暗。

分布于神农架各地，栖息于山地森林、平原农田等地带。少见。

肉清热解毒。

2 | 黄鼬 [C] 黄鼠狼
Mustela sibirica Pallas

体细长。四肢短。冬毛体背部和两侧红棕色；腹部略淡；眼周围为暗褐色；上下唇白色；鼻孔两侧各有1个小白斑。冬毛针毛长，绒毛密，毛被厚而柔软；尾毛较蓬松。夏毛背部为暗黄褐色或棕褐色，无金属光泽，背中部色泽较两侧深；腹部色较淡，为灰黄褐色；头部的褐色与背部的连成一片。夏毛针毛短，绒毛稀疏；尾毛不蓬松。

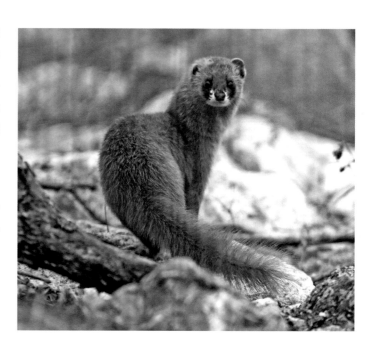

分布于神农架各地，栖息于林缘、灌丛、河谷、草地、村庄。常见。

肉杀虫疗疮，温肾缩尿。

3 | 黄腹鼬 [C、D]
Mustela kathiah Hodgson

背部和尾毛暗褐色，腹部和下颌黄白色，从头部到身体两侧的臀部形成一个明显的分界。上唇边缘、下颏及部分喉部为淡白色，其余下体为深黄色。足垫发达，裸露。中裂孔位于听泡前半部。

分布于神农架各地，栖息于山地林缘、河谷、灌丛、草地，亦在农田、村落附近活动。少见。

肉健脾开胃等。

（二）水獭属 **Lutra** Brisson

鼬科中营半水栖生活的一群动物。头圆而平扁。颈短。耳小而圆，耳和鼻孔有小圆瓣，当潜水时能关闭耳和鼻孔。四肢短，趾间有发达的蹼。尾粗大，肌肉发达。毛被短而浓密，发达的绒毛为粗毛所盖。头骨宽扁，吻短粗，脑颅约呈梨形。眶后突小，微突起。听泡低平，乳突不明显。

神农架可供药用的 1 种。

水獭 [B] **Lutra lutra** (Linnaeus)

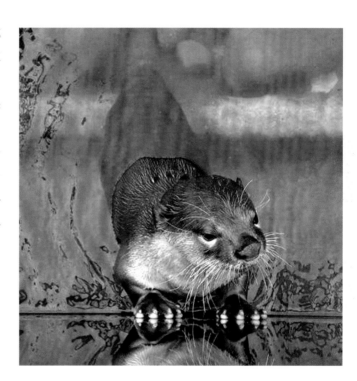

体圆筒形。头扁宽。吻短，鼻吻部裸露。耳小而圆，微突出于毛被，外耳道有活瓣。颊部、眼后下方、颈侧至肩部的针毛毛尖灰白色。上唇边缘及下唇淡黄白色。喉白色。体背部为咖啡色，有油亮光泽。绒毛基部灰白色，上部与针毛同为咖啡色。四肢短而强健，趾间有发达的蹼，爪侧扁，较发达，前肢前方淡咖啡色，后方棕褐色，后肢前后方均为咖啡色。

分布于神农架各地，栖息于河流中。罕见。

肝脏（水獭肝）养阴、除热、镇咳、止血。

（三）鼬獾属 **Melogale** Geoffroy

体较鼬鼠粗短。面部具白纹。鼻吻部端部突出于下颌，软骨质。嘴须多而长。耳中等。爪长而粗大，适于掘土，跖垫有横条纹。尾长约为体长的一半。头骨上的颞脊近于平行。

神农架可供药用的 1 种。

鼬獾 [C、D] **Melogale moschata** (Gray)

体短而较粗。鼻吻部发达，裸露，肉红色。耳突出于毛被，尖端圆形。乳头 2 对。尾长约为体长的一半。四肢短而强健，爪直而长，趾间有不发达的蹼，脚垫裸露。冬毛背部为紫灰色，腹部为灰白色。两眼间有 1 个白色额斑，眼后有 1 个长有触须的棕色斑。口角两侧有 1 个长有触须的棕色斑。喉部及胸部灰白色或白色。尾毛蓬松，尾部色泽与体侧相似。

分布于神农架各地，栖息于森林边缘、农田附近的稀疏灌丛或草丛中。常见。

脂肪油（獾油）清热解毒，消肿止痛，润肠通便。

（四）猪獾属 **Arctonyx** F. Cuvier

体形及大小似狗獾。鼻吻部长而圆与猪的相似，软骨质的鼻垫发达。喉下有白斑。四肢短而强健，爪发达，适于掘土。尾短，毛蓬松，黄白色。头骨狭长。眶前孔大，其前缘远远超过上裂齿后缘。听泡小而扁平。

神农架可供药用的 1 种。

猪獾 [C、D] **Arctonyx collaris** F. G. Cuvier

颈短。鼻吻部长而圆。四肢短而强健，爪钝，前足爪发达略弯曲。尾短，毛蓬松。体色可分为黑色型和白色型 2 种。白猪獾的颈部苍白色或黄褐色。背部前端黑色。鼻吻裸出。耳端毛白色。颈部黑褐色。喉部白色，此白斑向颈两侧延伸到肩部。胸部、腹部黑褐色。尾部冬季纯白色，夏季黄褐色。四肢黑褐色，爪黄白色。黑猪獾与白猪獾不同点在于白色斑纹变为黄白色或黄褐色，颈部针毛尖端黑色，背部针毛几乎整个毛长的 1/3 为黑色。

分布于神农架各地，栖息于林缘、灌丛、草坡及农田附近。常见。

脂肪油（獾油）清热解毒，消肿止痛，润肠通便。骨祛风止痛。

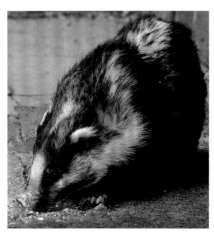 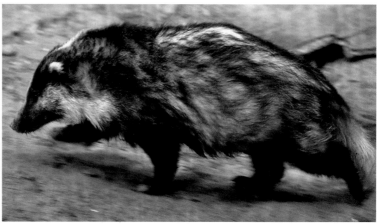

（五）狗獾属 **Meles** Brisson

体粗壮。具发达的软骨质鼻垫。四肢短而强健，具发达的爪，适于掘土。尾短，约为体长的 1/3，毛蓬松。头骨狭长。眶前孔的前缘与上裂齿后缘位于同一水平。矢状脊发达，隆起为脊线。

听泡大而隆起。上臼齿略似梯形，内缘大于外缘；下裂齿跟座略呈槽状，边缘有 5 个齿尖，第 2 下小臼齿小，齿冠圆形。

神农架可供药用的 1 种。

狗獾 [C、D] **Meles meles** (Linnaeus)

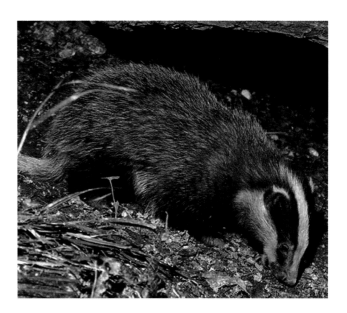

颈粗短。吻较长，吻部两侧各有 1 条黑褐色或黑色的纵纹穿过眼向后延伸至耳后。从口角发出的白色或苍白色纹达耳前面或直达肩部。耳边缘为清晰的白色。喉黑色或黑褐色。背部黑褐色，有白色或黄褐色细斑点。腹部黑褐色或黄褐色。四肢短而强健，黑色或黑褐色，具钝爪，爪黑褐色，前足的爪较后足的长。尾尖为白色，其余部分和背部同色。

分布于神农架各地，多栖息于森林边缘、山坡灌丛及农田附近。常见。

脂肪油清热解毒，消肿止痛，润肠通便。

灵猫科 Viverridae

中小型食肉动物，小型的如黄鼬，大型的与犬近似，身躯瘦长。头小。吻尖长，突出。身上有各种斑块和条纹。四肢短，足小而圆，具5趾，第1趾短于其余各趾，爪弯曲，具伸缩性或半伸缩性，少数种类无伸缩性。会阴部多具肛门腺或前肛门腺。听泡通常发达，较长，外面被1条斜沟分成前后两部分。

神农架可供药用的3属，3种。

分属检索表

1. 尾部无环纹···1. 花面狸属 **Paguma**
   尾部有黑白色或黑棕色相间的环纹···2
2. 体较大，颅全长超过130mm；尾具黑白色相间的环纹；脊背中央有鬣毛···2. 大灵猫属 **Viverra**
   体较小，颅全长小于130mm；尾具黑棕色相间的环纹；脊背中央无鬣毛···
   ···3. 小灵猫属 **Viverriecula**

（一）花面狸属 Paguma Gray

个体较大，大小如狐，躯干较长，尾特别长。除头部外，躯干部不具斑纹，这在灵猫类中是较为特殊的。头骨较长，吻部宽短，眶后突大而钝。齿峰低钝，第2臼齿小，部分个体终生缺失，故齿数可为38或36。香腺不发达。

神农架可供药用的1种。

花面狸 [C、D]
果子狸
Paguma larvata (C. E. H. Smith)

头圆。吻部突出，但较粗短。耳大，末端钝圆。头颈部黑色，有1条明显的白纹从鼻端经额顶至颈背达于肩部。眼下方有1个白斑，眼后有1条白纹经耳下方向后延伸至颈侧和颈的腹面。背毛浅棕色带黑。身体腹面、喉部黑色，颈及腹部浅棕色或浅棕白色。四肢粗短，足部黑色。尾极长，近于头体长，尾2种颜色，近基部染棕色，愈近尾端黑色愈浓。

分布于神农架各地，主要栖息于森林及稀树灌丛的山地。常见。

干燥骨骼祛风除湿，舒筋活络。

（二）大灵猫属 Viverra Linnaeus

个体较大，身体瘦长。头部较小。吻部细长。背部中线毛特长，成为鬣，鬣毛黑色，形成1条黑色的脊纹。尾长而显著，具黑白相间的环纹。四肢短，足具 5 趾，四足黑色或黑褐色。

神农架可供药用的 1 种。

大灵猫^[B] **Viverra zibetha** Linnaeus

身体瘦长。头小。吻尖细小。耳大且圆。背部中线毛长粗硬，形成明显的鬃毛。通体青灰色带浅棕色，背中线具 1 条由黑色鬃毛形成的黑色脊纹。身体两侧灰棕色，具深色的波状横斑。由耳至肩的前部、颈下及颈侧共有 2 条黑纹。身体腹面、胸部较暗，腹部浅灰色。尾具环纹，基部为浅棕白色环纹，其后有 5 个黑色环和 5 个白色环相间排列，尾尖黑色。四肢较短，四足均具 5 趾，爪为半伸缩性。

分布于神农架各地，主要栖息活动于山地的常绿阔叶林、常绿落叶混交林及灌木林中。少见。

雄性香腺囊中的分泌物（灵猫香）行气止痛。

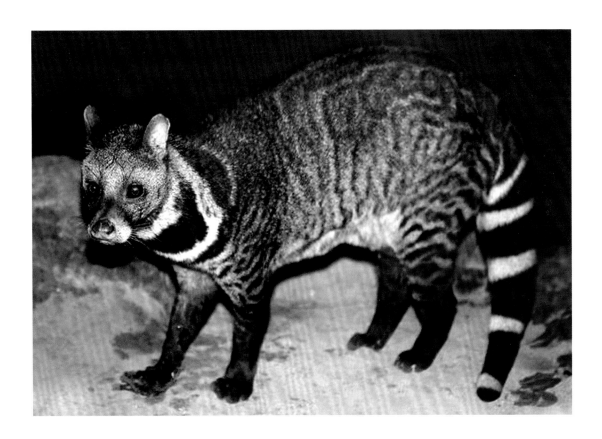

（三）小灵猫属 **Viverriecula** Hodgson

大小如家猫。吻尖而短。两耳短圆，前缘内侧基部十分靠近。无背鬃毛。头骨较小，鼻颌部短，脑盒窄高，几乎侧扁。矢状脊特别发达，后部高隆。听泡发达，较长，高度超过副枕突。牙齿较小，但非常锐利。

神农架可供药用的 1 种。

小灵猫 [B] **Viverriecula indica** (I. Geoffroy Saint-Hilaire)

外形同大灵猫相似，但身体更为瘦长。头小。面部较窄。吻部尖突。耳小，短圆。背部无鬣毛存在。通体呈浅棕黄色或灰棕色。眼前角具暗褐色月状斑。耳后至肩部有 2 条明显纵行的黑纹。背部从胸开始至尾基有 6 条纵行并排的黑褐色的纵纹。身体两侧灰棕色或锈灰色，具黑色或黑褐色不规则的斑点。尾具 7~10 个黑色环纹，与灰棕色或棕白色的环纹相间排列，尾尖黑褐色。

分布于神农架各地，主要栖息于有树和灌丛的草坡山地。少见。

雄性香腺囊中的分泌物行气止痛。

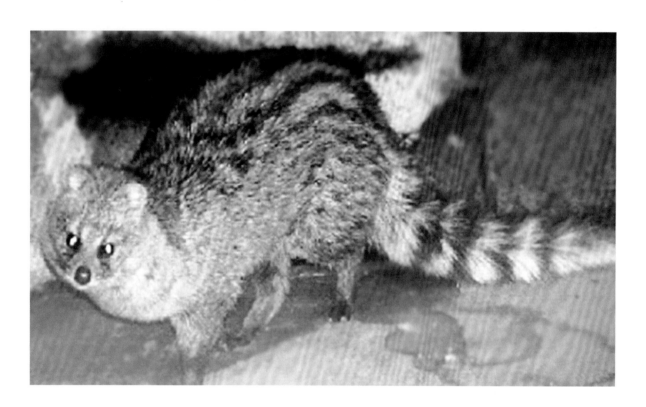

猫科 Felidae

中、大型兽类。体躯强健。头部宽圆。舌具有倒钩状的乳突，利于舔食。颜面部较短。尾长而匀称，多数种具黑色或棕黑色的环纹或点斑。四肢等长，为趾行性，前肢5指，后肢4趾，趾端具锐利而弯曲的爪，爪均能伸缩，隐于皮鞘中，善于迅速奔跑的猎豹的爪只能部分收缩。

神农架可供药用的5属，6种。

■ 分属检索表

1. 体型大，头体长 700~2800mm；枕侧突长，且渐细；上腭宽度小于长度；舌骨骨化不完全……2
　 体型小，头体长 600~1400mm；枕侧突短；上腭宽度大于或等于长度；舌骨骨化完全………3
2. 头体长一般大于 1000mm，身体图案非云朵状或大斑块状……………………1. 豹属 Panthera
　 头体长一般小于 1000mm，身体图案呈云朵状或大斑块状……………………2. 云豹属 Neofelis
3. 头体长大于 700mm，颅基长大于 110mm，颧骨宽大于 80mm，乳突向两侧明显超出颧骨……
　 ……………………………………………………………………………3. 金猫属 Catopuma
　 头体长小于 850mm，颅基宽小于 80mm，乳突不向两侧超出颧骨……………………………4
4. 耳端具短簇毛，颧骨眶突和眶后突短而不连成眼环………………………………4. 猫属 Felis
　 体背淡黄色，上具棕褐色斑；耳背有白斑………………………………5. 豹猫属 Prionailurus

（一）豹属 Panthera Oken

为猫科中的大型种类。全身有显著黑斑或条纹。尾长通常超过体长之半。颅形狭长，头骨的吻鼻部较长，从眼眶前缘至吻端之距，超过眼窝的直径，约为颅全长的1/4。鼻骨较宽，其后部逐渐变尖，末端微向下凹。

神农架可供药用的2种。

■ 分种检索表

体长在 1.6m 以上，体背与体侧具黑色横纹，颅基长在 250mm 以上，鼻骨的中缝长超过其最大宽度的 1.5 倍……………………………………………………………………………1. 虎 P. tigris
体长在 1.6m 以下，体背与体侧具清晰黑色的斑点或环纹，颅基长在 250mm 以下，鼻骨中缝小于其最大宽度的 1.5 倍…………………………………………………………………2. 豹 P. pardus

---

1　虎 [A]　老虎、老巴子
Panthera tigris (Linnaeus)

大型兽类。头圆。吻端白色，在吻部两侧具 4 条相互平行的细黑纹。鼻部颜色较深，红棕色。耳短。在两眼之间有不规则的黑色斑点和条纹。额部具 4~5 条黑色横纹，各条横纹的中段与后面相邻的横纹连接组成"王"字图样。体背毛色较深，呈红棕色。颈、肩、体背与臀部，均有数条黑色的横纹。身体下面，从颏、喉到胸、腹及四肢内侧均为白色，分散着棕黑色斑。四肢粗壮。尾较长，尾部具 10 个黑环，尾尖黑色。

20 世纪 80 年代曾见于神农架红坪（板仓）、木鱼（九冲），栖息于各类型的森林中。

曾用骨骼（虎骨）祛风通络，强筋健骨，现已禁用，并从中药名单中删除。

2　豹 [A]　金钱豹、豹子
Panthera pardus (Linnaeus)

头部较圆。鼻部浅黄色，无斑点。耳短小，耳背基部黑色，中央具 1 个白斑。体毛棕黄色，全身遍布大小不等的圆形黑斑或黑环。体背颜色较深，向体侧逐渐变浅。颏、喉白色。颈下、胸、腹及四肢内侧均为白色，其间分布着较稀少的棕黑色斑纹。尾背基部黄褐色，具 2~3 条黑色纵纹，余部皆为黑褐色，并杂有白色环纹，尾尖黑色。四肢较短而强健。

分布于神农架各地，主要栖息在山地和丘陵地带的森林、灌丛中。罕见。

曾用骨骼（豹骨）祛风湿，强筋骨，镇惊安神，现已禁用，并从中药名单中删除。

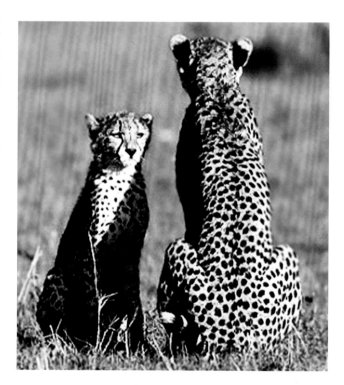

（二）云豹属　Neofelis Gray

体形似豹，但比豹小，四肢也比豹短。耳短而圆，具较宽的脚掌。体部具大型云状斑。头骨狭长而低，吻较长，眶后突短宽，眼眶下缘较厚实，头骨的枕区呈尖窄的三角形，听泡较低。犬齿显著长，是猫科中犬齿在比例上最长的种类。

神农架可供药用的 1 种。

云豹 [A] **Neofelis nebulosa** (Griffith)

头圆。耳短小。全身毛灰黄色或淡黄色。头部黄褐色，吻端乳白色，两侧各具 4 条黑色狭纹。颈背具 4 条黑色纵纹，颈侧亦具 1 条较粗的黑纹。肩部和体侧具不规则的云状块斑，达 16 朵。身体下部，从颏、喉经胸腹至鼠蹊部及四肢内侧均为黄白色，在喉部具 2 条黑色的领状斑。尾的前半部具数块黑色斑，后半部具 13~15 个黑环。四肢短健。

分布于神农架各地，栖息于阔叶林和灌丛中。罕见。

曾用骨骼（豹骨）祛风湿，强筋骨，镇惊安神，现已禁用，并从中药名单中删除。

（三）金猫属 **Catopuma** Severtzov

金猫属又称原猫属，体形与猫属种类很相似，毛色常呈现出个体的变异。

神农架可供药用的 1 种。

金猫 [B] **Catopuma temminckii** (Vigors et Horsfield)

体形似豹猫，但较大。头部微显狭长，黄色。吻端两侧黄白色，各有 4 条棕色条纹互相平行排列。鼻部棕黄色，无斑点。耳短而圆。体部的毛为灰色与棕褐色相混杂。颈侧与体侧色较淡，分布着不规则的斑纹。身体下面及颏部白色，无斑纹。从喉、颈经胸腹至鼠蹊部及四肢内侧均为黄白色，杂以棕黑色或锈褐色的横斑和斑点。四肢细长。

分布于神农架木鱼（九冲）、宋洛、新华，主要生活于山地多岩地区的密林中或林缘地带。少见。

肉滋补，祛风，解毒。骨解毒，消肿，杀虫。

（四）猫属 **Felis** Linnaeus

猫科中体型较小的 1 个类群，但比家猫略大些。体格强健。足面较小，前足 5 指，后足 4 趾，趾端具可伸缩性锐爪。头骨短而宽，近圆形，额骨部高耸，吻部较短，颜面部较扁平。眶后突长而尖，常与颧骨眶突组成 1 个骨质环，包围着眼。听泡明显膨大。门齿较小，犬齿正常，第 1 枚上前臼齿极小。

神农架可供药用的 1 种。

家猫 **Felis silvestris domestica** Brisson

全身被毛。前肢有 5 指，后肢有 4 趾，趾底有脂肪质肉垫，因而行走无声，趾端生有锐利的爪，爪能够缩进和伸出。牙齿分为门齿、犬齿和臼齿；犬齿特别发达，尖锐如锥；臼齿的咀嚼面有尖锐的突起，适于把肉嚼碎；门齿不发达。行动敏捷，善跳跃。

饲养于神农架各地，人工饲养。

肉滋补，祛风，解毒。骨解毒，消肿，杀虫。

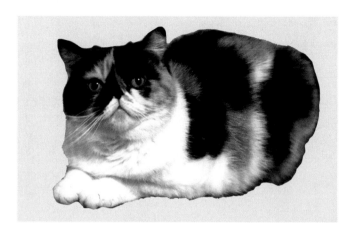

（五）豹猫属 Prionailurus Severtzov

包括 5 种小型东南亚猫，体形都和家猫相似。

我国仅有 1 种，神农架有分布，可供药用。

豹猫 [C、D] 野猫子
Prionailurus bengalensis (Kerr)

外形与家猫相似，但体型稍大。头部淡黄色。吻部两侧各具 4 条棕黑色狭纹。鼻部棕黄色，无斑点。两颊白色，各具 2 条黑纹。腹部有乳头 3 对。全身毛淡黄色或黄白色，遍布大小不等的淡褐色斑点。体背颜色较深，微带灰色。身体下面的颏部纯白色。尾较粗大，其长度约等于体长之半，尾部上面与体背同色，具有棕黑色斑点和半环。

分布于神农架各地，多栖息于丘陵和山地的森林或灌丛中。常见。

骨壮筋骨，祛风湿，止痛，安神镇静。肉补中益气，解毒。

猪科 Suidae

　　体长 0.5~1.9mm，体重可达 300kg。背部的毛形成鬃毛。除疣猪属及家猪外，幼仔毛被有纵行斑纹。头长，略呈圆锥形。鼻吻部延长，前端为裸露的鼻盘，鼻孔开口在鼻盘上。眼小。耳有发达的外耳壳。颈短。躯干短粗，肩高大于臀高。皮肤厚，毛稀疏，粗硬，有的皮肤裸露。四肢粗短，缺第 1 趾，仅具 4 趾，第 3、4 趾发达，第 2、5 趾小，蹄也较小，位置较第 3、4 趾高，正常行走时，达不到地面。

　　神农架可供药用的 1 属，1 种。

野猪属 Sus Linnaeus

　　毛被粗硬，绒毛少，背部形成鬃毛。面部狭长，颅顶中部宽，眼眶圆，颧弓较发达。臼齿主尖的基本褶皱较深，珐琅质磨蚀后形成复杂的花纹；附尖增大，填满了横谷；第 3 臼齿远较第 1、2 臼齿长。雄猪犬齿特别发达，形成獠牙状。雌猪有 6 对乳头。

　　神农架可供药用的 1 种。

野猪 [C] **Sus scrofa** Linnaeus

　　四肢短而强健。尾短。雄猪犬齿发达，形成獠牙状。毛色可分为黑色型和黄白色型 2 种。黄白色型冬季的针毛基部黑色，尖端白色；头部和躯干部前半段略呈黑色，躯干后半段为黄白色；肩部毛尖略染棕色；喉部、鼠蹊部毛稀疏，呈黄白色；四肢黑色；尾基部与背部同色，尾端黑色。黑色型冬季的针毛基部黑色，尖端略带棕色；喉部、鼠蹊部亦略呈黄白色；四肢黑色；尾基部与背部同色，尾端也是黑色。

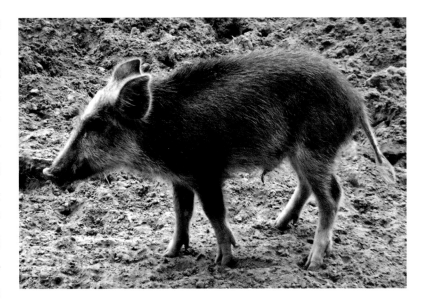

　　分布于神农架各地，栖息于针叶林、针阔叶混交林、阔叶林、竹林、草地、农田。常见。

　　皮清热解毒。肉补虚益损，解毒。胆清肺化痰，清热解毒。肝补肝明目，养血。心补血，养心，安神。胃健脾开胃。

麝科 Moschidae

无角。两性均具突出的门齿，下门齿具舌状齿冠。毛粗硬而直立。趾长而尖锐。无眶下腺，但雄性在下腹部有麝香腺。

神农架可供药用的 1 属，1 种。

麝属 Moschus Linnaeus

本属特征参见麝科。

神农架可供药用的 1 种。

林麝 [A] 獐子、香獐子
Moschus berezovskii Flerov

雌雄均无角。鼻部颜色较暗，为黑褐色。两眼之间和额部棕黑色，杂有许多细小的灰白色斑点。耳大而直立。体色多呈橄榄褐色，略带深黄色。成兽体部不具白斑，体背色泽较深，体侧稍淡。臀部毛色最深，其臀缘几乎为黑色。腹部和鼠蹊部的颜色较淡，多为浅黄白色，在雄兽的下腹部具麝腺。尾短，几乎隐于臀部边缘的黑毛中。四肢细长，后肢长于前肢。

分布于神农架各地，常在常绿阔叶林和针阔叶混交林中活动。少见。

雄性香囊中的干燥分泌物（麝香）开窍醒神，活血通经，消肿止痛。

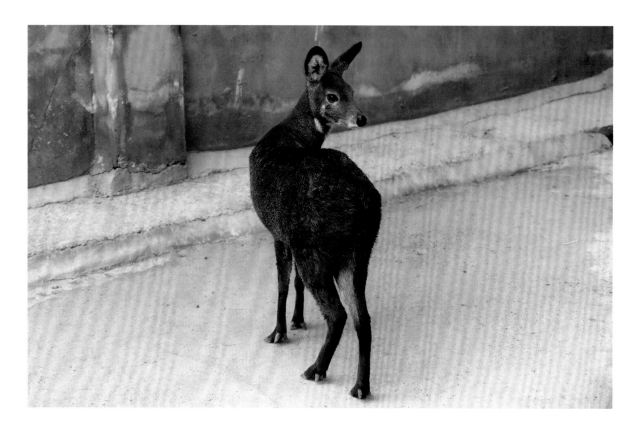

鹿科 Cervidae

体躯较长。头部尖细。耳大而直立。除驯鹿和驼鹿外，其余种鼻端均裸露无毛。鼠蹊部有乳头2对。尾部较短。四肢细长，主蹄较大，侧蹄不发达。有些种类成兽体部具有斑点，如梅花鹿；幼兽多具斑点，除驯鹿和驼鹿外。雄兽通常具角，但驯鹿和驼鹿雌雄都有角，麝和獐则雌雄都没有角，角的形态和分叉的数目是本科分类的重要依据之一。

神农架可供药用的4属，4种。

■ 分属检索表

1. 角的眉叉缺失或不规则，吻部全部或部分被毛或鼻上有黑色髭纹……………1. 狍属 Capreolus
   角的眉叉正常或退化，吻部裸露…………………………………………………………2
2. 雄性无獠牙…………………………………………………………………………2. 鹿属 Cervus
   雄性上犬齿向下伸长，曲成獠牙状………………………………………………………3
3. 额部具马蹄形的簇状长毛；角短，隐于长毛中，角基通常不前伸，与额脊愈合成棱状脊；泪窝大；不具额腺……………………………………………………3. 毛冠鹿属 Elaphodus
   额部无马蹄形的簇状长毛；角明显露出毛外，角基沿额骨两侧前伸，与额脊愈合成棱状脊；泪窝较小；具额腺………………………………………………………4. 鹿属 Muntiacus

（一）狍属 Capreolus Gray

体型中等。仅雄性有角，无眉叉，由较高处分出前枝，共3叉，角干多结节。尾甚短，隐于体毛内。上犬齿缺失。泪窝浅。

神农架可供药用的1种。

狍 [C、D] 狍子
Capreolus pygargus (Pallas)

雄性有角。额较高。鼻端裸出无毛。耳宽大短圆，直立，内外均被密毛。眼大，有眶下腺。颈长。尾很短，淡黄色，隐于体毛之内。臀部有白斑。四肢细长，后肢稍长于前肢，蹄狭长而尖，黑色，侧蹄短，一般不着地。冬毛厚密，全身棕色，鼻端近黑色，两颊淡黄。夏毛短薄，毛色单纯，从嘴到尾及四肢、背侧都为淡黄棕色，背中线毛色较深。

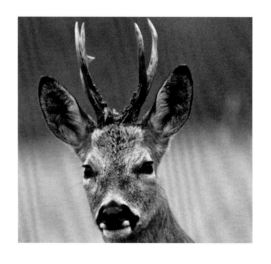

分布于较稀疏的混交林和多草的灌丛地带。少见。

雄狍幼嫩的角和已骨化的角，功效次于鹿茸、鹿角。肺解毒。血调经通脉。

（二）鹿属 Cervus

具有多叉的角，角的长度是颅骨长的2倍多。具眶下腺，但不具趾腺。泪窝明显。鼻骨后端宽于前端。有上犬齿，但不呈獠牙状，或无上犬齿。

神农架可供药用的1种。

梅花鹿[A] **Cervus nippon** Temminck

中型鹿，雌鹿小于雄鹿。雌鹿无角，雄鹿有角，角一般分4枝，偶分5枝，角分叉处圆形，眉角在近基部向前伸出，第2枝位置较高，主干再分2小叉，有别于其他种类。夏毛棕黄色，有白色斑点；冬毛无斑。背中央有暗褐色纵纹。覆面和臀斑白色。尾短。

饲养于神农架大九湖。常见。

未骨化密生茸毛的幼角（鹿茸）壮肾阳，益精血，强筋骨，调冲任，托疮毒。已骨化的角或锯茸后翌年春季脱落的角基（鹿角）温肾阳，强筋骨，行血消肿。鹿角经水煎煮、浓缩制成的固体胶（鹿角胶）温补肝肾，益精养血。鹿角去胶质的角块（鹿角霜）温肾助阳，收敛止血。

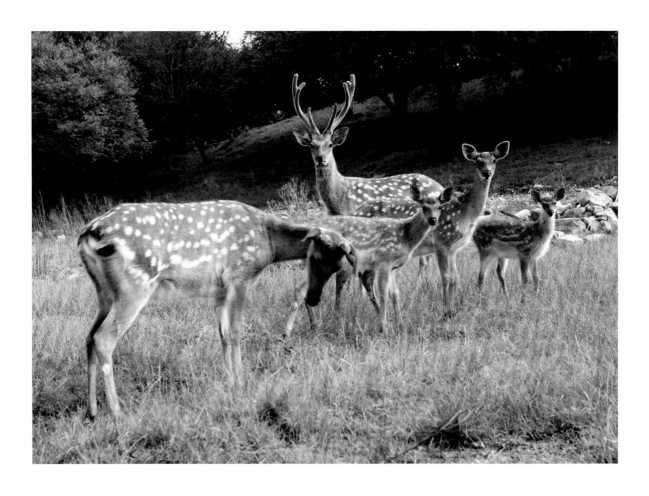

（三）毛冠鹿属 Elaphodus Milne-Edwards

外形与麂类相似。毛粗硬，额部有1簇马蹄形的黑色长毛，仅雄兽具短小而不分叉的角，几乎被额部的长毛遮盖。眶下腺发达，不具额腺。颅形较狭长，前颌骨的升支不与鼻骨相连。泪窝大而深陷。听泡低小。雄兽的上犬齿较发达，呈獠牙状。

神农架可供药用的1种。

毛冠鹿 [C、D] 青麂子
Elaphodus cephalophus Milne-Edwards

外形与麂类相似。上下唇缘灰白色。鼻部和两眼之间棕褐色。额部具1簇马蹄形的黑色毛冠，雄兽具短小而不分叉的角，几乎被额部的黑色长毛遮盖。雄兽的上犬齿较发达，露出唇外，呈獠牙状。通体毛色暗褐色，颈背与体背毛色较深，体侧的毛色较淡。颊部、颈侧、肩部、颏喉和前胸的毛在黑色毛尖之下具1个灰白色环。

分布于神农架各地。常见。

嫩角壮元阳，补气血，益精髓，强筋骨。

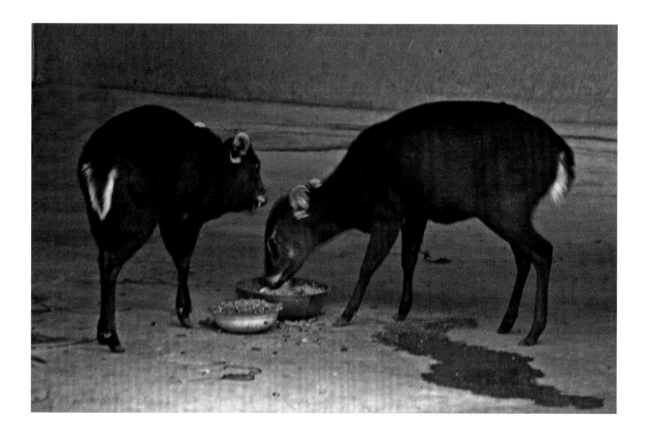

（四）麂属 Muntiacus Rafinesgue

小型鹿类。毛较短细。仅雄兽具简单的角，角基较长，并沿额骨两侧向前伸，与额脊愈合形成棱状脊，角干向后伸，微向内弯，角尖相对。头骨略呈三角形。泪窝显著。雄兽的上犬齿发达，露出唇外，呈獠牙状，但不如麝、獐的上犬齿细长。

神农架可供药用的 1 种。

小麂 [C、D] 麂子
Muntiacus reevesi (Ogilby)

雄兽具角，角基短于角干，在角干基部靠近角盘处分出 1 支短小的角叉。四肢细长，主蹄较狭尖。全身被暗棕黄色毛。鼻部的毛细短，呈暗棕色。额部两侧各具 1 条较宽的黑纹。颈部腹侧毛黄白色。体背颜色较深，为棕褐色；体侧色泽稍淡，多为浅黄褐色。胸部土黄色。腋窝白色。尾背和臀缘在与白色区域交界处为鲜艳的橙黄色。

分布于神农架各地，栖息于阔叶林、林缘、草地。常见。

肉祛风除湿，补肾益阳，健脾益气。嫩角益肾壮阳，调经养血。骨膏祛风除湿。

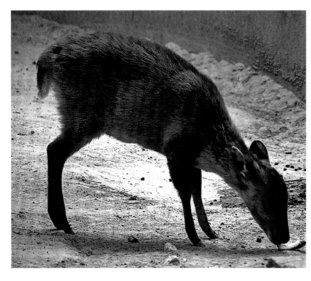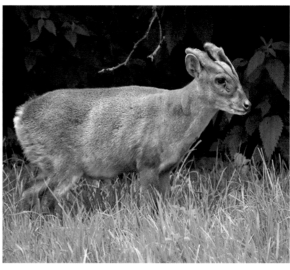

牛科 Bovidae

由于具有洞角，又称"洞角科"。形态各种各样。幼体和成体的身体均不具斑点。除少数种类雌兽无角外，通常雌雄兽均具角，只有少数种类雌兽无角。角不分枝，不脱换，终生生长。侧趾不完整或消失，以小蹄替代。

神农架可供药用的 5 属，5 种。

■ 分属检索表

1. 体粗重；四肢强壮，蹄形阔大；雌雄皆具角···2

   体轻捷；四肢细长，蹄形尖细；雌雄或仅雄性具角···································3

2. 头骨枕区与面颊呈一锐角；角根部距离较远，角断面为椭圆形，角上常不具环棱···**1. 牛属 Bos**

   头骨枕区与面颊呈一直角；角根部膨大，左右距离近，角断面为三角形，角上常有环棱········
   ···**2. 水牛属 Bubalus**

3. 雌雄角大小不同，具眼前腺···4

   雄性角远大于雌性角，无眼前腺，雄性颊下有长须·······················**3. 山羊属 Capra**

4. 个体较大，成年雄性个体体重约可达 90kg；体色较深；颈部鬣毛发达；眼前腺发达，开口于眼前方···**4. 鬣羚属 Capricornis**

   个体较小，成年雄性个体体重约可达 35kg；体色较浅，灰褐色；无发达明显的鬣毛；眼前腺不发达，眼前仅有 1 块裸皮区域为眼前腺所在处，无明显开口········**5. 斑羚属 Naemorhedus**

（一）牛属 Bos

体大小各异，一般体长 2~3m，肩高 1.4~2.2m，雄性比雌性强大。两性均具角，角横切面呈圆形。有的种类颈下垂肉发达，有的不明显。雄性上体通常呈深棕褐色、灰褐色、棕黑色，雌性毛色略浅。腿的下部多呈白色。

神农架可供药用的 1 种。

黄牛 Bos taurus domesticus Gmelin

大型家畜，体高大壮实。头部宽阔，头顶部有角 1 对，左右分开。嘴大。眼大。鼻孔粗大。四肢健壮，蹄趾坚硬。尾较长。毛色多为黄色，但由于品种不同，毛色也有很大的变异。

饲养于神农架各地。

胆结石（牛黄）清心，豁痰，开窍，凉肝，息风，解毒。胆清热解毒。皮熬的胶（黄明胶）滋阴止血。

（二）水牛属 Bubalus

体型大。四肢粗壮。尾长，尾端覆以长毛。无眶下腺、趾腺和鼠蹊腺。头骨厚重、鼻骨长，头骨最高点在两骨之间。

神农架可供药用的 1 种。

水牛 Bubalus bubalus Linnaeus

体肥大，头大。雌雄头上均有角 1
对，角长大而稍扁，呈弧形弯曲，上部
有许多节纹。额广。口大，上唇上部有
两个大鼻孔，其间皮肤硬而光滑，无毛。
鼻阔。眼、耳部很大。颈短。腰腹隆凸。
四肢较短，蹄较大。皮厚无汗腺。毛粗
而短，体前部较密，后背及胸腹各部稀
疏。体色大多灰黑色，但亦有黄褐色或
白色。

饲养于神农架大九湖（东溪）、阳日。

角清热解毒，凉血定惊。

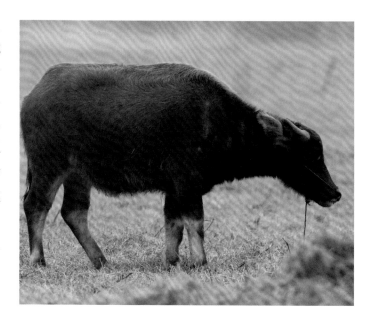

（三）山羊属 Capra

体型中等。头较长。颏下具须，雄性的须比雌性长。雌雄均具角，雄性角粗重，其横断面略呈侧扁圆形。四肢健壮。

生活于林线以上的高山地带，喜栖息于多岩石的环境中。

神农架可供药用的 1 种。

山羊 Capra hircus Linnaeus

头面狭而略尖，颏下具须，此点不同于绵羊。一般雌雄都有角，角小而较直，角形简单。通体被毛，毛直而不卷曲，长度适中，绒毛细短，毛色以白色为多，也有纯黑色、灰色、灰褐色。

饲养于神农架各地。

血止血化瘀。胃结石（羊哀）降胃气，解毒。胆清热解毒，明目退翳。

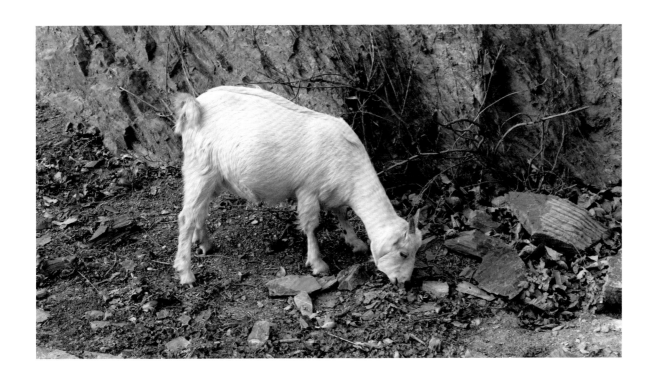

（四）鬣羚属　Capricornis Ogilby

　　个体较大。头部窄长。耳狭长。两性均具洞角，角细长而尖锐，略向后弯曲，角基具环棱，近尖处光滑。颈背具发达的鬣毛。尾短，约为后足长的一半。眶下腺发达，头骨泪窝大而明显，泪骨大，下缘凸出，上缘与额骨、鼻骨交界处多无空隙存在。

　　神农架可供药用的 1 种。

中华鬣羚 [B]　苏门羚、明鬃羊
Capricornis milneedwardsii (David)

　　个体高大。头狭长。耳长而窄。吻尖裸露。上、下唇内缘有肉瘤状的突起，呈三角形。雌雄两性均具发达的角，黑色，有环棱。乳头 2 对。四肢发达。夏皮毛疏而短，无绒毛；体背及两侧黑灰色，且带茶褐色，背中线黑纹清晰；腹部与背部同色，但稍浅，杂有不明显的褐红色；尾毛黑色。冬皮毛长密，有短细绒毛；体背及两侧颜色较夏皮毛深，为黑棕褐色或黑色。

　　分布于神农架大九湖、红坪（田家山）、木鱼（老君山、千家坪），主要栖息于多岩、湿润的山地森林之中。常见。

　　角清热解毒，平肝息风。骨祛风，止痛。

（五）斑羚属　Naemorhedus H. Smith

　　体型中等，大小近似家养的山羊。两性均具洞角，角尖细短，近尖处微弯曲，近基部具环棱。四肢短。眶下腺退化，头骨的泪窝浅平，远不如鬣羚属发达，头骨后部较鬣羚属更为弯曲向下，泪骨狭长方形，与额骨、鼻骨交界处多有空隙存在。

神农架可供药用的 1 种。

中华斑羚 [B] *麻羊*
Naemorhedus griseus (Milne-Edwards)

体健壮。两耳直立。吻鼻端裸露面较大。雌雄具同形角，角短直，近角尖处略向后弯曲，除角尖段外，其余部分表面具显著横棱。被毛丰厚，一般为灰棕褐色，底绒为灰色。颌和喉部呈棕黑色，下颌有 1 个白斑。颈部有较短的鬃毛，向后形成背纹。尾短，毛蓬松。四肢短，毛长，自膝关节以下呈棕灰色，蹄狭窄。冬毛较浅，夏毛较深。

分布于神农架各地，栖息于针叶林、针阔叶混交林、阔叶林。常见。

角镇静退热，明目止血。血活血散瘀。

松鼠科 Sciuridae

体型多中等大小，啮齿类，种类丰富，有树栖、地栖、半树栖和半地栖3个类群。树栖的耳大，尾粗圆而大，前后肢长相差不显著；地栖的耳壳小，后肢比前肢短，尾短而小；半树栖和半地栖的一般尾圆或扁，都被长毛，毛与尾轴近垂直伸展。前足4指，拇指不显著，后足5趾，均具弯曲而锐利的钩爪，足掌有垫，适于攀缘生活。乳头2或3对。

神农架可供药用的6属，7种。

■ 分属检索表

1. 尾适度蓬松；没有耳簇毛或皮膜···2
   尾平展或圆；四肢间有明显的膜（皮膜）或有蓬松的尾，有显著的耳簇毛·······················5
2. 体长160~270mm；颅全长45~60mm；体背和体侧无条纹·····························3
   体长小于160mm；颅全长小于45mm；体背和体侧具条纹，体背具3条深色条纹··············
   ··1. 花松鼠属 Tamiops
3. 耳后有色斑；头骨较纤细；鼻骨长大于眶间宽···4
   耳后无色斑；头骨较粗壮；鼻骨长小于眶间宽··············2. 丽松鼠属 Callosciurus
4. 耳后色斑白色或橙黄色；尾基、腹和股锈红色或棕褐色；两颊棕红色或淡棕褐色；脑颅后背突出而圆，明显下弯；第3上前白齿不甚退化，与其他白齿等高······3. 长吻松鼠属 Dremomys
   耳后色斑灰暗；尾基、腹和股不呈锈红色或橙黄色；两颊不红；脑颅后背不明显下弯；第3上前白齿甚细小，显然低于其他白齿·······················4. 岩松鼠属 Sciurotamias
5. 耳基和头顶有簇状长毛；第4上前白齿大于第1上白齿，次尖大；腹膈呈蜂窝状··············
   ···5. 复齿鼯鼠属 Trogopterus
   耳基没有簇状长毛；第4上前白齿不大于第1上白齿，次尖不显；听泡腹膈简单··············
   ··6. 鼯鼠属 Petaurista

（一）花松鼠属 Tamiops J. Allen

背橄榄色，偏黄褐色为主，腹淡黄白色，毛基均为砖灰色。吻和额颜色如体背。面颊、眼下和耳基有复杂的条纹。耳三角形，耳缘有白毛，耳尖白毛更明显，呈簇状。冬毛和夏毛有差异，夏毛的5条深色背纹全黑或仅外侧的1对杂有棕色，而冬毛的外侧深色纹呈棕色，与相间的淡色纹反差不大。乳头3对，胸位1对，鼠蹊位2对。

神农架可供药用的1种。

隐纹花松鼠 [C] **Tamiops swinhoei** (Milne-Edwards)

尾短于头体长。面颊和体背的毛色形成斑纹，毛基全铁灰色。夏毛通体偏淡棕色；背橄榄棕色，背纹有明显的9条，背纹中均前起于肩后，末端达臀后，仅中央纹达到尾基；腹毛尖淡黄棕色；尾毛长，有2个黑色环杂在橄榄棕色的毛环间。冬毛通体较暗，偏淡灰色；体背橄榄灰色，背纹较夏毛的短而不齐，宽窄很不一致；腹面毛尖淡黄白。

分布于神农架各地，栖息于常绿阔叶林、针叶林。常见。

肉健脾消食，开胃。

（二）丽松鼠属 **Callosciurus** Gray

中小型兽类。耳端无簇状长毛。体背多呈橄榄灰色，没有条纹。腹面栗红色、橙棕色或淡黄色，腹中央纹和前胸楔状斑有或缺如。前后足背与背同色，但有不同程度的黑色。全尾颜色如体背，末梢黑色或出现白色毛尖，或2~3种颜色相杂。乳头2对，在腹位或鼠蹊位。

神农架可供药用的1种。

赤腹松鼠 [C、D] **Callosciurus erythraeus** (Pallas)

体背橄榄色或淡褐红色，毛多黑基其后间有2个以上黑环。腹面有鲜亮的栗红色、棕红色或暗栗色，胸腹颜色均一致，多无楔状纹或腹中央纹。耳色如体背，呈棕色、黄色和红色。尾基毛色多与体背接近，尾端有不同长度的黑色，端丛毛束纯黑色，或有白色的毛尖。乳头2对，腹部和鼠蹊部各1对，或均位于鼠蹊部。

分布于神农架各地，栖息于低海拔森林、针叶林、针阔叶混交林。常见。

骨活血祛瘀，理气调经。

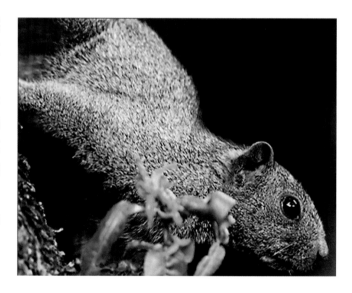

（三）长吻松鼠属 **Dremomys** Heude

体型中等。耳无簇状长毛，有耳后斑，颜色从灰白色到鲜橙褐色，眼周1圈色浅。毛被较柔软和丰盛。体背一般橄榄色，无任何条纹。腹苍白色或淡橙黄色。尾背色同体背，尾腹中线亮棕色，两侧近黑色，尾基或腿外侧可能有赤褐色斑块。乳头3对。

神农架可供药用的2种。

■ **分种检索表**

仅尾基部的腹面具锈红色斑，其余部分为灰黄色……………………………1. 珀氏长吻松鼠 **D. pernyi**

整个尾的腹面中央具锈红色，且后腿股部外侧亦有锈红色…………2. 红颊长吻松鼠 **D. rufigenis**

1 珀氏长吻松鼠 [C] **Dremomys pernyi** (Milne-Edwards)

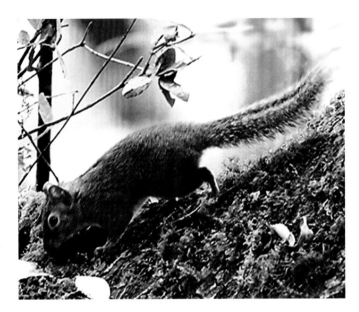

体毛较柔软。夏毛体背橄榄色而偏棕褐色，冬毛体背色略淡。腹淡黄色，微染赭黄色，颏前胸和前肢内侧蛋黄色，胸部以后颜色渐淡，冬毛的赭色更少。耳后斑呈明显的锈黄色，色鲜艳。眼周1圈淡橙黄色。尾背毛长，毛干色同体背，且有黑色毛环相间；尾腹中线毛短，淡橙灰色，两侧长毛外伸，尾基和肛门周围有锈棕色而略偏红的红斑。

分布于神农架各地，多栖息于河谷溪流附近的林木中。少见。

骨活血祛瘀，理气调经。

2 红颊长吻松鼠 [C] **Dremomys rufigenis** (Blanford)

体型较大。两颊棕褐色，斑块色淡，范围不大。体背暗橄榄绿色，中脊偏黑色，体侧偏棕黄色，背部刺毛柔软，毛基砖灰色，毛尖黑色。腹淡黄白色。尾较短，尾背颜色似体背，末后渐黑褐，尾毛逐渐增长，并有3个淡黄色毛环相间排列，尾腹中线暗棕红色，尾基腹面和肛门周围呈暗棕红色斑，股外侧有全身最明亮的锈红色小斑块，不延伸到小腿。

分布于神农架各地，栖息于低海拔的森林中。少见。

骨活血祛瘀，理气调经。

（四）岩松鼠属 **Sciurotamias** Miller

耳后有不明显的淡色纹，短，绝不延伸到腰或臀部。背淡黄褐色或深暗的赭石色。腹毛毛基深灰色，但上胸有纯白色的毛区，构成大小不同的白斑。乳头3对。

神农架可供药用的1种。

岩松鼠 [C] **Sciurotamias davidianus** (Milne-Edwards)

两颊毛色如体背，在眼下区明显的更黑，为深暗色的颊线。眼周 1 圈呈淡黄色。耳后斑小，淡白色。体背深赭石色，背脊偏黑褐色，肩和颈色略淡。腹毛毛基深灰色，染以赭黄色。尾毛蓬松，背腹中线的颜色同体背，毛基深灰色，毛尖白色，可见尾两侧有黑穗，表面有一层薄的白霜。体腹从下颏到喉有白斑，毛基全为白色。前后足背颜色如体背。

分布于神农架各地，栖息于多岩石山区森林地面。少见。

骨活血，祛瘀，止痛。

（五）复齿鼯鼠属 **Trogopterus** Heude

体型较大，特别表现在颅全长和齿列长上。耳基前后均有簇毛。尾粗大，扁平，毛蓬松，向两侧伸展。趾端无长毛。

1 种，我国特有，神农架有分布，可供药用。

复齿鼯鼠 [C、D] **Trogopterus xanthipes** (Milne-Edwards)

体呈鲜艳的赤褐色。吻短。眼圆而大。耳郭发达，耳基周围有显著的长黑毛。后肢长于前肢，均有极锐利的钩爪，肢间有飞膜。全身被有灰橙褐色的细软长毛。腹毛为灰白色。尾长而粗，几乎等于身长，尾毛颜色较淡，为灰橙色。前后足背面均为深橙黄色。

分布于神农架各地，栖息于森林、林缘。少见。

干燥粪便（五灵脂）活血止痛，化瘀止血，消积解毒。

（六）鼯鼠属 **Petaurista** Link

是本科中体型最大，种类最多的属。体色因种或亚种不同而不同。耳基无簇状长毛。尾长接近或略超过体长，圆柱形。

神农架可供药用的 1 种。

红白鼯鼠 [C、D] **Petaurista alborufus** (Milne-Edwards)

　　头背、吻周纯白色。眼圈褐红。耳后斑大，毛长。毛被厚，带闪光。背栗红色，色彩艳丽，并有白色区域与之相衬。体背到翼膜边缘，包括肩后及腿呈较浓的红色。后背有很大的三角形背斑，呈淡黄褐色。腹面毛色鲜亮，呈橙黄色，但下颌白色。尾毛蓬松，毛长，尾基有明显的淡褐色毛环。掌和跖背均为黑色，并在跖背有橙黄色导毛伸出，并带闪光。

　　分布于神农架各地，栖息于山地稠密的森林中。少见。

　　干燥粪便活血止痛，化瘀止血，消积解毒。

鼠科 Muridae

兽类中最大的 1 科，约占兽类种数的 1/4。主要是小型兽类，部分为中型的。部分有颊囊。尾的长短因种类而异，通常裸露，多数有鳞，亦有尾毛聚生，或呈簇丛。

神农架可供药用的 2 属，5 种。

■ 分属检索表

背毛与腹毛明显分界；颧弓高，接头盖骨···································1. 长尾大鼠属 Leopoldamys

背毛逐渐混入腹毛中；颧弓低，接头盖骨···································2. 家鼠属 Rattus

（一）长尾大鼠属 Leopoldamys

背毛棕色到浅灰棕色。腹毛纯白色，分界明显。尾长，毛被短而光滑，尾呈不清楚的双色，上面深棕色，下面奶油样的白色。前足和后足背面浅棕白色。头骨长窄，颧弓的鳞骨根部很高，位于脑颅侧面。门齿孔短阔，延伸到第 1 臼齿前。颚骨后缘在第 3 上臼齿水平线上，中翼骨窝与颚骨一样宽。与大的头骨相对而言，听泡很小。

神农架可供药用的 1 种。

小泡巨鼠 Leopoldamys edwardsi (Thomas)

尾长大于头体长。后足宽壮而大。背棕褐色，从头顶、背脊到臀部色较深，两侧淡而鲜艳。腹部乳白色，前胸有大小不同的锈红色区域，并密集成纵斑，腹部有较长而更明显的暗褐斑。毛被较柔，背面柔毛毛干淡褐近白；针毛长，棕黑色；刺毛毛基及毛干白色，从毛干边缘到毛尖深褐色，在夏毛中较多，冬毛中极少或全缺。

分布于神农架各地，栖息于低地和山区森林。常见。

全体或肉补虚消疳，解毒疗疮。幼体解毒敛疮，止血止痛。皮解毒敛疮。血清热凉血。脂肪解毒疗疮，祛风透疹。肝活血化瘀，解毒疗伤。胆清肝利胆，聪耳明目。肾镇静安神，疏肝理气。

（二）家鼠属 Rattus Fischer

地栖穴居种的种类后足细长，5 趾均具爪；生活于丛林或岩石间的种类跖垫明显；严格的地栖种类尾短于或等于头体长，耳也较小；攀缘的种类尾较头体长，耳也较大。体毛多柔软，但有些种类的背毛粗糙，间杂扁而刚硬的刺毛，刺毛的多少与所生活地方的气温、季节有关。

神农架可供药用的 4 种。

■ 分种检索表

1. 尾短，显然不及头体长；颅骨的左右颞脊几乎平行·····················1. 褐家鼠 R. norvegicus

   尾长，等于或超过头体长；颅骨的颞脊呈弧形··2

2. 腹毛毛尖棕黄色，掌背有暗色的纵斑·····················2. 黄胸鼠 R. tanezumi

   腹毛毛尖白色或全灰黑色··3

3. 尾2种颜色，如为单色则色较浅·····················3. 拟家鼠 R. pyctoris

   尾1种颜色，深暗色，鼻骨较短，一般不超过颅全长的40%·····················4. 屋顶鼠 R. rattus

---

1 | 褐家鼠 ^{大家鼠} Rattus norvegicus (Berkenhout)

体大而粗壮。耳小。毛被不很粗糙。冬毛的背毛棕灰色，黑色长针毛较多集中于背中；腹毛灰白色，全具灰色毛基。夏毛的黑色针毛较多，故色调较深暗。体侧界线不显。尾短于头体长，尾毛短而较多，鳞环不显，尾背色深于体背，尾腹灰棕色，背腹2色不很显。前后足乌白色，后足宽大，趾间有蹼，可长达第2趾节。

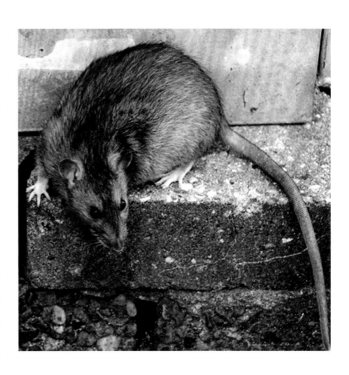

分布于神农架各地，栖息于村庄、居民区。常见。

全体或肉补虚消疳，解毒疗疮。幼体解毒敛疮，止血止痛。皮解毒敛疮。血清热凉血。脂肪解毒疗疮，祛风透疹。肝活血化瘀，解毒疗伤。胆清肝利胆，聪耳明目。肾镇静安神，疏肝理气。

---

2 | 黄胸鼠 Rattus tanezumi Temminck

体型大小与屋顶鼠近似。耳大，但略次于黑家鼠的，耳前折可遮到眼。背暗棕褐色，毛基深灰色，体背有黑色针毛间杂，并向中线集聚，故毛色较深。头部更为棕黑色。腹毛毛基深灰色，毛尖淡棕黄色，故整个胸的表层如染了黄色。体侧背腹界线不明显。尾长，但略次于屋顶鼠的，尾单色，暗黑色，尾毛分布如同屋顶鼠，细毛棕黑色，至鳞环显露更清晰，个别尾尖白色。

分布于神农架各地。常见。

全体或肉补虚消疳，解毒疗疮。幼体解毒敛疮，止血止痛。皮解毒敛疮。血清热凉血。脂肪解毒疗疮，祛风透疹。肝活血化瘀，解毒疗伤。胆清肝利胆，聪耳明目。肾镇静安神，疏肝理气。

3	拟家鼠 **Rattus pyctoris** (Hodgson)

体型中等。背色黑褐色。腹色脏灰色，毛基灰色，毛尖灰白色或微黄色。体侧背腹界线不明显。尾长小于或者略大于头体长。前后足背白色，趾色暗。

分布于神农架各地，栖息于山地村庄。常见。

全体或肉补虚消疳，解毒疗疮。幼体解毒敛疮，止血止痛。皮解毒敛疮。血清热凉血。脂肪解毒疗疮，祛风透疹。肝活血化瘀，解毒疗伤。胆清肝利胆，聪耳明目。肾镇静安神，疏肝理气。

4	屋顶鼠 黑家鼠 **Rattus rattus** (Linnaeus)

体背毛灰褐色或棕褐色。腹乌黑色或全白色，并略显淡黄色。前后足背白色，有明显的暗色斑。尾长超过头体长，尾背腹暗黑色。有鼠蹊部 2 对。有黑色型和棕褐型 2 个主要色型，黑色型的背毛棕黑色，腹毛灰褐色，以指名亚种为代表；棕褐型的背毛棕褐色，间杂全黑色的长毛，腹毛牙白色，这色型普遍分布于我国。

分布于神农架各地，栖息于村庄、居民区。常见。

全体或肉补虚消疳，解毒疗疮。幼体解毒敛疮，止血止痛。皮解毒敛疮。血清热凉血。脂肪解毒疗疮，祛风透疹。肝活血化瘀，解毒疗伤。胆清肝利胆，聪耳明目。肾镇静安神，疏肝理气。

鼹形鼠科 Spalacidae

视觉退化。耳壳仅是围绕耳孔的很小皮褶。尾短，略长于后足，被稀疏的毛或裸露。四肢短粗，有力，前足爪特别发达，适挖掘。

神农架可供药用的 2 属，3 种。

■ **分属检索表**

栖息于草地或开阔地，耳郭小于 3mm，鼻骨超出前颌骨………………………1. 中华鼢鼠属 **Eospalax**
栖息于竹林，耳郭大于 7mm，鼻骨不超过前颌骨…………………………………2. 竹鼠属 **Rhizomys**

（一）中华鼢鼠属 Eospalax

体粗壮，外形似椭圆柱形。无明显的头、颈、胸、腹各部的区别。头部吻宽钝。鼻垫发达。眼小。外耳郭不发达仅为 1 个小的筒形皮褶，隐于毛被之下。四肢短粗，健壮，前肢爪极发达，第 2、3、4 指爪长，超过相应指长。尾短细。头骨轮廓前窄后宽。门齿粗长，臼齿咀嚼面呈左右交错的三角形齿环。

神农架可供药用的 2 种。

■ **分种检索表**

具强壮而非常发达的前爪……………………………………………………………1. 中华鼢鼠 E. **fontanieri**
具狭窄而相对纤细的前爪……………………………………………………………2. 罗氏鼢鼠 E. **rothschildi**

---

1 中华鼢鼠 地老鼠
Eospalax fontanieri (Milne-Edwards)

为地下生活型。体粗壮。眼退化，仅为一小眼点。吻短。无外耳壳，仅具 1 个环绕耳孔的皮褶。尾短，光裸或覆以稀疏的短毛。四肢粗短，前爪锐利发达，爪均长于相应的趾。夏季吻上方与两眼间三角区的毛色为淡黄色；体背为灰棕色的基底上覆以锈黄色；腹面为灰黑色的基底上刷以肉黄色；足背淡棕色；尾覆以白色稀疏的短毛。

分布于海拔 2000~3100m 的高山草原、草甸。常见。

全体清热解毒，活血祛瘀。去脑的干燥全架骨骼（塞隆骨）祛风除湿，散寒止痛，活血通络。

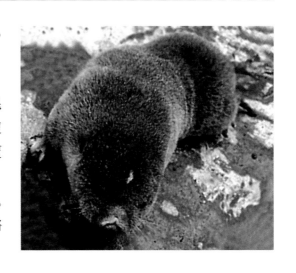

2 | 罗氏鼢鼠 Eospalax rothschildi Thomas

体型小，外形颇似中华鼢鼠。爪较细，不如中华鼢鼠锐利。尾较短，覆毛较长，尤以尾基部为然，自尾基 1/3 处后逐渐变短。体背毛色与中华鼢鼠类似，唯基底色较为灰黄，锈黄色毛尖较短，故锈黄色亦较中华鼢鼠为淡。两耳孔间的额部及顶部具大小不等的白色纵行细斑。足背毛色呈灰白色至淡棕色。尾上下 2 色，上面暗棕色，下面灰白色。

分布于神农架各地，生活于海拔 1550~2000m 的草原、灌丛。常见。

全体清热解毒，活血祛瘀。去脑的干燥全架骨骼（塞隆骨）祛风除湿，散寒止痛，活血通络。

（二）竹鼠属 Rhizomys Gray

唇缘黄红色。门齿粗壮，上门齿不前倾或前倾，下门齿齿根在关节突外构成很明显的突起，有时与关节突等高。第 1 上臼齿通常小于或接近等于第 2 上臼齿，在成年时第 1 上臼齿的齿冠低于第 2 上臼齿的齿冠，第 1 和第 2 上臼齿的冠面均有 1 个内凹褶和 2 个外凹褶。

神农架可供药用的 1 种。

中华竹鼠 [C、D] Rhizomys sinensis Gray

体粗壮。头和吻短。眼小。四肢短壮，爪强。尾短于头体长的 1/3。腹毛稀少，尾毛略显。体毛长而柔软，背红棕色，毛基灰色，通体毛色比较一致，并有银丝长毛。下颏和两颊色略淡。幼体毛色深很多。乳头 4 对，胸部 1 对，腹部 3 对。

分布于神农架海拔 1000m 以上的山坡竹林地带。常见。

脂肪解毒排脓，生肌止痛。肉补中益气，解毒。

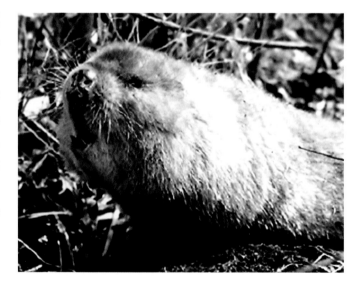

豪猪科 Hystricidae

体粗壮。全身被有由部分体毛特化而成的棘刺，棘刺有圆形或扁形。前后足各5趾，爪粗短而钝。乳头2或3对。颅骨鼻腔膨大，额骨部分大于顶骨部分。人字脊显著，有利于发达的颈肌附着。听泡小。高冠齿冠面圆形，上颊齿唇缘有凹褶。

神农架可供药用的1属，1种。

豪猪属 Hystrix Linnaeus

体粗壮，较大。尾短，不超过120mm，隐于棘刺中。前后足粗壮。体背前两侧及腹面的棘刺扁平，后部及尾的棘刺圆形，在尾端的棘刺膨大，呈管状。乳头3对。颅骨从侧面看前高后低。鼻骨和鼻腔膨大，几乎占整个吻部的背面，鼻骨长超过额骨，并与额骨一起隆起。眶下孔与眼眶等大。

神农架可供药用的1种。

豪猪 [C、D] Hystrix brachyura Linnaeus

颈侧、局部及体背为棕色。腹面处围绕颌下，起于两肩间具半圆形的淡色环，其余处为棕褐色。头部覆以棕褐色短毛。耳裸出。体背密被棕褐色棘刺，体前部的棘刺较短，体后部的较长，臀部的最长，体腹面与四肢处的棘刺较短而软。棘刺中空，略呈梭形。尾甚短，隐于臀部的白色棘刺之下。周身棘刺之间有稀疏的污白色长毛。

分布于神农架各地。常见。

肉润肠通便。胃清热利湿，行气止痛。棘刺（豪猪刺）行气止痛，解毒消肿。

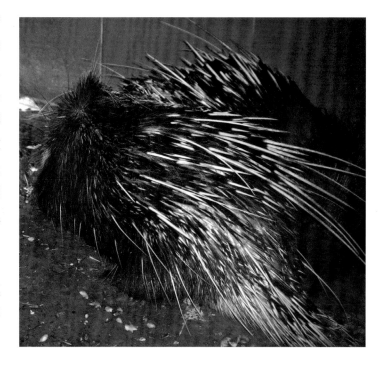

兔科 Leporidae

中型草食性哺乳动物，成体体长大于 350mm。上唇中央纵裂。耳狭长，前折时超过眼前线，耳基部呈管状。尾短小，但明显存在。后肢显著长于前肢，善于跳跃。

神农架可供药用的 1 属，1 种。

兔属 Lepus Linnaeus

兔科中体型最大的 1 属。有最长的耳和很长的后足。眶上突非常发达。

神农架可供药用的 1 种。

草兔 [C] **Lepus capensis** Linnaeus

耳长，耳尖黑色，向前折明显超过眼前线。尾较长。后肢长于前肢。冬毛长而蓬松，一般背部为沙黄色，带有黑色波纹，腹面白色；鼻部与额部黑色的毛尖较长，鼻部两侧、眼周、耳基部毛色浅；颈背毛浅棕色；臀部为沙灰色；腹部及后肢前侧均为白色。夏毛毛色略深，为淡棕色，在身体两侧的白色针毛较冬毛少得多。

分布于神农架各地，栖息于山坡林地、农田附近。常见。

肉补中益气，凉血解毒。皮活血通利，敛疮止带。血凉血，活血。骨清热解渴，平肝祛风。脑润肤疗疮。肝清肝明目。胆汁清热消肿。干燥粪便（望月砂）去翳明目，解毒杀虫。胎扶正固本，祛痰平喘。

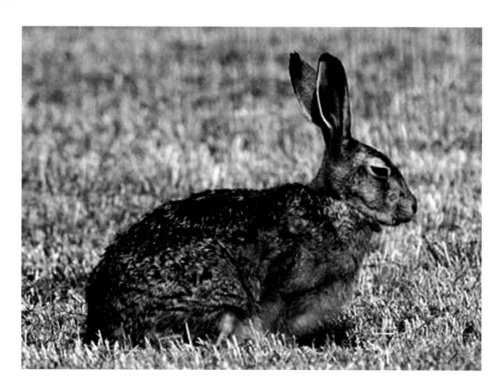

鼠兔科 Ochotonidae

小型草食性哺乳动物。头短。耳短圆。无尾或仅具尾的痕迹。四肢短小，后肢略长于前肢，前肢5指，后肢4趾，指（趾）端具长而弯曲的爪，营穴居生活。头骨背面低平，无眶后突；颧弓后端延伸成剑状突起，至听泡的前缘；听泡显著隆起；第1对上门齿前方具有1条深的纵沟，齿端切缘具缺刻。

神农架可供药用的1属，1种。

鼠兔属 Ochotona

本属特征见鼠兔科。

神农架可供药用的1种。

藏鼠兔 Ochotona thibetana (Milne-Edwards)

头部背面、吻呈棕色，头及颈侧呈淡棕褐色。耳椭圆形，耳外侧为暗褐色，内侧棕褐色，边缘具1条白色的窄边纹。背面毛色一般为暗褐色，体背后部色泽较深暗，体侧色泽则较淡。腹面为污灰色，染以黄色。颊及颈较污白。无尾。四肢短小，后肢稍长。足及掌背面为淡棕黄色，其腹面具褐色密毛。

分布于神农架海拔1500~3000m的亚高山针叶林地带、林缘草地及灌丛。常见。

干燥粪便祛瘀通经。

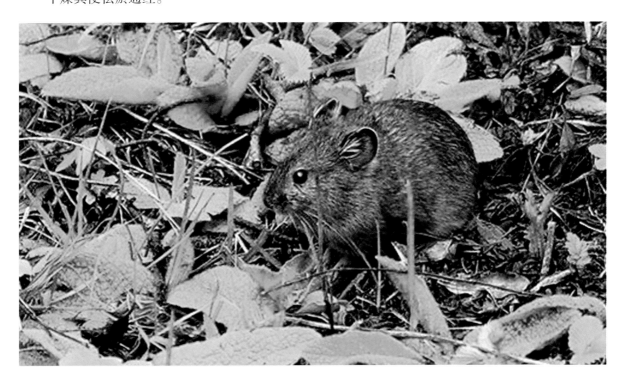

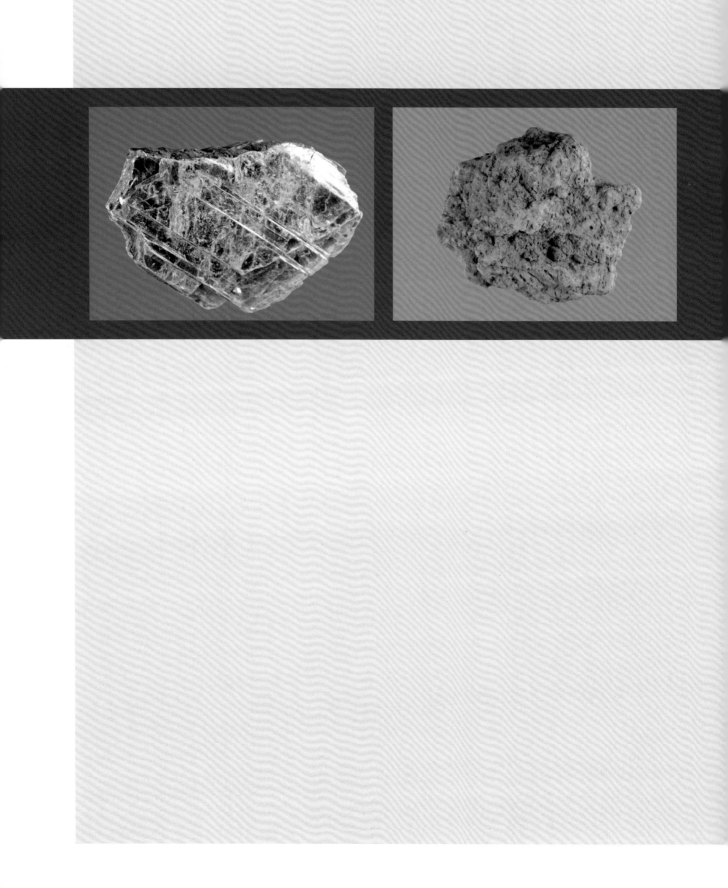

第三章

神农架药用矿物资源

1 钟乳石 Stalactite

本品为钟乳状集合体，略呈圆锥形或圆柱形。表面白色、灰白色或棕黄色，粗糙，凹凸不平。体重，质硬。断面较平整，白色至浅灰白色，在光下可见闪星状的亮光；近中心常有一圆孔，圆孔周围有多数浅橙黄色同心环层。无臭，味微咸。

分布于神农架各地洞穴中。常见。

结晶体（钟乳石）温肺，助阳，平喘，制酸，通乳；用于寒痰喘咳、阳虚冷喘、腰膝冷痛、胃痛泛酸、乳汁不通。

部分地区以滴乳石作鹅管石入药，称之为"钟乳鹅管石"。滴乳石粗如酒杯者称"钟乳石"，细如笔管者称"滴乳石"。

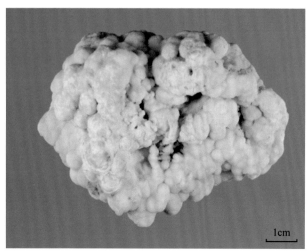 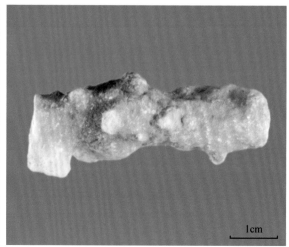

1cm 1cm

2 石灰岩 Limestone

本品经加热煅烧，可分生石灰和熟石灰。生石灰为不规则的块状物，白色或灰白色，不透明。质硬。粉末白色。易溶于酸，微溶于水。暴露在空气中吸收水分后，则逐渐风化而成熟石灰。熟石灰又名消石灰，为白色或灰白色粉末，偶见块状物。

分布于神农架各地。常见。

石灰岩燥湿，杀虫，止血，定痛，蚀恶肉。

3 黄铁矿 Pyrite

本品晶形多为立方体，集合体呈致密块状。表面亮淡黄色，有金属光泽；或黄棕色或棕褐色，无金属光泽。具条痕，绿黑色或棕红色。体重，质坚硬或稍脆，易砸碎。断面黄白色，有金属光泽；

或断面棕褐色，可见银白色亮星。

分布于神农架宋洛、大九湖等地。常见。

本品药用分自然铜和煅自然铜。晶体散瘀止痛，续筋接骨；用于跌扑肿痛、筋骨折伤。

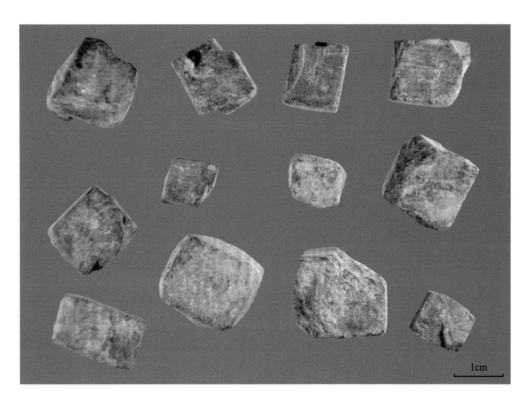

1cm

4　斑铜矿 Bornite

本品为粒状集合体，呈不规则块状。新鲜面古铜色，氧化面蓝紫色斑状锈色。不透明。金属光泽。其常夹有白色杂石，表面不平坦。体较重，质硬脆。气、味均无。以块大、古铜色斑纹多、无杂石者为佳。

分布于神农架各地。常见。

矿石（紫铜矿）镇心利肺，降气坠痰，接骨续筋；用于骨折筋伤。锻铜时打落的铜屑（赤铜屑）接骨散瘀；用于筋骨折伤、瘀血肿痛、外伤出血、烂弦风眼。铜器表面经二氧化碳或乙酸作用后生成的绿色锈衣（铜绿）退翳，去腐，敛疮，杀虫，吐风痰；外用于鼻息肉、眼睑糜烂、疮疡顽癣。

5　蓝铜矿 Azurite

本品晶体呈短柱状或板状，为单斜晶系。通常呈粒状、肾状、散射状、土状等块体或被覆在其他铜矿的表面，深蓝色。条痕为浅蓝色。光泽为玻璃状、金刚石状或土状。半透明至不透明。断口呈贝壳状，硬度 3.5~4，比重 3.7~3.9。性脆。

分布于神农架各地。常见。

矿石（扁青）祛痰，催吐，破积，明目。层状矿石（曾青）镇惊，明目，杀虫。球形或中空状矿石（空青）明目，去翳，利窍。

6 | 孔雀石 Malachite

本品为单斜晶系，晶体呈柱状或针状。通常多为钟乳状、肾状、放射状、丝状、壳皮状、致密状、土状、粒状等产出。如为巨大的肾状体，则具同心层构造。翠绿色、草绿色及暗绿色等。条痕为淡绿色。晶面有金刚光泽；纤维状者则显绢丝光泽。微透明至不透明。解理依轴面而完全。

分布于神农架各地。少见。

矿石可解毒，去腐，杀虫；外用于鼻息肉、眼睑糜烂、疮疡顽癣。

7 | 白云母 Muscovite

本品为单斜晶系。通常呈板状或块状，外观为六方形或菱形；偶有单体呈锥形柱状，柱面有明显的横条纹；也有双晶。通常呈密集的鳞片状块体产出。一般无色，但常带轻微的浅黄、浅绿或浅灰等色。条痕白色。玻璃光泽，解理面有珍珠光泽。透明至微透明。解理平行底面极完全。硬度2~3，比重 2.76~3.10。薄片具弹性及绝缘性能。主产于伟晶岩、花岗岩及云母片岩中。

分布于神农架各地。常见。

晶体（白云母）止血敛疮，纳气坠痰；用于虚喘、眩晕、惊悸、癫痫、寒疟、久痢、金创出血、痈疽疮毒。

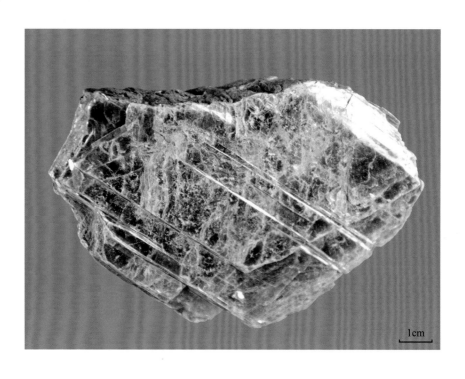

1cm

8 ┃ 玛瑙 Agate

　　本品为不规则的块状，大小不一。浅红色、橙红色至深红色，呈条带状或云雾状。透明至半透明。表面平滑或凹凸不平，具蜡样光泽。质硬而脆，易砸碎。断面略平滑。气无，味淡。

　　分布于神农架。少见。

　　矿石（玛瑙）清热解毒，除障明目；用于目生障翳、目睑赤烂。

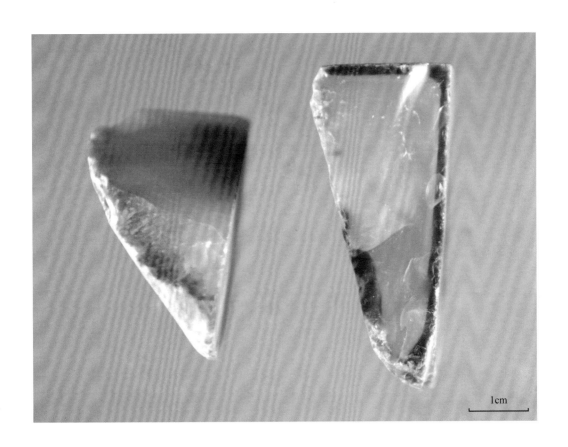

9 ┃ 泥土 Clay

　　本品可分为土块或地浆两种药用。土块为不规则的块状，大小不一。全体红褐色。表面有刀削痕。质较硬，但易砸碎，伴有粉末脱落。断面细软，色稍深，常有蜂窝状小孔。具烟熏气，味淡。以块大，红褐色，质细软者为佳。地浆为液体。淡黄色。微有土腥气，无味。

　　分布于神农架各地。常见。

　　土块（伏龙肝）温中燥湿，止呕止血。地浆清热解毒。

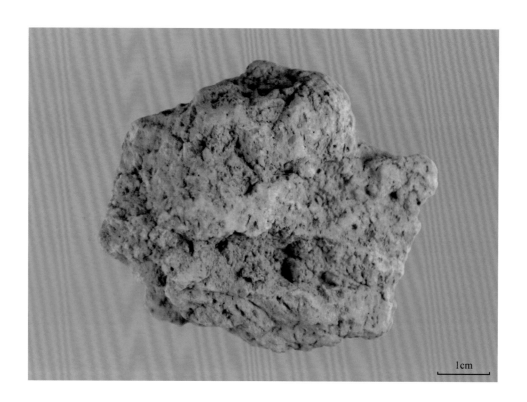

1cm

10 | 古脊椎动物化石 Vertebrate fossil

本品可分为骨骼化石和牙齿化石。骨骼化石可分为龙骨和五花龙骨入药。龙骨又称白龙骨，呈骨骼状或不规则块状。表面白色、灰白色或黄白色至淡棕色，多较平滑，有的具纵纹裂隙或具棕色条痕与斑点。质硬。砸碎后，断面不平坦，为白色或黄白色；或中空。关节处膨大，断面有蜂窝状小孔。吸湿力强。无臭，无味。以质硬，白色，吸湿力强者为佳。五花龙骨又称五色龙骨，呈圆筒状或不规则块状。直径 5~25 cm。淡灰白色、淡黄白色或淡黄棕色，夹有蓝灰色或红棕色深浅粗细不同的花纹，偶有不具花纹者。一般表面平滑；有时外层成片剥落，不平坦，有裂隙。质较酥脆。破碎后，断面粗糙，可见宽窄不一的同心环纹。吸湿力强，舐之吸舌。无臭，无味。以体较轻，质酥脆，分层，有花纹，吸湿力强者为佳。牙齿化石作为龙齿入药，呈完整的齿状或破碎成不规则的块状。主要为犬齿及臼齿。犬齿呈圆锥形。先端弯而尖，直径约3cm，近尖端处常中空。臼齿呈圆柱形或方柱形，一端较细，略弯曲，多有深浅不同的沟棱。表面牙白色、青灰色或暗棕色，粗糙或可见具光泽的珐琅质。质坚硬。断面不平坦，粗糙，有吸湿性。无臭，无味。

分布于神农架各地。少见。

骨骼化石（龙骨）镇惊安神，敛汗固精，止血涩肠，生肌敛疮；用于惊痫癫狂、怔忡健忘、失眠多梦、自汗盗汗、遗精淋浊、吐衄便血、崩漏带下、泻痢脱肛、溃疡久不收口。牙齿化石（龙齿）镇惊安神；用于癫痫、癫狂、心神不宁、劳神过度、失眠、多梦、神经衰弱、心悸等。

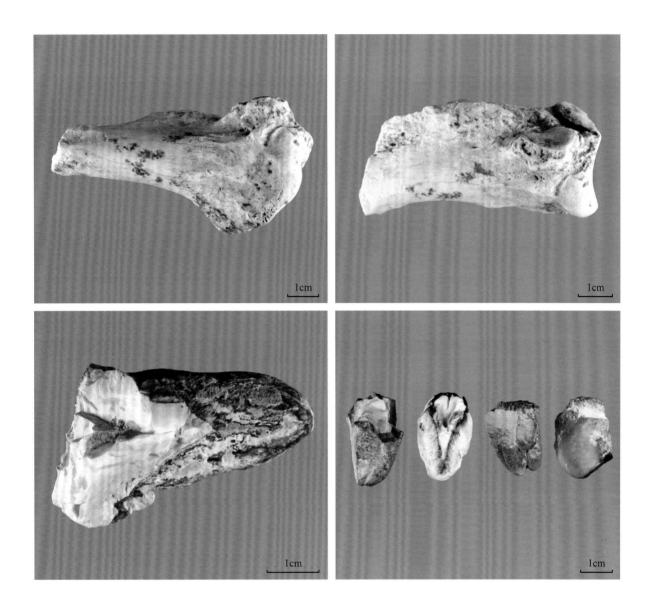

11　硫黄 Sulphur

　　本品呈不规则块状。黄色或略呈绿黄色。表面不平坦，呈脂肪光泽，常有多数小孔。用手握紧置于耳旁，可闻轻微的爆裂声。体轻，质松，易碎。断面常呈针状结晶形。有特异的臭气，味淡。

　　分布于神农架各地。常见。

　　自然元素类矿物硫族自然硫（硫黄）补火助阳通便，外用解毒杀虫疗疮；用于阳痿足冷、虚喘冷哮、虚寒便秘，外用于疥癣、秃疮、阴疽恶疮。

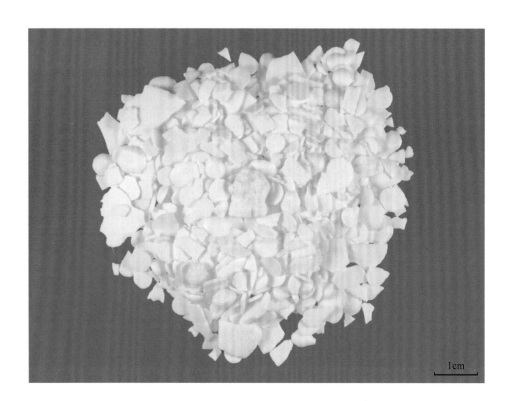

| 12 | **铁落** Iron filings from ore |

本品为不规则细碎屑。铁灰色或棕褐色。条痕铁灰色。不透明。体重，质坚硬。气微，味淡。分布于神农架各地。

铁屑（铁落）平肝镇惊；用于癫狂、热病谵妄、心悸、易惊善怒、疮疡肿毒。

| 13 | **方铅矿** Galenite |

本品晶体常为立方体或八面体。在自然界中通常为粒状集合体。铅灰色。条痕淡黑灰色。金属光泽。不透明。立方体解理完全。断口呈平坦之半贝壳状或参差状。

分布于神农架各地。常见。

方铅矿的矿石中提炼的金属（铅）镇逆，坠痰，杀虫，解毒；用于痰气壅逆、上盛下虚、气短喘急、噎膈反胃、瘿瘤、瘰疬、疔毒、恶疮。方铅矿的氧化物（密陀僧）消肿杀虫，收敛防腐；用于疮疡溃烂久不收敛、口疮、疥癣、狐臭、汗斑、酒渣鼻、烧烫伤、湿疹。

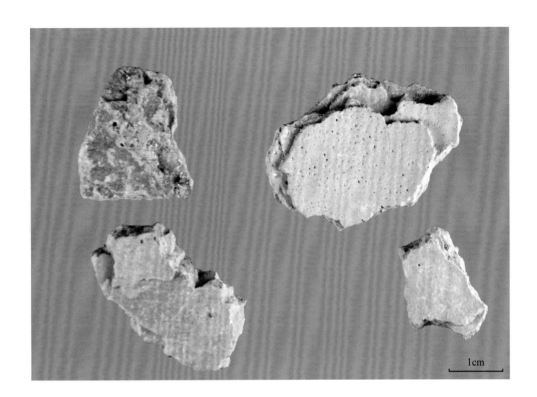

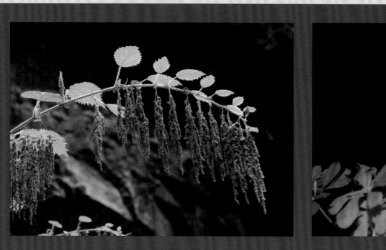
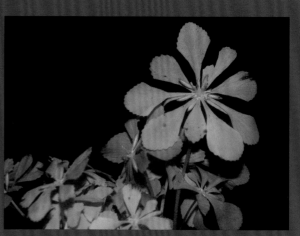

神农架药用动植物新种与新记录

第一节

神农架药用植物新种与新记录

第四次全国中药资源普查发现湖北省新记录科 1 个，新记录属 16 个和新记录种 52 个，详见表 1-1、表 1-2、表 1-3。

表 1-1　湖北省新记录科

编号	科名	分布	凭证号
1	星叶草科 Circaeasteraceae	南天门、板壁岩	zdg3698 zdg7322

表 1-2　湖北省新记录属

编号	科名	属名	分布	凭证号
1	铁角蕨科 Aspleniaceae	过山蕨属 Camptosorus	老君山至九冲	2012 年 7 月 28 穿越无人区时发现的，未采标本
2	星叶草科 Circaeasteraceae	星叶草属 Circaeaste	南天门、板壁岩	zdg3698 zdg7322
3	毛茛科 Ranunculaceae	美花草属 Callianthemum	板壁岩	zdg1498
4	十字花科 Cructferae	双果荠属 Megadenia	南天门	zdg7317
5		蚓果芥属 Neotorularia	老君山	zdg7039
6		大蒜芥属 Sisymbrium	红坪	130722008
7	野牡丹科 Melastomataceae	异药花属 Fordiophyton	下谷	zdg3171
8	蔷薇科 Rosaceae	羽叶花属 Acomastylis	南天门	130519023
9	五加科 Araliaceae	羽叶参属 Pentapanax	官门山	zdg7623
10	夹竹桃科 Apocynaceae	腰骨藤属 Ichnocarpus	峡口	zdg7934
11	唇形科 Lamiaceae	铃子香属 Chelonopsis	新华	zdg3513
12	茄科 Solanaceae	龙珠属 Tubocapsicum	新华、下谷	zdg3147 zdg3500
13	百合科 Liliaceae	顶冰花属 Gagea	猴子石	130430014
14		金线兰属 Anoectochilus	阴峪河	未采标本
15	兰科 Orchidaceae	叠鞘兰属 Chamaegastrodia	神农顶	zdg7506
16		筒距兰属 Tipularia	金猴岭	130723011

表1-3 湖北省新纪录种

编号	科名	属名	种名	分布	凭证号
1	铁角蕨科 Aspleniaceae	过山蕨属 *Camptosorus*	过山蕨 *C. sibiricus*	—	2012年7月28穿越无人区时发现的
2	叉蕨科 Aspidiaceae	肋毛蕨属 *Ctenitis*	梵净肋毛蕨 *C. wantsingshanica*	猴子石	zdg2028
3	剑蕨科 Loxogrammaceae	剑蕨属 *Loxogramme*	台湾剑蕨 *L. formosana*	阳日寨湾、麻湾	zdg4364
4	樟科 Lauraceae	木姜子属 *Litsea*	绒叶木姜子 *L. wilsonii*	下谷、新华（观音河）	zdg3231
5		润楠属 *Machilus*	灰岩润楠 *M. calcicola*	新华（观音河）	zdg6901
6	毛茛科 Ranunculaceae	侧金盏花属 *Adonis*	蜀侧金盏花 *A. sutchuenensis*	红石沟、观音洞	zdg6650
7		升麻属 *Cimicifuga*	短果升麻 *C. brachycarpa*	黄连架	zdg7788
8		美花草属 *Callianthemum*	太白美花草 *C. taipaicum*	板壁岩	zdg1498
9		唐松草属 *Thalictrum*	直梗高山唐松草 *T. alpinum* var. *elatum*	南天门	zdg7373
10	星叶草科 Circaeasteraceae	星叶草属 *Circaeaster*	星叶草 *C. agrestis*	南天门、板壁岩	zdg3698 zdg7322
11	罂粟科 Papaveraceae	紫堇属 *Corydalis*	小药八旦子 *C. caudata*	徐家庄	zdg4750
12	十字花科 Cructferae	双果荠属 *Megadenia*	双果荠 *M. pygmaea*	南天门	zdg7317
13		蚓果芥属 *Neotorularia*	蚓果芥 *N. humilis*	老君山	zdg7039
14	石竹科 Caryophyllaceae	孩儿参属 *Pseudostellaria*	蔓孩儿参 *P. davidii*	千家坪、坪阡	zdg6734
15	蓼科 Polygonaceae	蓼属 *Polygonum*	太平洋拳参 *P. pacificum*	大九湖	zdg6405
16		—	冰川蓼 *P. glaciale*	老君山	2012年7月26日穿越时发现的，未采标本
17	瑞香科 Thymelaeaceae	瑞香属 *Daphne*	小娃娃皮 *D. gracilis*	南天门	zdg7306

续表

编号	科名	属名	种名	分布	凭证号
18	野牡丹科 Melastomataceae	异药花属 Fordiophyton	异药花 F. faberi	下谷	zdg3171
19	虎耳草科 Saxifragaceae	金腰属 Chrysosplenium	秦岭金腰 C. biondianum	阳日（麻湾）、木鱼（官门山）	zdg6612
20			纤细金腰 C. giraldianum	南天门	zdg7338
21			舌叶金腰 C. glossophyllum	红坪（野马河）	zdg1769
22			峨眉金腰 C. hydrocotylifolium var. emeiense	阳日（萝卜屿）	zdg2600
23	蔷薇科 Rosaceae	羽叶花属 Acomastylis	羽叶花 A. elata	南天门	zdg7313
24		地榆属 Sanguisorba	虫莲 S. filiformis	大九湖	zdg3004
25			腺地榆 S. officinalis var. glandulosa	大九湖（坪堑）	zdg7775
26	豆科 Fabaceae	黄耆属 Astragalus	四川黄耆 A. sutchuenensis	小神农架	zdg6602
27	桦木科 Betulaceae	榛属 Corylus	毛榛 C. mandshurica	千家坪	zdg1483
28	葡萄科 Vitaceae	葡萄属 Vitis	华南美丽葡萄 V. bellula var. pubigera	阳日（武山湖）	130727003
29	槭树科 Aceraceae	枫属 Acer	庙台枫 A. miaotaiense	松柏（麻湾）	130521004
30	五加科 Araliaceae	楤木属 Aralia	披针叶楤木 A. stipulata	大龙潭、老君山	zdg2018
31		羽叶参属 Pentapanax	锈毛羽叶参 P. henryi	官门山	zdg7623
32		楤木属 Aralia	披针叶楤木 A. stipulata	小龙潭、老君山	zdg3322 zdg3651 zdg2018
33	伞形科 Apiaceae	柴胡属 Bupleurum	贵州柴胡 B. kweichowense	冲坪至老君山	zdg7020
34	紫金牛科 Myrsinaceae	酸藤子属 Embelia	瘤皮孔酸藤子 E. scandens	下谷（石磨）	zdg3173
35	夹竹桃科 Apocynaceae	腰骨藤属 Ichnocarpus	腰骨藤 I. frutescens	兴山龙门河	zdg5834

续表

编号	科名	属名	种名	分布	凭证号
36	报春花科 Primulaceae	点地梅属 Androsace	东北点地梅 A. filiformis	大龙潭观音洞	—
37		报春花属 Primula	梵净报春 P. fangingensis	九冲至摩天岭	zdg4258
38	川续断科 Dipsacaceae	续断属 Dipsacus	天目续断 D. tianmuensis	猴子石至下谷	zdg7476
39	菊科 Asteraceae	菊属 Chrysanthemum	小山菊 C. oreastrum	神农谷	zdg7797
40	唇形科 Lamiaceae	铃子香属 Chelonopsis	小叶铃子香 C. giraldi	新华	zdg3513
41		薄荷属 Mentha	东北薄荷 M. sachalinensis	大九湖	zdg3635
42		鼠尾草属 Salvia	黄鼠狼花 S. tricuspis	阳日	zdg2639
43	茄科 Solanaceae	龙珠属 Tubocapsicum	龙珠 T. anomalum	新华、下谷	zdg3147 zdg3500
44	鸭跖草科 Commelinaceae	杜若属 Pollia	小杜若 P. miranda	下谷	zdg3137
45	百合科 Liliaceae	顶冰花属 Gagea	顶冰花 G. nakaiana	板壁岩	130430014
46		蜘蛛抱蛋属 Aspidistra	凤凰蜘蛛抱蛋 A. fenghuangensis	九冲	zdg4168
47	天南星科 Araceae	天南星属 Arisaema	长耳南星 A. auriculatum	板壁岩	13052007
48	兰科 Orchidaceae	金线兰属 Anoectochilus	金线兰 A. roxburghii	阴峪河	未采标本
49		叠鞘兰属 Chamaegastrodia	川滇叠鞘兰 C. inverta	神农顶	zdg7506
50		对叶兰属 Neottia	花叶对叶兰 N. puberula var. maculata	金猴岭	2008年6月 4日发现, 未采标本
51		筒距兰属 Tipularia	筒距兰 T. szechuanica	金猴岭	130723011
52	莎草科 Cyperaceae	薹草属 Carex	大针薹草 C. uda	大九湖	zdg6411

　　在普查开展期间，我们组织了中国科学院昆明植物研究所、国家中医药管理局、中科院植物研究所等科研院所的分类学家，如：中国科学院院士洪德元先生、李振宇先生等，并由他们组成专家组对神农架的多个与中药药用有关的疑似新种进行了鉴定，初步认可了 1 个新属，13 个新种，截至目前已发表新属 1 个，新种 4 个，待发表 9 个，详见表 1–4。

表 1–4　新分类群的采集和发现

编号	中文名	拉丁学名	凭证号	标本馆	备注
1	征镒麻属	*Zhengyia*	zdg2593	中国科学院昆明植物研究所标本馆（KUN）	新属，已发表
2	征镒麻	*Zhengyia shennongensis*	zdg2593	中国科学院昆明植物研究所标本馆（KUN）	新种，已发表
3	神农架升麻	*Cimicifuga shennongjiaensis*	zdg7788	—	新种，已发表
4	孙航通泉草	*Mazus sunhangjia*	zdg4142 zdg4600 130404011	中国科学院昆明植物研究所标本馆（KUN）	新种，已发表
5	鄂西商陆	*Phytolacca exiensis*	130722001 130726029 130726042	中国科学院昆明植物研究所标本馆（KUN）	新种，已发表
6	神农架碎米荠	—	zdg1962 130405002	中国科学院昆明植物研究所标本馆（KUN）	经专家审定确认的新种，待发表
7	神农架虎耳草	—	zdg1918	中国科学院昆明植物研究所标本馆（KUN）	经专家审定确认的新种，待发表
8	神农架小木通	—	zdg4250 zdg4290	中国科学院昆明植物研究所标本馆（KUN）	经专家审定确认的新种，待发表
9	石生瑞香	—	130410028 zdg4638 zdg4748	中国科学院昆明植物研究所标本馆（KUN）	经专家审定确认的新种，待发表
10	神农架黄耆	—	130726014	中国科学院昆明植物研究所标本馆（KUN）	经专家审定确认的新种，待发表
11	神农架棘豆	—	13061525	中国科学院昆明植物研究所标本馆（KUN）	经专家审定确认的新种，待发表
12	晚开报春	—	zdg6773 zdg7028 13061516 13061517	中国科学院昆明植物研究所标本馆（KUN）	疑似新种，待专家审定确认后发表
13	长寿报春	—	zdg1491 zdg1502	中国科学院昆明植物研究所标本馆（KUN）	疑似新种，待专家审定确认后发表
14	神农架大戟	—	13052006 13061514	中国科学院昆明植物研究所标本馆（KUN）	经专家审定确认的新种，待发表

神农架药用动物新记录

1985~1987 年，在湖北省人民政府的领导下，省经委组织湖北省中药材公司、湖北中医学院、中国科学院武汉植物研究所、神农架林区药品检验所等单位对神农架林区中药资源进行普查，詹亚华教授、石世贵所长等总结了调查结果，出版了《中国神农架中药资源》，记载了神农架药用动物210 种，含 80 亚种，1 杂种。其中环节动物 2 科，3 属，3 种；软体动物 3 科，4 属，4 种；节肢动物 39 科，43 属，41 种，3 亚种；脊索动物中的鱼类 10 科，32 属，34 种，4 亚种；两栖动物 5 科，5 属，7 种，1 亚种；爬行动物 7 科，9 属，8 种，1 亚种；鸟类 20 科，32 属，11 种，37 亚种；哺乳动物 23 科，43 属，22 种，34 亚种，1 杂种。

在此之后，有关单位和学者多次对神农架动物资源进行调查研究，特别是神农架国家级自然保护区管理局对自然保护区的动物资源本底进行了详细的调查。经整理，神农架药用动物资源物种数有了很大的增加，并发现了一些新分布。

神农架药用动物共 369 种，隶属于 55 目，143 科。较前次中药资源普查记录的神农架药用动物 130 种，增加了 239 种。

神农架药用动物 369 种中，无脊椎动物 84 种，隶属于 21 目，58 科。其中环节动物 2 目，3 科，3 种；软体动物 2 目，3 科，4 种；节肢动物 17 目，53 科，77 种。

神农架药用脊椎动物 286 种，隶属于 34 目，78 科，其中家禽、家畜及人工驯养繁殖的 11 种。

哺乳纲 64 种，隶属于 9 目，21 科，其中家畜及人工的野生动物共 7 种，较前次神农架中药资源普查记录新增甘肃鼹、长吻鼹、马铁菊头蝠、普通长翼蝠、东方蝙蝠、东亚伏翼、香鼬、鼬獾、云豹、赤腹松鼠、红颊长吻松鼠、小泡巨鼠、屋顶鼠、中华鼢鼠 14 种，属 2 目，5 科。

鸟纲 132 种，隶属于 17 目，37 科，其中家禽 4 种，较前次神农架中药资源普查记录新增普通鸬鹚、大白鹭、中白鹭、牛背鹭、池鹭、苍鹭、草鹭、绿鹭、夜鹭、黄苇鳽、紫背苇鳽、大麻鳽、黑鹳、白琵鹭、豆雁、鸳鸯、赤麻鸭、绿头鸭、斑嘴鸭、罗纹鸭、绿翅鸭、秃鹫、白尾鹞、鹊鹞、雀鹰、松雀鹰、凤头鹰、苍鹰、普通鵟、大鵟、毛脚鵟、乌雕、白腹隼雕、灰胸竹鸡、黄脚三趾鹑、灰鹤、普通秧鸡、黑水鸡、白腰草鹬、红翅绿鸠、火斑鸠、噪鹃、褐翅鸦鹃、小鸦鹃、东方草鸮、黄嘴角鸮、领角鸮、领鸺鹠、纵纹腹小鸮、长耳鸮、短耳鸮、灰林鸮、普通夜鹰、白腰雨燕、斑鱼狗、冠鱼狗、蓝翡翠、蚁䴕、星头啄木鸟、赤胸啄木鸟、棕腹啄木鸟、大斑啄木鸟、云雀、毛脚燕、崖沙燕、白鹡鸰、松鸦、星鸦、小嘴乌鸦、鹪鹩、鹊鸲、北红尾鸲、紫啸鸫、虎斑地鸫、白腹鸫、灰头鸫、赤颈鸫、斑鸫、红胁绣眼鸟、暗绿绣眼鸟、大山雀、普通䴓、金翅雀、锡嘴雀、黑尾蜡嘴雀、黑头蜡尾雀和黄胸鹀 87 种，属 15 目，30 科。

爬行纲 37 种，隶属于 2 目，9 科，较前次神农架中药资源普查记录新增草绿龙蜥、白条草蜥、南草蜥、北草蜥、蓝尾石龙子、中国石龙子、宁波滑蜥、滑鼠蛇、斜鳞蛇、翠青蛇、黄链蛇、双全白环蛇、黑背白环蛇、紫灰锦蛇、玉斑锦蛇、王锦蛇、黑眉锦蛇、棕黑锦蛇、双斑锦蛇、锈链腹链蛇、颈槽蛇、华游蛇、丽纹蛇、舟山眼镜蛇、白头蝰、尖吻蝮、短尾蝮、菜花原矛头蝮和竹叶青蛇29种，属2目，5科。

两栖纲14种，隶属于2目，6科，较前次神农架中药资源普查记录新增黑眶蟾蜍、泽陆蛙、虎纹蛙、棘腹蛙、棘胸蛙、合征姬蛙和饰纹姬蛙6种，属1目，3科。

鱼纲37种，隶属于4目，10科，与前次神农架中药资源普查记录相同。

主要参考文献

[1] 全国人民代表大会常务委员会办公厅. 中华人民共和国中医药法 [M]. 北京 : 中国民主法制出版社，2017.

[2] 国家药典委员会. 中华人民共和国药典 [M]. 2015 年版. 一部. 北京 : 中国医药科技出版社，2015.

[3] 中国科学院《中国植物志》编辑委员会. 中国植物志 [M]. 北京 : 科学出版社，1959–2004.

[4] 中国科学院《中国动物志》编辑委员会. 中国动物志 [M]. 北京 : 科学出版社，1978–2015.

[5] 国家中医药管理局《中华本草》编委会. 中华本草 [M]. 上海 : 上海科学技术出版社，1999.

[6] 艾铁民. 中国药用植物志 : 第一卷至第十三卷 [M]. 北京 : 北京大学医学出版社，2014.

[7] 《中国药用动物志》协作组. 中国药用动物志 [M]. 天津 : 天津科学技术出版社，1979–1983.

[8] 黄璐琦，陆建伟，郭兰萍，等. 第四次全国中药资源普查方案设计与实施 [J]. 中国中药杂志，2013，38 (5) : 625–628.

[9] 黄璐琦，金世元，张伯礼. 中药材信息监测与技术服务手册 [M]. 北京 : 中国中医药出版社，2015.

[10] 黄璐琦，肖培根，王永炎. 中国珍稀濒危药用植物资源调查 [M]. 上海 : 上海科学技术出版社，2012.

[11] 黄璐琦，郭兰萍. 中药资源生态学研究 [M]. 上海 : 上海科学技术出版社，2007.

[12] 国家中医药管理局中药资源普查试点办公室. 采摘健康，护佑百姓得安康 [M]. 福州 : 福建科学技术出版社，2015.

[13] 詹亚华. 中国神农架中药资源 [M]. 武汉 : 湖北科学技术出版社，1994.

[14] 郑重，詹亚华. 中国神农架 [M]. 武汉 : 湖北科学技术出版社，1997.

[15] 中国科学院武汉植物研究所. 神农架植物 [M]. 武汉 : 湖北人民出版社，1980.

[16] 中国科学院神农架真菌地衣考察队. 神农架真菌与地衣 [M]. 北京 : 世界图书出版公司，1989.

[17] 朱兆泉，宋朝枢. 神农架自然保护区科学考察集 [M]. 北京 : 中国林业出版社，1999.

[18] 湖北省神农架林区地方志编纂委员会. 神农架志 [M]. 武汉 : 湖北科学技术出版社，1996.

[19] 汪小凡. 神农架常见植物图谱 [M]. 北京 : 高等教育出版社，2015.

[20] 李晓东，李建强，刘宏涛，等. 神农架常见植物图谱 [M]. 武汉 : 华中科技大学出版社，2014.

[21] 王国强. 全国中草药汇编 [M]. 3 版. 北京 : 人民卫生出版社，2014.

[22] 李军德，黄璐琦，李春义. 中国药用动物原色图典 [M]. 福州 : 福建科学技术出版社，2014.

[23] 中国科学院植物研究所. 中国珍稀濒危植物 [M]. 上海 : 上海教育出版社，1989.

[24] 张恩迪，郑汉臣. 中国濒危野生药用动植物资源的保护 [M]. 上海 : 第二军医大学出版社，2000.

[25] 胡世林. 中国地道药材论丛 [M]. 北京 : 中国古籍出版社，1997.

[26] 胡世林 . 中国道地药材 [M]. 哈尔滨 : 黑龙江科学技术出版社 , 1989.

[27] WILSON D E, REEDER D M. Mammal Species of the World [M]. 3nd ed. Washington: Smithsonian Instilution Press, 2005.

[28] 王玉兵 , 梁宏伟 , 陈发菊 , 等 . 湖北省珍稀濒危植物 [M]. 北京 : 科学出版社 , 2017.

[29] 郑重 . 湖北植物大全 [M]. 武汉 : 武汉大学出版社 , 1993.

[30] 傅书遐 . 湖北植物志 [M]. 武汉 : 湖北科学技术出版社 , 2002.

[31] 薛慕光 , 王克勤 . 湖北省常用动物药 [M]. 武汉 : 华中师范大学出版社 , 1991.

[32] 葛继稳 , 吴金清 , 朱兆泉 , 等 . 湖北省珍稀濒危植物现状及其就地保护 [J]. 生物多样性 , 1998, 6 (3): 220–228.

[33] 彭镇华 . 中国长江三峡植物大全 [M]. 北京 : 科学出版社 , 2005.

[34] 陈吉炎 , 徐汉军 , 徐自量 , 等 . 中国武当中草药志 : 第一卷 [M]. 武汉 : 湖北科学技术出版社 , 2009.

[35] 李平 , 万定荣 , 邓旻 . 中国五峰特色常见药用植物 [M]. 武汉 : 湖北科学技术出版社 , 2014.

[36] 甘啟良 . 湖北竹溪中药资源志 [M]. 武汉 : 湖北科学技术出版社 , 2017.

[37] 田万安 . 房县中药志 [M]. 武汉 : 湖北科学技术出版社 , 2017.

[38] 甘啟良 . 竹溪植物志 [M]. 武汉 : 湖北科学技术出版社 , 2005.

[39] 甘啟良 . 竹溪植物志补编 [M]. 武汉 : 湖北科学技术出版社 , 2010.

[40] 方志先 , 赵晖 , 赵敬华 . 土家族药物志 [M]. 北京 : 中国医药科技出版社 , 2006.

[41] 郑重 . 绿色之音 [M]. 香港 : 天马出版有限公司 , 2006.

[42] 周荣汉 . 中药资源学 [M]. 北京 : 中国医药科技出版社 , 1993.

[43] 王文全 . 中药资源学 [M]. 北京 : 中国中医药出版社 , 2012.

[44] 王文全 , 沈连生 . 中药资源学 [M]. 北京 : 学苑出版社 , 2004.

[45] 周秀佳 , 徐宏发 , 顺庆生 . 中药资源学 [M]. 上海 : 上海科学技术文献出版社 , 2007.

[46] 詹亚华 , 刘合刚 , 黄必胜 . 药用植物学 [M]. 3 版 . 北京 : 中国医药科技出版社 , 2016.

[47] 张小波 , 李大宁 , 郭兰萍 , 等 . 关于建立中药资源动态监测机制的探讨 [J]. 中国中药杂志 , 2013, 38 (19) : 10–12.

[48] 詹亚华 , 谈献和 , 黄必胜 . 医药拉丁语 [M]. 4 版 . 北京 : 中国医药科技出版社 , 2016.

[49] 魏景超 . 真菌鉴定手册 [M]. 上海 : 上海科学技术出版社 , 1979.

[50] 湖北省中药资源普查办公室 , 湖北省中药材公司 . 湖北中药资源名录 [M]. 北京 : 科学出版社 , 1990.

[51] 戴芳澜 . 中国真菌总汇 [M]. 北京 : 科学出版社 , 1979.

[52] 邓叔群 . 中国的真菌 [M]. 北京 : 科学出版社 , 1963.

[53] 戴玉成 , 图力古尔 , 崔宝凯 , 等 . 中国药用真菌图志 [M]. 哈尔滨 : 东北林业大学出版社 , 2013.

[54] 黎尚豪，毕列爵．中国淡水藻志：第五卷 [M]．北京：科学出版社．1998．

[55] WU Z Y, RAVEN P H, HONG D Y, et al. Flora of China [M]. Beijing: Science Press; St. Louis: Missouri Botanical Garden Press, 1989–2013.

[56] 傅立国，陈潭清，朗楷永，等．中国高等植物：第 3 卷 [M]．青岛：青岛出版社，2000．

[57] 中国药材公司．中国中药资源志要 [M]．北京：科学出版社，1994．

[58] 贾敏如，李星炜．中国民族药志要 [M]．北京：中国医药科技出版社，2005．

[59] 王发祥，梁慧波．中国苏铁 [M]．广州：广东科技出版社，1996．

[60] 湖北省中药材公司，湖北省中药资源普查办公室．湖北中药资源 [M]．北京：中国医药科技出版社，1989．

[61] 中华人民共和国国务院环境保护委员会．珍稀濒危保护植物名录 [R]．1984．

[62] 国家医药管理局．国家重点保护野生药材物种名录 [R]．1987

[63] 国家林业局和农业部．国家重点保护野生植物名录（第一批）[R]．1999．

[64] 中华人民共和国生态环境部，中国科学院．中国生物多样性红色名录——高等植物卷 [R]．2013．

[65] CHEN Y S. A New Species and a New Combination in *Parasenecio* (Asteraceae) [J]. Annales Botanici Fennici, 2012, 48 (2) :166–168.

[66] DENG T, KIM C, ZHANG D G, et al. *Zhengyia shennongensis*: A new bulbiliferous genus and species of the nettle family (Urticaceae) from central China exhibiting parallel evolution of the bulbil trait [J]. Taxon, 2013, 62 (1) : 89–99.

[67] DENG T, ZHANG X S, KIM C, et al. *Mazus sunhangii* (Mazaceae), a New Species Discovered in Central China Appears to Be Highly Endangered [J]. Plos One, 2016, 11 (10) : e0163581.

[68] LI W P, ZHANG Z G. *Aster shennongjiaensis* (Asteraceae), a new species from central China [J]. Botanical Bulletin of Academia Sinica, 2004, 45 (1) : 95–99.

[69] LI X D, LI J Q, ZAN Y. A New Species of *Triaenophora* (Scrophulariaceae) from China [J]. Novon, 2005, 15 (4) : 559–561.

[70] MU X, XIA X, ZHAO L, et al. *Celastrus obovatifoliu*s sp. nov. (Celastraceae) from China [J]. Nordic Journal of Botany, 2012, 30 (1) : 53–57.

[71] GAO Q, YANG Q E. *Aconitum shennongjiaense* (Ranunculaceae), a new species from Hubei, China [J]. Botanical Studies, 2009, 50 (2) : 251–259.

[72] SPONGBERG S A, SCHMIDT E B. Journal of the Arnold Arboretum: Vol 64 [M]. Kansas: Allen Press, 1983:1–99

[73] SARGENT C S. Plantae Wilsonianae: Vol 3 [M]. Gambridge: The University Press. 1917:1–671.

[74] WANG Q, GADAGKAR S R, DENG H P, et al. *Impatiens shennongensis* (Balsaminaceae): A new species from Hubei, China[J]. Phytotaxa, 2016, 244 (1) : 96.

[75] XIE D, QIAN D, ZHANG M H, et al. *Phytolacca exiensis*, a new species of Phytolaccaceae from west of Hubei Province, China [J]. Phytotaxa, 2017, 331 (2) : 224.

[76] ZHANG L, ZHU Z M, GAO X F. *Polystichum hubeiense* (Dryopteridaceae), a new fern species from Hubei, China [J]. Annales Botanici Fennici, 2013, 50 (50) :107–110.

[77] ZHANG Y J, LI J Q. A New Species of *Epimedium* (Berberidaceae) from Hubei, China [J]. Novon, 2009, 19 (4) : 567–569.

[78] 蔡光先 . 湖南药物志 [M]. 湖南：湖南科学技术出版社 . 2004.

[79] 陈志秀，李振卿 . 罗汉松一新变种 [J]. 植物研究，1989, 9 (3) : 69.

[80] 樊大勇，高贤明，杨永，等 . 神农架世界自然遗产地种子植物科属的古老性 [J]. 植物科学学报，2017, 35 (6) : 835–843.

[81] 樊大勇，高贤明，杜彦君，等 . 神农架世界自然遗产地落叶木本植物多样性及其代表性 [J]. 生物多样性，2017, 25 (5) : 498–503.

[82] 孔宪需，王培善 . 中国贯众属的新资料 [J]. 应用与环境生物学报，1997, 3 (1) : 23–24.

[83] 林有润 . 中国蒿属植物新资料 (一) [J]. 植物研究，1984, 2 (2) : 1–19.

[84] 刘群，谢丹，陈庸新，等 . 湖北十字花科 3 新记录属 [J]. 西北植物学报，2017, 37 (8) :1672–1676.

[85] 裴颜龙，洪德元 . 卵叶牡丹——芍药属一新种 [J]. 植物分类学报，1995, 33 (1) : 91–93.

[86] 沈泽昊，赵子恩 . 湖北无心菜属 (石竹科) 一新种——神农架无心菜 [J]. 植物分类学报，2005, 1 (1): 73–75.

[87] 任全进，于金平，张广伦 . 诸葛菜资源的综合利用 [J]. 中国野生植物资源，1998 (2) : 26–27.

[88] 孙煜铮 . 普通凤丫蕨化学成分研究 [D]. 安徽中医药大学，2013.

[89] 吴玉，潘茵香，段晓云，等 . 湖北植物新记录 8 种 [J]. 云南农业大学学报：自然科学，2017, 32(4): 727–730.

[90] 吴征镒，庄璇 . 紫堇属一新组——南黄堇组 [J]. 云南植物研究，1990 (3) : 279–286.

[91] 谢丹，张成，张梦华，等 . 湖北单子叶植物新记录 [J]. 西北植物学报，2017, 37 (4) : 815–819.

[92] 谢丹，吴名鹤，张博，等 . 湖北蕨类植物一新记录属及七新记录种 [J/OL]. 广西植物：2017b, 1–7. http://kns.cnki.net/kcms/detail/45.1134.Q.20171129. 1045. 040. html.

[93] 谢丹，吴玉，肖佳伟，等 . 湖北药用植物新记录 [J]. 中国中药杂志，2017, 42 (22) : 4436–4440.

[94] 谢宗万 . 全国中草药汇编彩色图谱 [M]. 北京：人民卫生出版社 . 1996.

[95] 谢宗强，申国珍，周友兵，等 . 神农架世界自然遗产地的全球突出普遍价值及其保护 [J]. 生物多样性，2017, 25 (5) : 490–497.

[96] 杨青松，丹晓峰，黄涛，等．滇西北风毛菊属的药用民族植物学研究 [J]. 湖北农业科学，2013，52(19): 4713–4716.

[97] 杨敬元，杨开华，廖明尧，等．星叶草科——湖北被子植物一新记录科 [J]. 氨基酸和生物资源，2013, 35 (1) : 25–27.

[98] 周友兵，余小林，吴楠，等．神农架世界自然遗产地动物模式标本名录 [J]. 生物多样性，2017, 25 (5) : 513–517.

[99] 俞德浚，陆玲娣，谷粹芝，等．中国蔷薇科植物分类之研究（五）[J]. 植物分类学报，1985: 23 (3) : 209–215.

[100] 张渝华．阴山茅属的研究 [J]. 植物研究，1996 (4) : 445–454.

[101] 李隆术，朱文炳．储藏物昆虫学 [M]. 重庆：重庆出版社，2009.

[102] 赵养昌．中国仓库害虫 [M]. 北京：科学出版社，1966.

[103] 郑乐怡，归鸿．昆虫分类 [M]. 南京：南京师范大学出版社，1999.

[104] 王殿轩，白旭光，周玉香，等．中国储粮昆虫图鉴 [M]. 北京：中国农业科学技术出版社，2008.

[105] O. W. 理查兹，R. G. 戴维斯．依姆斯昆虫学纲要 [M]. 管致和，常玉珍，译．北京：科学出版社.1982.

[106] 孙华藻．昆虫数码管理系统 [M]. 株洲：中南林学院科学研究处，1988.

[107] 中国科学院动物研究所．中国经济昆虫志 [M]. 北京：科学出版社.1959–1997.

[108] 袁锋，张雅林，冯纪年，等．昆虫分类学：第二版 [M]. 北京：中国农业出版社.2006.

[109] 杨大荣．中国重要药用昆虫 [M]. 郑州：河南科学技术出版社.2015.

[110] 成庆泰，郑葆珊．中国鱼类系统检索 [M]. 北京：科学出版社，1987.

[111] 李明德．鱼类分类学 [M]. 2 版．北京：海洋出版社，2011.

[112] 杨干荣．湖北鱼类志 [M]. 武汉：湖北科学技术出版社，1987.

[113] 杨干荣，谢从新，熊邦喜，等．神农架鱼类资源及其发展渔业途径 [J]. 淡水渔业，1983 (1) : 27–30.

[114] 朱松泉．中国淡水鱼类检索 [M]. 南京：江苏科学技术出版社，1995.

[115] 费梁，叶昌媛，江建平．中国两栖动物及其分布彩色图鉴 [M]. 成都：四川科学技术出版社，2012.

[116] 赵尔宓．中国蛇类 [M]. 合肥：安徽科学技术出版社，2006.

[117] 中国野生动物保护协会．中国爬行动物图鉴 [M]. 郑州：河南科学技术出版社，2002.

[118] 赵正阶，中国鸟类志 [M]. 长春：吉林科学技术出版社，2001.

[119] 郑光美，中国鸟类分类与分布名录 [M]. 2 版．北京：科学出版社，2011.

[120] 郑作新．中国鸟类系统检索 [M]. 3 版．北京：科学出版社，2002.

[121] SMITH A T, 解焱．中国兽类野外手册 [M]. 长沙：湖南教育出版社，2009.

[122] 蒋志刚，马勇，吴毅，等．中国哺乳动物多样性及地理分布 [M]. 北京：科学出版社，2015.

[123] 廖明尧．神农架地区自然资源综合调查报告 [M]. 北京：中国林业出版社，2015.

[124] 高士贤, 戴定远, 范勤德, 等. 常见药用动物 [M]. 上海：上海科学技术出版社, 1984.

[125] 陈振昆, 黄传贵, 丁光. 药用动物与动物药 [M]. 云南：云南科技出版社, 1999.

[126] 李军德, 黄璐琦, 曲晓波. 中国药用动物志 [M]. 2 版. 福州：福建科学技术出版社, 2013.

[127] 宋志顺. 中国蜈蚣目的分类研究 [D]. 保定：河北大学, 2004.

[128] 张春光, 赵亚辉. 中国内陆鱼类物种与分布 [M]. 北京：科学出版社, 2016.

[129] 朱兆泉, 胡振林, 贺德贵. 神农架自然保护区两栖爬行动物初步调查 [J]. 动物学杂志, 1991, 26 (5)：48–49.

[130] 杨其仁, 戴忠心, 孙刚, 等. 神农架林区小型兽类的研究 I 兽类区系 [J]. 华中师范大学学报：自然科学版, 1988 (1)：68–73.

[131] 张杨. 我国药用矿产资源开发利用中的问题及对策研究 [J]. 资源与产业, 2008, 10 (6)：72–75.

[132] 康廷国. 中药鉴定学 [M]. 北京：中国中医药出版社, 2007.

[133] 周灵君, 张丽, 丁安伟. 江苏省矿物药使用现状和建议 [J]. 中国药房, 2011, 22 (23)：2206–2208.

[134] 李文光. 药用矿物的研究及开发工作值得重视 [J]. 化工矿产地质, 1999 (4)：245–248.

[135] 谢崇源, 林吕何, 榻瑞生, 等. 广西矿物药调查报告 [J]. 广西中医药, 1982, 6 (6)：36–38.

[136] 白学让, 刘养杰. 陕西省药用矿物资源 [J]. 西北大学学报：自然科学版, 1989 (2)：120–123.

[137] 杨松年, 王盛. 药用矿物的地质产状、性质、研究与展望 [J]. 地质与勘探, 1990, 26 (2)：27–33.

[138] 周天驹. 河南省原生药用矿物资源及其开利用 [J]. 河南大学学报：自然科学版, 1992, 22 (4)：83–90.

[139] 韩军青, 马志正. 山西省药用矿物资源及其开发利用 [J]. 山西师范大学学报：自然科学版, 1995, 9 (1)：44–50.

[140] 朱大岗, 姜羡华. 药用矿物的研究与应用 [J]. 地质力学学报, 1994: 147–158.

[141] 钟启宝. 江苏药用矿物资源初探 [J]. 江苏地质, 1996, 20 (3)：177–180.

[142] 曹成, 王合印, 曹辉东, 等. 河北省药用矿物资源概况及其初步研究 [J]. 石家庄经济学院学报, 2017, 40 (1)：187–191.

[143] 张雅聪, 李成义, 张馨元. 甘肃省矿物药资源调查 [J]. 甘肃中医, 2003, 16 (5)：59–61.

[144] 李宪洲, 杨贺亭, 刘丽华, 等. 开展长白山地区天然矿物药科学评价的意义 [J]. 世界地质, 2004, 23 (3)：306–308.

[145] 刘圣金, 吴啟南, 段金廒, 等. 江苏省矿物药资源的生产应用历史及现状调查分析与发展建议 [J]. 中国现代中药, 2015, 17 (9)：878–884.

[146] 王嘉荫. 本草纲目的矿物史料 [M]. 北京：科学出版社, 1957.

[147] 孙静均, 李舜贤. 中国矿物药研究 [M]. 济南：山东科学技术出版社, 1992.

附录一　神农架土家族药物名录

科名	种名	拉丁学名
石杉科	蛇足石杉	*Huperzia serrata* (Thunb. ex Murray) Trev.
石松科	中华石杉	*Huperzia chinensis* (Herter ex Nessel) Ching
石松科	小石松	*Lycopodiella inundata* (L.) Holub
石松科	多穗石松	*Lycopodium annotinum* Linn.
石松科	石松	*Lycopodium japonicum* Thunb. ex Murray
石松科	玉柏	*Lycopodium obscurum* Linn.
卷柏科	薄叶卷柏	*Selaginella delicatula* (Desv.) Alston
卷柏科	兖州卷柏	*Selaginella involvens* (Sw.) Spring
卷柏科	江南卷柏	*Selaginella moellendorffii* Hieron.
卷柏科	翠云草	*Selaginella uncinata* (Desv.) Spring
木贼科	问荆	*Equisetum arvense* Linn.
木贼科	木贼	*Equisetum hyemale* Linn.
瓶尔小草科	蕨萁	*Botrychium virginianum* (L.) Sw.
紫萁科	绒紫萁	*Osmunda claytoniana* Linn.
紫萁科	紫萁	*Osmunda japonica* Thunb.
凤尾蕨科	铁线蕨	*Adiantum capillus-veneris* Linn.
凤尾蕨科	灰背铁线蕨	*Adiantum myriosorum* Bak.
凤尾蕨科	银粉背蕨	*Aleuritopteris argentea* (S. G. Gmel.) Fée
凤尾蕨科	蜈蚣草	*Pteris vittata* Linn.
肾蕨科	肾蕨	*Nephrolepis cordifolia* (L.) C. Presl
水龙骨科	槲蕨	*Drynaria roosii* Nakaike
水龙骨科	台湾剑蕨	*Loxogramme formosana* Nakai
水龙骨科	江南星蕨	*Microsorum fortunei* (T. Moore) Ching
水龙骨科	盾蕨	*Neolepisorus ovatus* (Bedd.) Ching
水龙骨科	中华水龙骨	*Polypodiodes chinensis* (Christ) S. G. Lu

注：土家族是我国人口较多的少数民族，约800多万人，但在神农架林区人数较少，仅集中分布于下谷一带。据调查，他们的用药经验大致和当地汉族相似。

续表

科名	种名	拉丁学名
水龙骨科	光石韦	*Pyrrosia calvata* (Baker) Ching
水龙骨科	石韦	*Pyrrosia lingua* (Thunb.) Farwell
水龙骨科	有柄石韦	*Pyrrosia petiolosa* (Christ) Ching
水龙骨科	庐山石韦	*Pyrrosia sheareri* (Baker) Ching
杉科	杉木	*Cunninghamia lanceolata* (Lamb.) Hook.
杉科	水杉	*Metasequoia glyptostroboides* Hu et Cheng
柏科	侧柏	*Platycladus orientalis* (Linn.) Franco
三尖杉科	三尖杉	*Cephalotaxus fortunei* Hooker
红豆杉科	红豆杉	*Taxus wallichiana* var. *chinensis* (Pilger) Florin
红豆杉科	南方红豆杉	*Taxus wallichiana* var. *mairei* (Lemée et Lévl.) L. K. Fu & Nan Li
三白草科	蕺菜	*Houttuynia cordata* Thunb.
金粟兰科	多穗金粟兰	*Chloranthus multistachys* Pei
金粟兰科	及己	*Chloranthus serratus* (Thunb.) Roem. et Schult.
胡桃科	青钱柳	*Cyclocarya paliurus* (Batal.) Iljinsk.
胡桃科	胡桃	*Juglans regia* Linn.
桑科	构树	*Broussonetia papyrifera* (Linn.) L'Hér. ex Vent.
桑科	桑	*Morus alba* Linn.
桑科	鸡桑	*Morus australis* Poir.
桑科	蒙桑	*Morus mongolica* (Bur.) Schneid.
大麻科	大麻	*Cannabis sativa* Linn.
荨麻科	水麻	*Debregeasia orientalis* C. J. Chen
桑寄生科	桑寄生	*Taxillus sutchuenensis* (Lecomte) Danser
马兜铃科	双叶细辛	*Asarum caulescens* Maxim.
马兜铃科	马蹄香	*Saruma henryi* Oliv.
蓼科	荞麦	*Fagopyrum esculentum* Moench
蓼科	细柄野荞麦	*Fagopyrum gracilipes* (Hemsl.) Damm. ex Diels

续表

科名	种名	拉丁学名
蓼科	火炭母	*Polygonum chinense* Linn.
蓼科	尼泊尔蓼	*Polygonum nepalense* Meisn.
蓼科	羽叶蓼	*Polygonum runcinatum* Buch. -Ham. ex D. Don
蓼科	赤胫散	*Polygonum runcinatum* Buch.-Ham. ex D. Don var. *sinense* Hemsl.
蓼科	支柱蓼	*Polygonium suffultum* Maxim.
蓼科	珠芽蓼	*Polygonum viviparum* Linn.
蓼科	酸模	*Rumex acetosa* Linn.
苋科	凹头苋	*Amaranthus blitum* Linn.
苋科	尾穗苋	*Amaranthus caudatus* Linn.
苋科	绿穗苋	*Amaranthus hybridus* Linn.
苋科	苋	*Amaranthus tricolor* Linn.
苋科	皱果苋	*Amaranthus viridis* Linn.
苋科	青葙	*Celosia argentea* Linn.
商陆科	垂序商陆	*Phytolacca americana* Linn.
马齿苋科	马齿苋	*Portulaca oleracea* Linn.
石竹科	簇生卷耳	*Cerastium fontanum* Baumg. subsp. *triviale* (Link) Jalas
石竹科	球序卷耳	*Cerastium glomeratum* Thuill.
石竹科	鄂西卷耳	*Cerastium wilsonii* Takeda
石竹科	石竹	*Dianthus chinensis* Linn.
石竹科	太子参	*Pseudostellaria heterophylla* (Miq.) Pax
石竹科	女娄菜	*Silene aprica* Turcz. ex Fisch. et Mey.
石竹科	石生繁缕	*Stellaria vestita* Kurz
石竹科	巫山繁缕	*Stellaria wushanensis* F. N. Williams
毛茛科	乌头	*Aconitum carmichaeli* Debx.
毛茛科	瓜叶乌头	*Aconitum hemsleyanum* Pritz.
毛茛科	高乌头	*Aconitum sinomontanum* Nakai

科名	种名	拉丁学名
毛茛科	类叶升麻	*Actaea asiatica* Hara
毛茛科	鹅掌草	*Anemone flaccida* Fr. Schmidt
毛茛科	铁破锣	*Beesia calthifolia* (Maxim. ex Oliver) Ulbr.
毛茛科	鸡爪草	*Calathodes oxycarpa* Sprague
毛茛科	升麻	*Cimicifuga foetida* Linn.
毛茛科	小升麻	*Cimicifuga japonica* (Thunb.) Spreng.
毛茛科	单穗升麻	*Cimicifuga simplex* Wormsk.
毛茛科	小木通	*Clematis armandii* Franch.
毛茛科	威灵仙	*Clematis chinensis* Osbeck
毛茛科	小蓑衣藤	*Clematis gouriana* Roxb. ex DC.
毛茛科	黄连	*Coptis chinensis* Franch.
毛茛科	大花还亮草	*Delphinium anthriscifolium* Hance var. *majus* Pamp.
毛茛科	小花人字果	*Dichocarpum franchetii* (Finet et Gagnep.) W. T. Wang et P. K. Hsiao
毛茛科	人字果	*Dichocarpum sutchuenense* (Franch.) W. T. Wang et Hsiao
毛茛科	铁筷子	*Helleborus thibetanus* Franch.
毛茛科	西南毛茛	*Ranunculus ficariifolius* H. Lévl. et Vant.
毛茛科	毛茛	*Ranunculus japonicus* Thunb.
毛茛科	扬子毛茛	*Ranunculus sieboldii* Miq.
毛茛科	天葵	*Semiaquilegia adoxoides* (DC.) Makino
毛茛科	爪哇唐松草	*Thalictrum javanicum* Bl.
木通科	木通	*Akebia quinata* (Houtt.) Decne.
木通科	三叶木通	*Akebia trifoliata* (Thunb.) Koidz.
木通科	白木通	*Akebia trifoliata* subsp. *australis* (Diels) T. Shimizu
木通科	猫儿屎	*Decaisnea insignis* (Griff.) Hook. F. et Thoms.
木通科	五月瓜藤	*Holboellia angustifolia* Wallich
木通科	鹰爪枫	*Holboellia coriacea* Deils

续表

科名	种名	拉丁学名
木通科	大血藤	*Sargentodoxa cuneata* (Oliv.) Rehd. et Wils.
防己科	风龙	*Sinomenium acutum* (Thunb.) Rehd. et Wils.
防己科	金线吊乌龟	*Stephania japonica* (Thunb.) Miers
防己科	青牛胆	*Tinospora sagittata* (Oliv.) Gagnep.
八角科	红茴香	*Illicium henryi* Diels
五味子科	铁箍散	*Schisandra propinqua* (Wall.) Baill. var. *sinensis* Oliv.
五味子科	华中五味子	*Schisandra sphenanthera* Rehd. et Wils.
木兰科	望春玉兰	*Yulania biondii* (Pampanini) D. L. Fu
樟科	川桂	*Cinnamomum wilsonii* Gamble
樟科	香叶子	*Lindera fragrans* Oliv.
樟科	山胡椒	*Lindera glauca* (Sieb. et Zucc.) Bl.
罂粟科	地柏枝	*Corydalis cheilanthifolia* Hemsl.
罂粟科	刻叶紫堇	*Corydalis incisa* (Thunb.) Pers.
罂粟科	蛇果黄堇	*Corydalis ophiocarpa* Hook. f. et Thoms.
罂粟科	小花黄堇	*Corydalis racemosa* (Thunb.) Pers.
罂粟科	石生黄堇	*Corydalis saxicola* Bunting
罂粟科	大叶紫堇	*Corydalis temulifolia* Franch.
罂粟科	鸡血七	*Corydalis temulifolia* Franch. subsp. *aegopodioides* (Lévl. et Van.) C. Y. Wu
罂粟科	毛黄堇	*Corydalis tomentella* Franch.
罂粟科	血水草	*Eomecon chionantha* Hance
罂粟科	荷青花	*Hylomecon japonica* (Thunb.) Prantl
罂粟科	锐裂荷青花	*Hylomecon japonica* (Thunb.) Prantl var. *subincisa* Fedde
罂粟科	五脉绿绒蒿	*Meconopsis quintuplinervia* Regel
罂粟科	野罂粟	*Papaver nudicaule* Linn.
罂粟科	金罂粟	*Stylophorum lasiocarpum* (Oliv.) Fedde
十字花科	小花南芥	*Arabis alpina* Linn. var. *parviflora* Franch.

续表

科名	种名	拉丁学名
十字花科	芥菜	*Brassica juncea* (Linn.) Czern. et Coss.
十字花科	露珠碎米荠	*Cardamine circaeoides* Hook. f. et Thoms.
十字花科	碎米荠	*Cardamine hirsuta* Linn.
十字花科	弹裂碎米荠	*Cardamine impatiens* Linn.
十字花科	白花碎米荠	*Cardamine leucantha* (Tausch) O. E. Schulz
十字花科	大叶碎米荠	*Cardamine macrophylla* Willdenow
十字花科	葶苈	*Draba nemorosa* Linn.
十字花科	小花糖芥	*Erysimum cheiranthoides* Linn.
十字花科	蔊菜	*Rorippa indica* (Linn.) Hiern.
景天科	轮叶八宝	*Hylotelephium verticillatum* (Linn.) H. Ohba
景天科	云南红景天	*Rhodiola yunnanensis* (Franch.) S. H. Fu
景天科	小山飘风	*Sedum filipes* Hemsl.
景天科	佛甲草	*Sedum lineare* Thunb.
景天科	大苞景天	*Sedum oligospermum* Maire
景天科	垂盆草	*Sedum sarmentosum* Bunge
景天科	绿花石莲	*Sinocrassula indica* (Decne.) Berger var. *viridiflora* K. T. Fu
虎耳草科	舌叶金腰	*Chrysosplenium glossophyllum* Hara
虎耳草科	大叶金腰	*Chrysosplenium macrophyllum* Oliv.
虎耳草科	毛金腰	*Chrysosplenium pilosum* Maxim.
虎耳草科	中华金腰	*Chrysosplenium sinicum* Maxim.
虎耳草科	常山	*Dichroa febrifuga* Lour.
虎耳草科	扯根菜	*Penthorum chinense* Pursh
虎耳草科	七叶鬼灯檠	*Rodgersia aesculifolia* Batalin
虎耳草科	黄水枝	*Tiarella polyphylla* D. Don
金缕梅科	枫香树	*Liquidambar formosana* Hance
杜仲科	杜仲	*Eucommia ulmoides* Oliv.

续表

科名	种名	拉丁学名
蔷薇科	龙芽草	*Agrimonia pilosa* Ledeb.
蔷薇科	桃	*Amygdalus persica* Linn.
蔷薇科	杏	*Armeniaca vulgaris* Lam.
蔷薇科	山楂	*Crataegus pinnatifida* Bge.
蔷薇科	华中山楂	*Crataegus wilsonii* Sarg.
蔷薇科	蛇莓	*Duchesnea indica* (Andr.) Focke
蔷薇科	枇杷	*Eriobotrya japonica* (Thunb.) Lindl.
蔷薇科	黄毛草莓	*Fragaria nilgerrensis* Schlecht. ex Gay
蔷薇科	野草莓	*Fragaria vesca* Linn.
蔷薇科	湖北海棠	*Malus hupehensis* (Pamp.) Rehd.
蔷薇科	皱叶委陵菜	*Potentilla ancistrifolia* Bunge
蔷薇科	蛇莓委陵菜	*Potentilla centigrana* Maxim.
蔷薇科	委陵菜	*Potentilla chinensis* Ser.
蔷薇科	莓叶委陵菜	*Potentilla fragarioides* Linn.
蔷薇科	三叶委陵菜	*Potentilla freyniana* Bornm.
蔷薇科	蛇含委陵菜	*Potentilla kleiniana* Wight et Arn.
蔷薇科	银叶委陵菜	*Potentilla leuconota* D. Don
蔷薇科	火棘	*Pyracantha fortuneana* (Maxim.) Li
蔷薇科	鸡麻	*Rhodotypos scandens* (Thunb.) Makino
蔷薇科	金樱子	*Rosa laevigata* Michx.
蔷薇科	地榆	*Sanguisorba officinalis* Linn.
蔷薇科	腺地榆	*Sanguisorba officinalis* var. *glandulosa* (Kom.) Vorosch.
豆科	合欢	*Albizia julibrissin* Durazz.
豆科	刺果苏木	*Caesalpinia bonduc* (Linn.) Roxb.
豆科	云实	*Caesalpinia decapetala* (Roth) Alston
豆科	紫荆	*Cercis chinensis* Bunge

科名	种名	拉丁学名
豆科	野大豆	*Glycine soja* Sieb. et Zucc.
豆科	野豇豆	*Heterostemma alatum* Wight
豆科	马棘	*Indigofera pseudotinctoria* Matsum.
豆科	南苜蓿	*Medicago polymorpha* Linn.
豆科	菱叶鹿藿	*Rhynchosia dielsii* Harms
豆科	苦参	*Sophora flavescens* Alt.
豆科	贼小豆	*Vigna minima* (Roxb.) Ohwi et H. Ohashi
豆科	绿豆	*Vigna radiata* (Linn.) Wilczek
豆科	赤小豆	*Vigna umbellata* (Thunb.) Ohwi et Ohashi
酢浆草科	白花酢浆草	*Oxalis acetosella* Linn.
酢浆草科	酢浆草	*Oxalis corniculata* Linn.
酢浆草科	山酢浆草	*Oxalis griffithii* Edgeworth et J. D. Hook.
牻牛儿苗科	尼泊尔老鹳草	*Geranium nepalense* Sweet
牻牛儿苗科	湖北老鹳草	*Geranium rosthornii* R. Knuth
牻牛儿苗科	鼠掌老鹳草	*Geranium sibiricum* Linn.
旱金莲科	旱金莲	*Tropaeolum majus* Linn.
芸香科	枳	*Citrus trifoliata* Linn.
芸香科	川黄檗	*Phellodendron chinense* Schneid.
芸香科	飞龙掌血	*Toddalia asiatica* (Linn.) Lam.
芸香科	花椒	*Zanthoxylum bungeanum* Maxim.
楝科	香椿	*Toona sinensis* (A. Juss.) M. Roem.
远志科	瓜子金	*Polygala japonica* Houtt.
大戟科	地锦	*Euphorbia humifusa* Willd.
大戟科	湖北大戟	*Euphorbia hylonoma* Hand. -Mazz.
大戟科	大戟	*Euphorbia pekinensis* Rupr.

续表

科名	种名	拉丁学名
大戟科	钩腺大戟	*Euphorbia sieboldiana* Morr. et Decaishe
大戟科	蓖麻	*Ricinus communis* Linn.
大戟科	油桐	*Vernicia fordii* (Hemsl.) Airy Shaw
黄杨科	板凳果	*Pachysandra axillaris* Franch.
黄杨科	顶花板凳果	*Pachysandra terminalis* Sieb. et Zucc.
漆树科	南酸枣	*Choerospondias axillaris* (Roxb.) Burtt et Hill
漆树科	盐肤木	*Rhus chinensis* Mill.
漆树科	青麸杨	*Rhus potaninii* Maxim.
漆树科	漆树	*Toxicodendron vernicifluum* (Stokes) F. A. Barkl.
冬青科	猫儿刺	*Ilex pernyi* Franch.
卫矛科	卫矛	*Euonymus alatus* (Thunb.) Sieb.
卫矛科	角翅卫矛	*Euonymus cornutoides* Hemsl.
卫矛科	栓翅卫矛	*Euonymus phellomanus* Loes.
七叶树科	天师栗	*Aesculus chinensis* var. *wilsonii* (Rehd.) Turland & N. H. Xia
凤仙花科	美丽凤仙花	*Impatiens bellula* Hook. f.
葡萄科	乌蔹莓	*Cayratia japonica* (Thunb.) Gagnep.
锦葵科	苘麻	*Abutilon theophrasti* Medicus
锦葵科	锦葵	*Malva cathayensis* M. G. Gilbert, Y. Tang et Dorr
山茶科	油茶	*Camellia oleifera* Abel
山茶科	茶	*Camellia sinensis* (L.) O. Ktze.
藤黄科	黄海棠	*Hypericum ascyron* Linn.
藤黄科	地耳草	*Hypericum japonicum* Thunb.
藤黄科	元宝草	*Hypericum sampsonii* Hance
堇菜科	鸡腿堇菜	*Viola acuminata* Ledeb.
堇菜科	如意草	*Viola arcuata* Blume
堇菜科	双花堇菜	*Viola biflora* Linn.

科名	种名	拉丁学名
堇菜科	七星莲	*Viola diffusa* Ging.
堇菜科	紫花堇菜	*Viola grypoceras* A. Gray
堇菜科	萱	*Viola moupinensis* Franch.
堇菜科	紫花地丁	*Viola philippica* Cav.
秋海棠科	秋海棠	*Begonia grandis* Dry.
秋海棠科	中华秋海棠	*Begonia grandis* subsp. *sinensis* (A. Candolle) Irmsch.
瑞香科	芫花	*Daphne genkwa* Sieb. et Zucc.
瑞香科	瑞香	*Daphne odora* Thunb.
胡颓子科	牛奶子	*Elaeagnus umbellata* Thunb.
千屈菜科	石榴	*Punica granatum* Linn.
五加科	棘茎楤木	*Aralia echinocaulis* Hand. -Mazz.
五加科	龙眼独活	*Aralia fargesii* Franch.
五加科	红毛五加	*Eleutherococcus giraldii* (Harms) Nakai
五加科	蜀五加	*Eleutherococus leucorrhizus* var. *setchuenensis* (Harms) C. B. Shang & J. Y. Huang
五加科	常春藤	*Hedera nepalensis* K. Koch var. *sinensis* (Tobl.) Rehd.
五加科	异叶梁王茶	*Metapanax davidii* (Franch.) J. Wen & Frodin
五加科	珠子参	*Panax japonicus* var. *major* (Burk.) C. Y. Wu et K. M. Feng
五加科	通脱木	*Tetrapanax papyrifer* (Hook.) K. Koch
伞形科	巴东羊角芹	*Aegopodium henryi* Diels
伞形科	重齿当归	*Angelica biserrata* (R. H. Shan et C. Q. Yuan) C. Q. Yuan et R. H. Shan
伞形科	紫花前胡	*Angelica decursiva* (Miq.) Franch. et Sav.
伞形科	拐芹	*Angelica polymorpha* Maxim.
伞形科	峨参	*Anthriscus sylvestris* (Linn.) Hoffm.
伞形科	空心柴胡	*Bupleurum longicaule* Wall. ex DC. var. *franchetii* de Boiss.
伞形科	竹叶柴胡	*Bupleurum marginatum* Wall. ex DC.
伞形科	深裂鸭儿芹	*Cryptotaenia japonica* Hassk. f. *dissecta* (Yabe) Hara

续表

科名	种名	拉丁学名
伞形科	少管短毛独活	*Heracleum moellendorffii* Hance var. *paucivittatum* Shan et T. S. Wang
伞形科	川芎	*Ligusticum chuanxiong* Hort.
伞形科	羽苞藁本	*Ligusticum daucoides* (Franch.) Franch.
伞形科	水芹	*Oenanthe javanica* (Bl.) DC.
伞形科	野胡萝卜	*Osmorhiza aristata* (Thunb.) Rydberg
伞形科	鄂西前胡	*Peucedanum henryi* Wolff
伞形科	华中前胡	*Peucedanum medicum* Dunn
伞形科	前胡	*Peucedanum praeruptorum* Dunn
伞形科	小窃衣	*Torilis japonica* (Houtt.) DC.
山茱萸科	山茱萸	*Cornus officinalis* Sieb. et Zucc.
杜鹃花科	透骨草	*Gaultheria leucocarpa* Bl. var. *crenulata* (Kurz) T. Z. Hsu
紫金牛科	朱砂根	*Ardisia crenata* Sims
紫金牛科	紫金牛	*Ardisia japonica* (Thunb.) Bl.
报春花科	过路黄	*Lysimachia christinae* Hance
报春花科	珍珠草	*Lysimachia clethroides* Duby
柿树科	君迁子	*Diospyros lotus* Linn.
木犀科	连翘	*Forsythia suspensa* (Thunb.) Vahl
木犀科	华女贞	*Ligustrum lianum* Hsu
木犀科	女贞	*Ligustrum lucidum* Ait.
马钱科	密蒙花	*Buddleja officinalis* Maxim.
睡菜科	睡菜	*Menyanthes trifoliata* Linn.
夹竹桃科	络石	*Trachelospermum jasminoides* (Lindl.) Lem.
萝藦科	牛皮消	*Cynanchum auriculatum* Royle ex Wight
萝藦科	徐长卿	*Cynanchum paniculatum* (Bunge) Kitagawa
萝藦科	苦绳	*Dregea sinensis* Hemsl.
旋花科	打碗花	*Calystegia hederacea* Wall.

续表

科名	种名	拉丁学名
旋花科	日本菟丝子	*Cuscuta japonica* Choisy
旋花科	牵牛	*Ipomoea nil* (Linn.) Roth
旋花科	圆叶牵牛	*Ipomoea purpurea* (L.) Roth
紫草科	小花琉璃草	*Cynoglossum lanceolatum* Forsk.
紫草科	紫草	*Lithospermum erythrorhizon* Sieb. et Zucc.
紫草科	梓木草	*Lithospermum zollingeri* A. DC.
紫草科	车前紫草	*Sinojohnstonia plantaginea* Hu
紫草科	聚合草	*Symphytum officinale* Linn.
紫草科	盾果草	*Thyrocarpus sampsonii* Hance
马鞭草科	三花莸	*Caryopteris terniflora* Maxim.
马鞭草科	马鞭草	*Verbena officinalis* Linn.
马鞭草科	黄荆	*Vitex negundo* Linn.
唇形科	金疮小草	*Ajuga decumbens* Thunb.
唇形科	多花筋骨草	*Ajuga multiflora* Bunge
唇形科	风轮菜	*Clinopodium chinense* (Benth.) Kuntze
唇形科	细风轮菜	*Clinopodium gracile* (Benth.) Matsum.
唇形科	寸金草	*Clinopodium megalanthum* (Diels) C. Y. Wu et Hsuan ex H. W. Li
唇形科	野草香	*Elsholtzia cypriani* (Pavol.) S. Chow ex P. S. Hsu
唇形科	鸡骨柴	*Elsholtzia fruticosa* (D. Don) Rehd.
唇形科	白透骨消	*Glechoma biondiana* (Diels) C. Y. Wu et C. Chen
唇形科	活血丹	*Glechoma longituba* (Nakai) Kupr
唇形科	碎米桠	*Isodon rubescens* (Hemsl.) H. Hara
唇形科	野芝麻	*Lamium barbatum* Sieb. et Zucc.
唇形科	龙头草	*Meehania henryi* (Hemsl.) Sun ex C. Y. Wu
唇形科	薄荷	*Mentha canadensis* Linnaeus
唇形科	小鱼仙草	*Mosla dianthera* (Buch. -Ham. ex Roxburgh) Maxim.

续表

科名	种名	拉丁学名
唇形科	荆芥	*Nepeta cataria* Linn.
唇形科	裂叶荆芥	*Nepeta tenuifolia* Benth.
唇形科	回回苏	*Perilla frutescens* (Linn.) Britt. var. *crispa* (Thunb.) Hand. -Mazz.
唇形科	夏枯草	*Prunella vulgaris* Linn.
唇形科	掌叶石蚕	*Rubiteucris palmate* (Bentham ex J. D. Hooker) Kudo
唇形科	荔枝草	*Salvia plebeia* R. Br.
唇形科	半枝莲	*Scutellaria barbata* D. Don
唇形科	韩信草	*Scutellaria indica* Linn.
茄科	曼陀罗	*Datura stramonium* Linn.
茄科	单花红丝线	*Lycianthes lysimachioides* (Wallich) Bitter
茄科	少花龙葵	*Solanum americanum* Miller
茄科	白英	*Solanum lyratum* Thunb.
玄参科	毛果通泉草	*Mazus spicatus* Vant.
玄参科	毛泡桐	*Paulownia tomentosa* (Thunb.) Steud.
玄参科	扭旋马先蒿	*Pedicularis torta* Maxim.
玄参科	湖北地黄	*Rehmannia henryi* N. E. Brown
玄参科	玄参	*Scrophularia ningpoensis* Hemsl.
玄参科	崖白菜	*Triaenophora rupestris* (Hemsl.) Solereder
玄参科	婆婆纳	*Veronica didyma* Tenore
苦苣苔科	直瓣苣苔	*Ancylostemon saxatilis* (Hemsl.) Craib
苦苣苔科	旋蒴苣苔	*Boea hygrometrica* (Bunge) R. Br.
苦苣苔科	牛耳朵	*Chirita eburnea* Hance
苦苣苔科	吊石苣苔	*Lysionotus pauciflorus* Maxim.
葫芦科	绞股蓝	*Gynostemma pentaphyllum* (Thunb.) Makino
葫芦科	雪胆	*Hemsleya chinensis* Cogn. ex F. B. Forbes et Hemsl.
葫芦科	湖北裂瓜	*Schizopepon dioicus* Cogn. ex Oliv.

科名	种名	拉丁学名
葫芦科	皱果赤瓟	*Thladiantha henryi* Hemsl.
葫芦科	南赤瓟	*Thladiantha nudiflora* Hemsl. ex Forbes et Hemsl.
葫芦科	栝楼	*Trichosanthes kirilowii* Maxim.
葫芦科	中华栝楼	*Trichosanthes rosthornii* Harms
茜草科	六叶葎	*Galium asperuloides* Edgew. subsp. *hoffmeisteri* (Klotzsch) Hara
茜草科	四叶葎	*Galium bungei* Steud.
茜草科	葎草	*Humulus scandens* (Lour.) Merr.
茜草科	金剑草	*Rubia alata* Roxb.
茜草科	卵叶茜草	*Rubia ovatifolia* Z. Y. Zhang
茜草科	六月雪	*Serissa japonica* (Thunb.) Thunb. Nov. Gen.
茜草科	华钩藤	*Uncaria sinensis* (Oliv.) Havil.
爵床科	爵床	*Justicia procumbens* Linn.
爵床科	九头狮子草	*Peristrophe japonica* (Thunb.) Bremek.
车前科	车前	*Plantago asiatica* Linn.
车前科	大车前	*Plantago major* Linn.
桔梗科	丝裂沙参	*Adenophora capillaris* Hemsl.
桔梗科	湖北沙参	*Adenophora longipedicellata* Hong
桔梗科	无柄沙参	*Adenophora stricta* subsp. *sessilifolia* D. Y. Hong
桔梗科	紫斑风铃草	*Campanula punctata* Lam.
桔梗科	党参	*Codonopsis pilosula* (Franch.) Nannf.
桔梗科	西南山梗菜	*Lobelia seguinii* H. Lévl. et Van.
桔梗科	桔梗	*Platycodon grandiflorus* (Jacq.) A. DC.
五福花科	血满草	*Sambucus adnata* Wall. ex Candolle
忍冬科	金花忍冬	*Lonicera chrysantha* Turcz.
忍冬科	倒卵叶忍冬	*Lonicera hemsleyana* (O. Ktze.) Rehd.
忍冬科	忍冬	*Lonicera japonica* Thunb.

续表

科名	种名	拉丁学名
忍冬科	金银忍冬	*Lonicera maackii* (Rupr.) Maxim.
忍冬科	灰毡毛忍冬	*Lonicera macranthoides* Hand. -Mazz.
忍冬科	短柄忍冬	*Lonicera pampaninii* Levl.
忍冬科	盘叶忍冬	*Lonicera tragophylla* Hemsl.
忍冬科	接骨草	*Sambucus chinensis* Lindl.
忍冬科	接骨木	*Sambucus williamsii* Hance
川续断科	日本续断	*Dipsacus japonicus* Miq.
败酱科	黄花龙牙	*Patrinia scabiosaefolia* Fisch. ex Trev.
败酱科	柔垂缬草	*Valeriana flaccidissima* Maxim.
败酱科	长序缬草	*Valeriana hardwickii* Wall.
败酱科	蜘蛛香	*Valeriana jatamansi* W. Jones
小檗科	豪猪刺	*Berberis julianae* Schneid.
小檗科	红毛七	*Caulophyllum robustum* Maxim.
小檗科	木鱼坪淫羊藿	*Epimedium franchetii* Stearn
小檗科	淫羊藿	*Epimedium koreanum* Nakai
小檗科	三枝九叶草	*Epimedium sagittatum* (Sieb. et Zucc.) Maxim.
小檗科	阔叶十大功劳	*Mahonia bealei* (Fort.) Carr.
小檗科	南天竹	*Nandina domestica* Thunb.
菊科	香青	*Anaphalis sinica* Hance
菊科	神农架蒿	*Artemisia shennongjiaensis* Ling et Y. R. Ling
菊科	三脉紫菀	*Aster ageratoides* Turcz.
菊科	鄂西苍术	*Atractylodes carlinoides* (Hand. -Mazz.) Kitam.
菊科	白术	*Atractylodes macrocephala* Koidz.
菊科	金挖耳	*Carpesium divaricatum* Sieb. et Zucc.
菊科	野菊	*Chrysanthemum indicum* Linn.
菊科	甘菊	*Chrysanthemum lavandulifolium* Makino

科名	种名	拉丁学名
菊科	毛华菊	*Chrysanthemum vestitum* (Hemsl.) stapf
菊科	菊苣	*Cichorium intybus* Linn.
菊科	刺儿菜	*Cirsium arvense* var. *integrifolium* Wimm. et Grabowski
菊科	蕲艾	*Crossostephium chinense* (Linn.) Makino
菊科	林泽兰	*Eupatorium lindleyanum* DC.
菊科	泥胡菜	*Hemistepta lyrata* (Bunge) Bunge
菊科	线叶旋覆花	*Inula linariifolia* Turcz.
菊科	细叶小苦荬	*Ixeridium gracile* (Candolle) Pak & Kawano
菊科	窄叶小苦荬	*Ixeridium gramineum* (Fisch.) Tzvel.
菊科	抱茎小苦荬	*Ixeridium sonchifolium* (Maxim.) Shih
菊科	苦荬菜	*Ixeris polycephala* Cass.
菊科	马兰	*Kalimeris indica* (Linn.) Sch. -Bip.
菊科	多型马兰	*Kalimeris indica* (Linn.) Sch. -Bip. var. *polymorpha* (Vant.) Kitam.
菊科	全叶马兰	*Kalimeris integrifolia* Turcz. ex DC.
菊科	台湾翅果菊	*Lactuca formosana* Maxim.
菊科	中华蟹甲草	*Parasenecio sinicus* (Y. Ling) Y. L. Chen
菊科	蜂斗菜	*Petasites japonicus* (Siebold & Zucc.) Maxim.
菊科	毛连菜	*Picris hieracioides* Linn.
菊科	福王草	*Prenanthes tatarinowii* Maxim.
菊科	云木香	*Saussurea costus* (Falc.) Lipsch.
菊科	华中雪莲	*Saussurea veitchiana* Dnunm et Hutch.
菊科	额河千里光	*Senecio argunensis* Turcz.
菊科	千里光	*Senecio scandens* Buch. -Ham. ex D. Don
菊科	华蟹甲	*Sinacalia tangutica* (Maxim.) B. Nord.
菊科	蒲儿根	*Sinosenecio oldhamianus* (Maxim.) B. Nord.
菊科	一枝黄花	*Solidago decurrens* Lour.

续表

科名	种名	拉丁学名
菊科	苣荬菜	*Sonchus arvensis* Linn.
菊科	断续菊	*Sonchus asper* (Linn.) Hill
菊科	苦苣菜	*Sonchus oleraceus* Linn.
菊科	山牛蒡	*Synurus deltoides* (Ait.) Nakai
菊科	蒲公英	*Taraxacum mongolicum* Hand. -Mazz.
菊科	女菀	*Turczaninowia fastigiata* (Fisch.) DC.
菊科	款冬	*Tussilago farfara* Linn.
菊科	异叶黄鹌菜	*Youngia heterophylla* (Hemsl.) Babcock et Stebbins
菊科	黄鹌菜	*Youngia japonica* (Linn.) DC.
禾本科	芦苇	*Phragmites australis* (Cav.) Trin. ex Steud.
菖蒲科	石菖蒲	*Acorus tatarinowii* Schott
天南星科	菖蒲	*Acorus calamus* Linn.
天南星科	灯台莲	*Arisaema bockii* Engler
天南星科	螃蟹七	*Arisaema fargesii* Buchet
天南星科	花南星	*Arisaema lobatum* Engl.
天南星科	半夏	*Pinellia ternata* (Thunb.) Breit.
天南星科	独角莲	*Typhonium giganteum* Engl.
眼子菜科	眼子菜	*Potamogeton distinctus* A. Bennett
香蒲科	水烛	*Typha angustifolia* Linn.
香蒲科	香蒲	*Typha orientalis* C. Presl
灯心草科	野灯心草	*Juncus setchuensis* Buchen. ex Diels
灯心草科	羽毛地杨梅	*Luzula plumosa* E. Mey.
百部科	百部	*Stemona japonica* (Bl.) Miq.
百部科	大百部	*Stemona tuberosa* Lour.
百合科	无毛粉条儿菜	*Aletris glabra* Bur. et Franch.
百合科	粉条儿菜	*Aletris spicata* (Thunb.) Franch.

续表

科名	种名	拉丁学名
百合科	太白韭	*Allium prattii* C. H. Wright ex Hemsl.
百合科	羊齿天门冬	*Asparagus filicinus* D. Don
百合科	开口箭	*Campylandra chinensis* (Baker) M. N. Tamura et al.
百合科	大百合	*Cardiocrinum giganteum* (Wall.) Makino
百合科	七筋姑	*Clintonia udensis* Trantv. et Mey.
百合科	竹根七	*Disporopsis fuscopicta* Hance
百合科	短蕊万寿竹	*Disporum bodinieri* F. T. Wang et T. Tang
百合科	万寿竹	*Disporum cantoniense* (Lour.) Merr.
百合科	太白贝母	*Fritillaria taipaiensis* P. Y. Li
百合科	萱草	*Hemerocallis fulva* (Linn.) Linn.
百合科	川百合	*Lilium davidii* Duchartre ex Elwes
百合科	绿花百合	*Lilium fargesii* Franch.
百合科	禾叶山麦冬	*Liriope graminifolia* (L.) Baker
百合科	阔叶山麦冬	*Liriope muscari* (Decaisne) L. H. Bailey
百合科	管花鹿药	*Maianthemum henryi* (Baker) La Frankie
百合科	鹿药	*Maianthemum japonicum* (A. Gray) La Frankie
百合科	沿阶草	*Ophiopogon bodinieri* Lévl.
百合科	麦冬	*Ophiopogon japonicus* (Linn. F.) Ker-Gawl.
百合科	金线重楼	*Paris delavayi* Franchet
百合科	球药隔重楼	*Paris fargesii* Franch.
百合科	七叶一枝花	*Paris polyphylla* Smith
百合科	狭叶重楼	*Paris polyphylla* var. *stenophylla* Franch.
百合科	卷瓣重楼	*Paris undulata* H. Li & V. G. Soukup
百合科	卷叶黄精	*Polygonatum cirrhifolium* (Wall.) Royle
百合科	多花黄精	*Polygonatum cyrtonema* Hua
百合科	吉祥草	*Reineckia carnea* (Andr.) Kunth

续表

科名	种名	拉丁学名
百合科	岩菖蒲	*Tofieldia thibetica* Franch.
百合科	油点草	*Tricyrtis macropoda* Miq.
百合科	延龄草	*Trillium tschonoskii* Maxim.
百合科	藜芦	*Veratrum nigrum* Linn.
石蒜科	忽地笑	*Lycoris aurea* (L'Her.) Herb.
石蒜科	石蒜	*Lycoris radiata* (L'Her.) Herb.
薯蓣科	毛芋头薯蓣	*Dioscorea kamoonensis* Kunth
薯蓣科	穿龙薯蓣	*Dioscorea nipponica* Makino
薯蓣科	薯蓣	*Dioscorea polystachya* Turczaninow
薯蓣科	盾叶薯蓣	*Dioscorea zingiberensis* C. H. Wright
鸢尾科	射干	*Belamcanda chinensis* (Linn.) Redouté.
鸢尾科	蝴蝶花	*Iris japonica* Thunb.
鸢尾科	黄花鸢尾	*Iris wilsonii* C. H. Wright
姜科	山姜	*Alpinia japonica* (Thunb.) Miq.
兰科	黄花白及	*Bletilla ochracea* Schltr.
兰科	白及	*Bletilla striata* (Thunb. ex A. Murray) Rchb. f.
兰科	天麻	*Gastrodia elata* Bl.
兰科	独蒜兰	*Pleione bulbocodioides* (Franch.) Rolfe

续表

附录二　神农架维管植物模式标本

　　神农架位于湖北西北部，北纬 31° 15′ ~31° 57′，东经 109° 56′ ~110° 58′ 的区域，地处我国西南高山（青藏高原余脉峨眉山）向东部低山丘陵过渡地带，整个山体为秦岭—大巴山脉的延伸，平均海拔 1800m，最高主峰神农顶海拔 3105m，而兴山昭君镇河平面仅约 160m，海拔相差近3000m。2011~2013 年，神农架开展了第四次全国中药资源普查及本底调查，共统计神农架地区维管植物 222 科 1184 属 3550 种（含种下单位），其中蕨类植物 38 科 85 属 289 种，裸子植物 9 科 27属 50 种，被子植物 175 科 1072 属 3211 种 [1]。

　　作为我国生物多样性热点地区之一，该区在过去已经开展了一系列的生物多样性研究 [2-5]。植物研究作为生物多样性研究中不可或缺的一部分，引起了较多的关注。标本是植物采集历史的记录者和传承者，通过标本我们能直接、客观地了解该区的植被情况、采集活动等信息。早在 1840 年第一次鸦片战争爆发以前，西方人就已经通过采集植物标本来研究中国植物，其中比较著名的采集者有英国的 Ernest Henry Wilson、Henry Fletcher Hance，爱尔兰的 Augustine Henry，法国的 Père Jean Marie Delavay，以及奥地利的 Heinrich Handel- Mazzetti 等 [6]。

　　基于中国数字植物标本馆 (CVH, http://www.cvh.ac.cn/)、国家标本资源共享平台 (NSII, http://www.nsii.org.cn/2017/home.php)、JSTOR (https://plants.jstor.org/) 以及 GBIF 的数字化标本信息，中国知网（http://www.cnki.net/)、百度学术（http://xueshu.baidu.com/）和 BHL (http://www.biodiversitylibrary.org/) 等大型书籍文献数据库中的文献资料信息，查阅《History of European Botanical Discoveries in China》[7] 以及《中国植物采集简史》[6] 等描述我国植物采集历史的书籍，借助 International Plant Nutrition Institute（IPNI）（http://www.ipni.net/）搜索模式采自湖北的植物名称，同时对采自神农架的模式种一一进行考证，查阅《Journal of the Arnold Arboretum》[8] 中记录的中美联合鄂西考察采集的物种以及《Plantae Wilsonianae》[9] 记载早期 Wilson 和 Henry 采自鄂西的物种，对采自该区域的模式种进行梳理和统计。

　　结合前人的研究成果，通过分析大量的标本及文献资料，我们对神农架地区的植物采集历史进行了补充。早在 1983 年，Spongberg 就在中美联合科考报告中对神农架植物标本采集史进行了简要概述。书中记载最早对神农架地区进行植物采集的是爱尔兰植物学家 Augustine Henry。1882~1888 年，他作为中国海事官员驻扎于湖北宜昌，这段时间他采集了大量的植物标本。其中部分标本可能是由他雇佣的中国工人所采集，他本人的采集范围大致在以宜昌为中心，半径为 10~15 英里（1 英里≈1.609km）的区域内 [7]。1888 年，他在去保康县、房县、巫山县的旅行途中，"抵达了一处海拔为10000 英尺（约 3000m）的地方，绵延不断的高山，丰富的植被，没有外国人，甚至没有罗马天主教传教士曾抵达于此" [10]。从他写给英国皇家植物园——邱园馆长的信笺以及所提及的植物来看，可以大致推测该地区应为神农架。第二个抵达至该区域的是英国植物学家 E. H. Wilson。早在 1900 年，他就开始了在湖北西部及四川东部的标本采集工作。他有过 4 次在中国考察的经历，前两次受雇于英国 Veitch nursery 公司的 Chelsea。后两次是 Arnold Arboretum 对其进行的赞助。从他第一次考察的旅行地图，我们可以大致推测他到过该区域。同时 Wilson 在《A Naluralist in Western China》[11] 中提及

　　了大龙潭、小龙潭、大九湖等现属于神农架的地区。

　　我国学者从上世纪二十年代开始神农架的植物学考察。陈焕镛、钱崇澍和秦仁昌为我国最早对该林区进行标本采集的一批植物学家。1922 年 7 月，他们离开宜昌县前往兴山西部的万朝山、小龙潭等地，历经 2 个月采集了 1000 多号的植物标本，最完善的一套标本存放在上海招商局仓库中，于 1924 年失火被焚，其他复份标本零散存放于南京大学植物标本馆（N）、中国科学院植物研究所标本馆（PE）、阿诺德植物园（A）、美国国家植物标本室（US）。Y. Chen 于 1926 年采集了将近 3000 号标本，其中部分采于神农架林区，由于采集记录的遗失，具体地点亦无从考证。这些标本存放于南京大学及南京林业大学树木标本室（NF）。1920~1950 年期间有些许零散的标本采集记录。1943 年 7~8 月，神农架林区开展了一次林业考察，王战作为其中一员参加了四川万县（今重庆万州区）和谋道溪（今湖北利川磨刀溪）的考察。这次考察他发现了古老珍稀孑遗"活化石"植物——水杉，他也成第一个采集到这种植物标本的植物学家。该区域后来被胡秀英总结为"水杉植物区系"，吸引了一大批国外学者前来，如 R. W. Chaney 和 J. L. Gressitt 等 [8]。1950~1976 年期间有几次较为小规模的标本采集行动。如傅国勋、李洪钧、钱敏之、黄仁煌、赵子恩、陈封怀以及吕志松等，详细采集情况见表 1。

表 1　模式标本采集情况表

时间/年	采集人	标本/份	时间/年	采集人	标本/份
1957	傅国勋等	1267	1981	杜年生等	81
	李洪均等	560	1982	蒋祖德、陶光复	57
	胡启明	457	1985	杨仕煊	930
	刘瑛	81		姚习山	172
	张志林等	57		王清泉等	78
1958	黄仁煌等	581		龚山美	50
	钱敏之	441	1987	刘小祥	905
	陈封怀	314		陈龙清	482
	刘克荣	153		王少华	125
	李洪均等	70		饶均四	79
1959	吕志松	257		舒金树等	73
	赵子恩	156	1988	黄汉东	131
1973	刘克荣	69	1991	赵子恩	221
1976	鄂神农架植考队	22511	1992	太阳坪考察队	1028
	236-6 部队	973	1996	石世贵等	189
	吴鹏程	391		谭仲明、韦若勋	60
	周、董	89	1997	谭策铭等	92
	吴鹏程	76	2004	张宪春	125
1977	鄂神农架植考队	2060	2008	喻勋林等	239
1978	鄂神农架植考队	635	2011	张代贵	229
1980	中美联合鄂西植考队	3906	2012	张代贵	497
	B. Bartholomew et al.	733		吴增源等	92
	中美联合鄂西考察队	222			

1976~1978 年神农架植物科考队对该地区植被和植物资源进行了初步的分析，采集了 10000 多号植物标本，标本主要存放于中国科学院武汉植物园标本馆（HIB）和中国科学院植物研究所标本馆（PE）[12]，CVH 收录有 8784 号 16795 份，约 90% 的标本采于 1976 年。236-6 部队在该阶段亦采集了一定量的标本，1976 年标本采集数量高达 973 份；同年吴鹏程采集苔藓标本 457 份。1980 年，中美植物学家联合对鄂西进行了为期 3 个月（8 月 15 日~11 月 15 日）的植物考察。他们是 Angustine Henry 和 Ernest Henry Wilson 之后最早对该区进行调查的西方植物学家。6 周的野外工作共采集标本 2085 号，其中维管植物标本 1715 号，全套标本存放于中国科学院武汉植物园（HIB），CVH 收录有 1344 号 2034 份；其次为阿诺德植物园（A）1695 号，CVH 收录 5 号 5 份；中国科学院植物研究所标本馆（PE）1605 号，CVH 收录 1229 号 1425 份；中国科学院昆明植物研究所标本馆（KUN）1431 号，CVH 收录 596 号 600 份；江苏省中国科学院植物研究所标本馆（NAS）1466 号，CVH 收录 78 号 82 份；纽约植物园标本馆（NY）1433 号，CVH 收录 8 号 8 份；爱丁堡植物园标本馆（E）872 号，CVH 收录 2 号 2 份；京都大学植物标本馆（KYO）454 号；密苏里植物园标本馆（MO）173 号；卡内基自然历史博物馆（CM）1413 号；美国国家植物园（NA）1441 号；加利福尼亚大学植物标本馆（UC）1489 号；武汉大学植物标本馆（WH）1199 号；（SFDH）1309 号。这次考察过程发现 13 个新种，1 个新变种及 1 个新变型[8]。同年 B. Bartholomew 和 David E. Boufford 等采集植物标本 733 份。

1985 年杨仕煊采集植物标本 930 份，刘少祥于 1987 年采集植物标本 905 份，此后更有太阳坪考察队、陈龙清等采集了大量标本。在标本的采集过程中大量新物种及新记录被发现，对了解神农架地区的植被情况提供了良好的基础。如沈泽昊等基于其 2001 年采自金丝燕垭的 8594 号标本发表了神农架无心菜 *Arenaria shennongjiaensis*[13]，Li *et al.* 基于 Wei-Ping Li 0776695 发表神农架紫菀 *Aster shennongjiaensis*[14]，以及 Chen *et al.* 基于 Henry 1885~1888 在鄂西地区采集的 A. Henry 6487 发表了湖北蟹甲草 *Parasenecio dissectus*[15] 等。

2011 年神农架本底资源调查项目正式启动，这是该地区一次较为全面的资源普查活动，采集范围涉及大面积无人区的各类生境，采集时间尽可能覆盖各个时段。历时 2 年采集了植物标本 6660 号。这一阶段发现了新属征镒麻属 *Zhengyia*[16]；新种孙航通泉草 *Mazus sunhangii*[17]，鄂西商陆 *Phytolacca exiensis* 等；新记录科星叶草科 Circaeasteraceae[18]；新记录属冷蕨属 *Cystopteris*、金线兰属 *Anoectochilus*、双果荠属 *Megadenia*、顶冰花属 *Gagea*、筒距兰属 *Tipularia* 等，以及大量新记录种 [19-22]。CVH 收录的数据化标本约 726 号。已数据数字化的标本数量与资料记载的仍存在较大的出入。从目前 CVH 收录的数据标本记录来看，中国科学院武汉植物园（HIB）以 21402 份标本数据位居首位，其次为中国科学院植物研究所标本馆（PE）16483 份，华中农业大学博物馆植物标本馆（CCAU）1851 份，详见表 2。标本的采集为了解神农架地区植被及其分类情况提供了第一手资料，为后续植物研究打下了良好的基础。

表 2 CVH 收录的数据标本记录

标本馆	标本／份
中国科学院武汉植物园标本馆（HIB）	21402
中国科学院植物研究所标本馆（PE）	16483
华中农业大学博物馆植物标本馆（CCAU）	1851
中国科学院昆明植物研究所标本馆（KUN）	951
中国科学院华南植物园标本馆（IBSC）	823
吉首大学生物系植物标本室（JIU）	729
北京大学药学院中药标本馆（PEM）	501
广西植物研究所标本馆（IBK）	499
中国科学院庐山植物园标本馆（LBG）	330
西北农林科技大学生命科学学院植物研究所标本馆（WUK）	328
江苏省·中国科学院植物研究所标本馆（NAS）	246
中国科学院成都生物研究所植物标本室（CDBI）	145
九江森林植物标本馆（JJF）	105
四川大学生物系植物标本室（SZ）	100
北京林业大学博物馆（BJFC）	90
中南林业科技大学林学院森林植物标本（CSFI）	83
湖南科技大学植物标本室（HUST）	31
北京师范大学生命科学学院植物标本室（BNU）	31
中国科学院沈阳应用生态研究所东北生物标本馆（IFP）	30
陕西省西安植物园植物标本室（XBGH）	19
纽约植物园标本馆（NYBG）	17
上海辰山植物园标本室（CSH）	15
哈佛大学植物标本馆（A）	11
加利福尼亚大学标本馆（UC）	9

续表

标本馆	标本 / 份
中国科学院西北高原生物研究所植物标本馆 （HNWP）	8
深圳市中国科学院仙湖植物园植物标本馆 （SZG）	7
内蒙古大学生命科学学院植物标本馆 （HIMC）	5
密苏里植物园标本馆 （MO）	5
南京大学生物系植物标本室 （N）	4
北京自然博物馆植物标本室 （BJM）	4
中国科学院西双版纳热带植物园植物标本馆 （HITBC）	3
爱丁堡植物园标本馆 （E）	3
英国自然历史博物馆 （BM）	2
北京大学生物系植物标本室 （PEY）	2
河南师范大学生命科学学院生物标本馆 （HENU）	1
巴黎自然历史博物馆 （P）	1
格拉利茨森根堡自然博物馆 （GLM）	1
布拉格大学植物标本馆 （PRC）	1

　　基于标本数据以及文献信息，我们对模式采自神农架地区的物种进行了统计，编制了《神农架世界自然遗产地植物模式标本名录》。《Plantae Wilsonianae》中记录了 Wilson 和 Henry 在鄂西考察时采集的大量标本，其中不乏新物种 [9]。书中记载了较多模式采自房县的物种，如糙柄菝葜 Smilax trachypoda、房县柳 Salix rhoophila、多枝柳 Salix polyclona 等；模式采自兴山的物种，如椅杨 Populus wilsonii、兴山柳 Salix mictotricha、兴山五味子 Schisandra incarnata 等；模式采自巴东县的巴柳 Salix etosia、珊瑚朴 Celtis julianae、巴东凤毛菊 Saussurea henryi 等。还有较多没有详细地址，统记为鄂西，如 E. H. Wilson n.2061 的鄂西虎耳草、A. Henry 7690 的湖北紫珠，以及 A. Henry 4725 的鄂西天胡荽等。神农架林区于 1970 年经国务院批准建制，是中国唯一以林区命名的县级行政区，由巴东县、房县、兴山县三县的边缘地带构成。由于之前的标本采集缺乏详细的标本记录，因此许多之前模式采自巴东、房县、兴山三县的标本是否属于神农架林区已无从考证。本文仅对文献可考且采于神农架地区的新种进行统计，如表3所示，共涉及22科29属34种2变种1变型。其中，以鳞毛蕨科 Dryopteridaceae 为最多，发表新种7个；其次，为菊科 Asteraceae 4个，蹄盖蕨科 Athyriaceae 3个，水龙骨 Polypodiaceae、小檗科 Berberidaceae、毛茛科 Ranunlaceae 各2个，蜡梅科发表1新变种1新变型，其他各科均为1种。从主模式所存放标本馆来看，中国科学院植物研

表 3　文献可考且采于神农架地区的新种（34 种 2 变种 1 变型）

物种	科	原始文献	采集号	主模式
木鱼坪淫羊藿 Epimedium franchetii Stearn	小檗科 Berberidaceae	Kew Bulletin 51(2): 396–398, f. 2. 1996.	M. Ogisu 87001	HT
短茎蒲公英 Taraxacum abbreviatulum Kirschner & Štěpánek	菊科 Asteraceae	Flora of China 20–21: 306. 2011.	JŠ 6344	PRA
鄂西阴山荠 Yinshania exiensis Y. H. Zhang [=Yinshania zayuensis Y. H. Zhang]	十字花科 Brassicaceae	Acta Botanica Yunnanica 15(4): 364–365. 1993.	Shennonjia Exp. 20597	WUBI
神农架铁线莲 Clematis shenlungchiaensis M. Y. Fang	毛茛科 Ranunculaceae	Flora Reipublicae Popularis Sinicae 28: 355. 1980.	Shennonjia Exp. 10720	PE
鄂西沙参 Adenophora hubeiensis D. Y. Hong	桔梗科 Campanulaceae	Flora Reipublicae Popularis Sinicae 73(2): 123, 186–187. 1983.	Shennong. Exped. 31976	—
洪平杏 Armeniaca hongpingensis C. L. Li	蔷薇科 Rosaceae	Acta Phytotax. Sin. 23(3): 209-210. 1985.	神农架考察队 34031	WUBI
鄂西绵果悬钩子 Rubus lasiostylis Focke var. hubeiensis Yu, Spongberg & Lu	蔷薇科 Rosaceae	Journal of the Arnold Arboretum 64(1): 21. 1983.	Sino-Amer. Bot. Exped. 114	PE
华中峨眉蕨 Lunathyrium shennongense Ching, Boufford & Shing [=Deparia shennongensis (Ching, Boufford & K. H. Shing) X. C. Zhang]	蹄盖蕨科 Athyriaceae	Journal of the Arnold Arboretum 64(1): 21, 23. 1983.	Sino-Amer. Bot. Exped. 353	PE
Dryopteris apicifixa Ching, Boufford & K. H. Shing [=Dryopteris fructuosa (Christ) C. Christensen]	鳞毛蕨科 Dryopteridaceae	Journal of the Arnold Arboretum 64(1): 27–28. 1983.	Sino-Amer. Bot. Exped. 543	PE
Dryopteris infrapuberula Ching, Boufford & Shing [=Dryopteris namegatae (Sa. Kurata) Sa. Kurata]	鳞毛蕨科 Dryopteridaceae	Journal of the Arnold Arboretum 64(1): 28–30. 1983.	Sino-Amer. Bot. Exped. 619	PE
Pyrrosia pseudocalvata Ching, Boufford & Shing [=Pyrrosia calvata (Baker) Ching]	水龙骨科 Polypodiaceae	Journal of the Arnold Arboretum 64(1): 38. 1983.	Sino-Amer. Bot. Exped. 1100	PE

续表

物种	科	原始文献	采集号	主模式
Matteuccia orientalis (Hooker) Trev. forma monstra Ching & Shing [=Pentarhizidium orientale (Hooker) Hayata]	球子蕨科 Onocleaceae	Journal of the Arnold Arboretum 64(1): 25-26. 1984.	Sino-Amer. Boi. Exped. 720	PE
Athyrium amplissimum Ching, Bouffbrd & Shing [=Athyrium omeiense Ching]	蹄盖蕨科 Athyriaceae	Journal of the Arnold Arboretum 64(1): 20. 1983.	Sino-Amer. Bot. Exped. 914	PE
Pyrrosia caudifrons Ching, Boufford & Shing [=Pyrrosia lingua (Thunberg) Farwell]	水龙骨科 Polypodiaceae	Journal of the Arnold Arboretum 64(1): 37. 1983.	Sino-Amer. Bot. Exped. 1159	PE
长芒耳蕨 Polystichum longiaristatum Ching, Boufford & Shing	鳞毛蕨科 Dryopteridaceae	Journal of the Arnold Arboretum 64(1): 33-34. 1983.	Sino-Amer. Bot. Exped. 1248	PE
神农耳蕨 Polystichum shennongense Ching, Boufford & Shing [=Polystichum braunii (Spenner) Fée Mém.]	鳞毛蕨科 Dryopteridaceae	Journal of the Arnold Arboretum 64(1): 33-34. 1983.	Sino-Amer. Bot. Exped. 1236	PE
Dryopteris submarginalis Ching, Boufford & Shing [=Dryopteris whangshangensis Ching]	鳞毛蕨科 Dryopteridaceae	Journal of the Arnold Arboretum 64(1): 30. 1983.	Sino-Amer. Bot. Exped. 1356	PE
神农架冬青 Ilex shennongjiaensis T. R. Dudley & S. C. Sun	冬青科 Aquifoliaceae	Journal of the Arnold Arboretum 64(1): 63-65. 1983.	Sino-Amer. Bot. Exped. 554	PE
Lunathyrium vermiforme Ching, Boufford & Shing [=Deparia vermiformis (Ching, Boufford & K. H. Shing) Z. R. Wang]	蹄盖蕨科 Athyriaceae	Journal of the Arnold Arboretum 64(1): 23. 1983.	Sino-Amer. Bot. Exped. 2025	PE
卵叶牡丹 Paeonia qiui Y. L. Pei & D. Y. Hong	芍药科 Paeoniaceae	Acta Phytotaxonomica Sinica 33(1): 91-93.1995.	J. Z. Qiu PB88034	PE
神农架无心菜 Arenaria shennongjiaensis Z. E. Chao & Z. H. Shen	石竹科 Caryophyllaceae	Acta Phytotax. Sin. 43(1):73-75.	Z. H. Shen, Z. E. Zhao 8594	HIB
神农架崖白菜 Triaenophora shennongjiaensis Xiao D. Li, Y. Y. Zan & J. Q. Li	玄参科 Scrophulariaceae	Novon 15(4): 559-561, fig. 1. 2005.	Yanyan Zan 238	HIB
跳枝蜡梅 Chimonanthus praecox (L.) Link f. versicolor B. Zhao [=Chimonanthus praecox (Linnaeus) Link]	蜡梅科 Calycanthaceae	Bull. Bot. Res., Harbin 27(2): 132.	Z. B & M X. Gong 121813	PE

续表

物种	科	原始文献	采集号	主模式
毟瓣蜡梅 Chimonanthus praecox (L.) Link var. reflexus B. Zhao [=Chimonanthus praecox (Linnaeus) Link]	蜡梅科 Calycanthaceae	Bull. Bot. Res., Harbin 27(2): 131-132.	Z. B & M X. Gong 121802	PE
神农架乌头 Aconitum shennongjiaense Q. Gao & Q. E. Yang	毛茛科 Ranunculaceae	Bot. Stud. (Taipei) 50(2): 251-259.	Qi Gao & Y. S Chen 62	PE
神农架淫羊藿 Epimedium shennongjiaensis Yan J. Zhang & J. Q. Li	小檗科 Berberidaceae	Novon. 19(4): 567-569.	Y. J. Zhang 148	HIB
卵叶卫矛 Celastrus obovatifolius X. Y. Mu &Z. X. Zhang	卫矛科 Celastraceae	Nordic J. Bot. 30(1):53-57.	Xian-Yun Mu 20081002	BJFC
湖北耳蕨 Polystichum hubeiense Liang Zhang & Li Bing Zhang	鳞毛蕨科 Dryopteridaceae	Ann. Bot. Fenn. 50(1-2): 107. 2013.	Liang Zhang & Zhang-Ming Zhu 1044	CDBI
征镒麻 Zhengyia shennongensis T. Deng, D. G. Zhang & H. Sun	荨麻科 Urticaceae	Taxon 62(1): 94. 2013.	T. Deng, D. G. Zhang & H. Sun 2295	KUN
神农架紫菀 Aster shennongjiaensis W. P. Li & Z. G. Zhang	菊科 Asteraceae	Bot. Bull. Acad. Sin. 45(1): 96 (95-99). 2004.	Wei-Ping Li 0776695	HNNU
孙航通泉草 Mazus sunhangii D. G. Zhang & T. Deng	通泉草科 Mazaceae	PLoS ONE 11(10): e0163581 (4). 2016.	Dai-Gui Zhang et al. 4142	KUN
神农架凤仙花 Impatiens shennongensis Q. Wang & H. P. Deng	凤仙花科 Balsaminaceae	Phytotaxa 244 (1): 096–100. 2015.	Q. Wang 20130808	SWU
鄂西商陆 Phytolacca exiensis D. G. Zhang, L. Q. Huang & D. Xie	商陆科 Phytolaccaceae	Phytotaxa 331(2): 227. 2017.	zdg10065	JIU
神农架蒿 Artemisia shennongjiaensis Y. Ling & Y. R. Ling	菊科 Asteraceae	Bulletin of Botanical Research, Harbin 4(2): 24–25. 1984.	鄂西神农架植物考察队 11832	PE
膜叶贯众 Cyrtomium membranifolium Ching & K. H. Shing ex H. S. Kung & P. S. Wang	鳞毛蕨科 Dryopteridaceae	Chinese Journal of Applied & Environmental Biology. 1997, 3(01):23-25.	shennong. Exped.33209	PE
叉毛阴山荠 Yinshania furcatopilosa (K. C. Kuan) Y. H. Zhang	十字花科 Brassicaceae	Acta Phytotaxonomica Sinica 25(3): 214. 1987.	神农架考察队 21332	PE
鄂西黄堇 Corydalis shennongensis H. Chuang	罂粟科 Papaveraceae	Acta Botanica Yunnanica 12(3): 285–286. 1990.	Sino-American Botanical Exp. 399	KUN

究所标本馆（PE）以 22 份位居首位，其次为中国科学院昆明植物研究所标本馆（KUN）3 份，其他各标本馆各占 1 份。从采集年份和采集人员来看，主要为 1980 年的中美联合考察 13 种，其次是 1976~1977 年的神农架植物考察队 7 种，以及神农架本底资源调查 3 种。从原始文献所在期刊来看，主要为《Journal of the Arnold Arboretum》13 种，《植物分类学报》4 种，《植物研究》3 种，《Annales Botanici Fennici》《Phytotaxa》《中国植物志》《Flora of China》各描述 2 种，其他如《Taxon》《Plos one》等期刊亦有神农架地区新种的描述。这些新物种的发现丰富了神农架地区的植被及物种多样性，为之后的生物多样性研究提供了基础数据。同时模式标本的整理为神农架世界自然遗产地履行联合国教科文组织世界遗产中心的要求，进一步开展神农架遗产的管理与保护提供了依据。

模式标本的数量与地区物种多样性程度、研究力度、调查频次均有较大的关系。物种多样性程度越高、研究力度越强、调查频次越多，记录的模式标本数量也会越多。标本采集过程中详细的原始记录尤为重要，这是后期对该植物进行研究的重要凭证。植物标本的采集过程应尽可能全覆盖，突出对高海拔、峡谷、石壁、无人区等特殊生境的调查，采集时间上应该注重春、冬二季，标本应尽可能具备花、果等具有重要识别特征的器官。尽管之前有数次对神农架地区植物大规模的采集活动，近年来仍有不少新物种被发现，该地区或仍有较多的物种正在被研究中。因此，我们应该在此后的工作中加大对该地区的研究力度，加强对这些物种的保护工作，为神农架世界自然遗产地保护的具体实施提供科学建议[4]。

【参考文献】

[1] 谢丹，张成，张梦华，等.湖北单子叶植物新记录[J].西北植物学报，2017, 37(04):815–819.

[2] 于倩，谢宗强，熊高明，等.神农架巴山冷杉（*Abies fargesii*）林群落特征及其优势种群结构[J].生态学报，2008, 05: 1931–1941.

[3] 周友兵，余小林，吴楠，等.神农架世界自然遗产地动物模式标本名录[J].生物多样性，2017, 25(05): 513–517.

[4] 谢宗强，申国珍，周友兵，等.神农架世界自然遗产地的全球突出普遍价值及其保护[J].生物多样性，2017, 25(05): 490–497.

[5] 马明哲，申国珍，熊高明，等.神农架自然遗产地植被垂直带谱的特点和代表性[J].植物生态学报，2017, 41(11):1127–1139.

[6] 王印政，覃海宁，傅德志.中国植物采集简史[M]. // 吴征镒，陈心启编.中国植物志：第一卷，北京：科学出版社，2004.

[7] BRETSCHNEIDER E V. History of European Botanical Discoveries in China：Vol. I–II[M]. London: Sampson Low, Marston and Company，1898.

[8] SPONGBERG S A, SCHMIDT EB. Journal of the Arnold Arboretum[M]. Allen Press，1983.

[9] SARGENT C S. Plantae Wilsonianae：Vol.3[M]. Gambridge: The University Press，1917.

[10]　Henry in Thiselton-Dyer[Z].1889: 226.

[11]　WILSON E H. A Naturalist in Western China: Vol.1[M]. New York：Doubleday, Page & Co.,1913.

[12]　Anonymous. Shennongjia plants. Wuhan: Wuhan Institute of Botany, 1980.

[13]　沈泽昊, 赵子恩. 湖北无心菜属 (石竹科) 一新种——神农架无心菜 [J]. 植物分类学报, 2005,
　　　01: 73-75.

[14]　LI W P, ZHANG Z G. *Aster shennongjiaensis* (Asteraceae), a new species from Central China [J].
　　　Botanical Bulletin of Academia Sinica, 2004, 45(1):95-99.

[15]　CHEN Y S. A New Species and a New Combination in *Parasenecio* (Asteraceae) [J]. Annales
　　　Botanici Fennici, 2012, 48(2):166-168.

[16]　DENG T, KIM C, ZHANG D G, et al. *Zhengyia shennongensis*: A new bulbiliferous genus and
　　　species of the nettle family (Urticaceae) from central China exhibiting parallel evolution of the
　　　bulbil trait [J]. Taxon, 2013, 62(1): 89-99.

[17]　DENG T, ZHANG X S, KIM C, et al. *Mazus sunhangii* (Mazaceae), a New Species Discovered in
　　　Central China Appears to Be Highly Endangered. Plos One, 2016,11(10):e 0163581.

[18]　杨敬元, 杨开华, 廖明尧, 等. 星叶草科——湖北被子植物一新记录科 [J]. 氨基酸和生物资源,
　　　2013, 35(01): 25-27.

[19]　谢丹, 吴名鹤, 张博, 等. 湖北蕨类植物一新记录属及七新记录种 [J]. 广西植物, 2017, 1-7.
　　　http://kns.cnki.net/kcms/detail/45.1134. Q.20171129.1045.040.html.

[20]　谢丹, 吴玉, 肖佳伟, 等. 湖北药用植物新记录 [J]. 中国中药杂志, 2017, 42(22): 4436-4440.

[21]　刘群, 谢丹, 陈庸新, 等. 湖北十字花科 3 新记录属 [J]. 西北植物学报, 2017, 37(08):1672-
　　　1676.

[22]　吴玉, 潘茵香, 段晓云, 等. 湖北植物新记录 8 种 [J]. 云南农业大学学报 (自然科学), 2017,
　　　32(04): 727-730.

[23]　孔宪需, 王培善. 中国贯众属的新资料 [J]. 应用与环境生物学报, 1997, 3(01): 23-2.

[24]　LI X D, LI J Q, ZAN Y. A New Species of *Triaenophora* (Scrophulariaceae) from China [J].
　　　Novon, 2005, 15(4):559-561.

[25]　林有润. 中国蒿属植物新资料 (一) [J]. 植物研究, 1984, 02:14-34.

[26]　MU X, XIA X, ZHAO L, et al. *Celastrus obovatifolius* sp. nov. (Celastraceae) from China [J].
　　　Nordic Journal of Botany, 2012, 30(1): 53-57.

[27]　裴颜龙, 洪德元. 卵叶牡丹——芍药属一新种 [J]. 植物分类学报, 1995, 01:91-93.

[28]　WANG Q, GADAGKAR S R, DENG H P, et al. *Impatiens shennongensis* (Balsaminaceae): A new
　　　species from Hubei, China [J]. Phytotaxa, 2016 244(1): 96.

[29]　吴征镒, 庄璇. 紫堇属一新组——南黄堇组 [J]. 云南植物研究, 1990, 03: 279-286.

[30]　XIE D, QIAN D, ZHANG M H, et al. *Phytolacca exiensis*, a new species of Phytolaccaceae from
　　　west of Hubei province, China [J]. Phytotaxa, 2017, 331(2): 224-232.

[31]　赵冰, 龚梅香, 张启翔. 中国神农架蜡梅属一新变种和新变型 [J]. 植物研究, 2007, 02:131-132.

[32] 俞德浚, 陆玲娣, 谷粹芝, 等. 中国蔷薇科植物分类之研究（五）[J], 植物分类学报, 1985, 23(3): 209–215.

[33] ZHANG L, ZHU Z M, GAO X F, et al. *Polystichum hubeiense* (Dryopteridaceae), a new fern species from Hubei, China [J]. Annales Botanici Fennici, 2013, 50(50): 107–110.

[34] ZHANG Y J, LI J Q. A New Species of *Epimedium* (Berberidaceae) from Hubei, China [J]. Novon, 2009, 19(4):567–569.

[35] 张渝华. 阴山荠属的研究 [J]. 植物研究, 1996, (04):78–87.

神农架药用植物中文名笔画索引

六画

九画

黄海棠 / 1665
黄脚鸡 / 2274
黄斑绿菇 / 296
黄葛 / 1342
黄葛树 / 650
黄筒花 / 2210
黄瑞香 / 1698
黄鹌菜 / 2452
黄鼠狼花 / 2108
黄腺香青 / 2544，2545
黄精 / 2792
黄褐珠光香青 / 2542
黄瘤孢菌 / 305
黄檀 / 1310
黄鳝藤 / 1570
菖蒲 / 2654
萝卜 / 1049
萝目草 / 1069
菡草 / 2608
黄叶五加 / 1764
菜子七 / 1025
菜豆 / 1353
菜豌豆 / 1372
菟丝子 / 2011
菊三七 / 2494
菊芋 / 2574
菊苣 / 2466
菊花 / 2520
菠菜 / 790
萤蔺 / 2694
菰 / 2595
菰帽悬钩子 / 1260
梦兰花 / 1873
梦花 / 1701
梗花华西龙头草 / 2075
梗花雀梅藤 / 1581
梗花椒 / 1404

梧桐 / 1635
楝木 / 1841
梅 / 1162
梓 / 2204
梓木草 / 2018
梭罗树 / 1538
救荒野豌豆 / 1367，1368
雪地茶 / 319
雪里高 / 1613
雪松 / 539
雪胆 / 2237
雀儿舌头 / 1434
雀儿屎树 / 2331
雀舌草 / 831
雀舌黄杨 / 1468
雀麦 / 2611
雀梅藤 / 1580
常山 / 1126
常春油麻藤 / 1338
常春藤 / 1752
匙石蕊 / 316
匙叶五加 / 1747
眼子菜 / 2682
悬钩子蔷薇 / 1233
野丁香 / 2272
野大豆 / 1344
野山楂 / 1180
野木瓜 / 957
野牛藤 / 1554
野甘蓝 / 1058
野艾蒿 / 2527
野石榴 / 1943
野叶子烟 / 2304
野生紫苏 / 2123
野白菜 / 1074
野丝瓜 / 2235
野芝麻 / 1559，2086

野西瓜 / 2245
野西瓜苗 / 1632
野百合 / 2749
野灯心草 / 2718
野红薯 / 2002
野花椒 / 1405
野杜瓜 / 2242
野迎春 / 1930
野茉莉 / 1925
野苦瓜 / 2241
野枇杷 / 2332
野线麻 / 699
野指甲花 / 1561
野茼蒿 / 2493
野茶泡 / 1858
野荠菜 / 1069
野胡萝卜 / 1783
野栀子 / 1870
野柿 / 1916
野鸦椿 / 1527
野香草 / 2126
野香蕉 / 949
野扁豆 / 1354
野珠兰 / 1286
野核桃 / 599
野豇豆 / 1348
野海茄 / 2154
野扇花 / 1474
野黄花 / 2372
野黄豆刷 / 1330
野菊 / 2520
野梦花 / 1699
野绿豆英树 / 1319
野葡萄 / 1587
野葱 / 2764
野葵 / 1625
野鹅脚板 / 1778

神农架药用动物中文名笔画索引

Forsythia viridissima Lindley / 1938

Fortunearia sinensis Rehder & E. H. Wilson / 1145

Fragaria gracilis Losinskaja / 1186

Fragaria nilgerrensis var. *mairei* (H. Léveillé) Handel-Mazzetti / 1187

Fragaria orientalis Losinskaja / 1187

Fragaria×ananassa (Weston) Duchesne / 1185

Fraxinus chinensis Roxburgh / 1935

Fraxinus hupehensis Ch'u, Shang & Su / 1934

Fraxinus insularis Hemsley / 1935

Fraxinus paxiana Lingelsheim / 1936

Freesia refracta Klatt / 2855

Fritillaria monantha Migo / 2746

Fritillaria taipaiensis P. Y. Li / 2747

Fuchsia hybrida Hort. ex Sieb. et Voss. / 1740

Funaria hygrometrica Hedw. / 325

G

Gagea pauciflora (Turczaninow ex Trautvetter) Ledebour / 2744

Galeobdolon chinensis (Bentham) C. Y. Wu / 2088

Galeopsis bifida Boenninghausen / 2085

Galinsoga parviflora Cavanilles / 2568

Galium aparine Linnaeus / 2280

Galium boreale Linnaeus / 2276

Galium boreale var. *boreale* / 2276

Galium boreale var. *hyssopifolium* (Hoffmann) Candolle / 2276

Galium bungei Steudel / 2278

Galium bungei var. *angustifolium* (Loesener) Cufodontis / 2279

Galium bungei var. *bungei* / 2278

Galium hoffmeisteri (Klotzsch) Ehrendorfer & Schnbeck-Temesy ex R. R. Mill / 2277

Galium paradoxum Maximowicz / 2275

Galium spurium Linnaeus / 2281

Galium tricornutum Dandy / 2279

Galium verum Linnaeus / 2277

Gamblea ciliata C. B. Clarke var. *evodiifolia* (Franchet) C. B. Shang et al. / 1764

Ganoderma lucidum (Leyss. ex Fr.) Karst. / 280

Gardenia jasminoides J. Ellis / 2268

Gardneria lanceolata Rehder & E. H. Wilson / 1956

Gardneria multiflora Makino / 1955

Gastrodia elata Blume / 2891

Gaultheria leucocarpa Blume var. *yunnanensis* (Franchet) T. Z. Hsu & R. C. Fang / 1858

Geastrum hygrometricum Pers. / 302

Gentiana manshurica Kitagawa / 1961

Gentiana rhodantha Franchet / 1959

Gentiana rubicunda Franchet / 1960

Gentiana rubicunda var. *biloba* T. N. Ho / 1960

Gentiana rubicunda var. *rubicunda* / 1960

Gentianopsis paludosa Munro ex J. D. Hooker var. *ovatodeltoidea* (Burkill) Ma / 1968

Geranium franchetii R. Knuth / 1388

Geranium platyanthum Duthie / 1389

Geranium rosthornii R. Knuth / 1389

Geranium sibiricum Linnaeus / 1387

Geranium wilfordii Maximowicz / 1387

Geum aleppicum Jacquin / 1188

Geum japonicum Thunberg var. *chinense* F. Bolle / 1189

Ginkgo biloba Linnaeus / 534

Girardinia diversifolia (Link) Friis / 678

Girardinia diversifolia subsp. *diversifolia* / 678

Girardinia diversifolia subsp. *triloba* (C. J. Chen) C. J. Chen & Friis / 679

Gladiolus gandavensis Van Houtte / 2849

Glebionis segetum (Linnaeus) Fourreau / 2538

Glechoma biondiana (Diels) C. Y. Wu & C. Chen / 2071

Hemipilia henryi Rolfe / 2879

Hemisteptia lyrata (Bunge) Fischer & C. A. Meyer / 2429

Hemsleya chinensis Cogniaux ex F. B. Forbes & Hemsley / 2237

Hemsleya graciliflora (Harms) Cogniaux / 2238

Hepatica henryi (Oliver) Steward / 865

Heracleum candicans Wallich ex de Candolle / 1831

Heracleum franchetii M. Hiroe / 1832

Heracleum hemsleyanum Diels / 1834

Heracleum moellendorffii Hance / 1834

Heracleum vicinum H. de Boissieu / 1832

Heracleum yungningense Handel-Mazzetti / 1833

Hericium erinaceus (Bull. ex Fr.) Pers. / 278

Herminium lanceum (Thunberg ex Swartz) Vuijk / 2883

Heterolamium debile (Hemsley) C. Y. Wu / 2109

Heterolamium debile var. *cardiophyllum* (Hemsley) C. Y. Wu / 2110

Heterolamium debile var. *debile* / 2109

Heteropolygonatum ginfushanicum (F. T. Wang & T. Tang) M. N. Tamura et al. / 2780

Heterosmilax japonica Kunth / 2830

Heterosmilax septemnervia F. T. Wang & Tang / 2829

Hibiscus mutabilis Linnaeus / 1631

Hibiscus rosa-sinensis Linnaeus / 1630

Hibiscus syriacus Linnaeus / 1630

Hibiscus trionum Linnaeus / 1632

Hieracium umbellatum Linnaeus / 2467

Himalaiella deltoidea (Candolle) Raab-Straube / 2427

Holboellia angustifolia Wallich / 956

Holboellia coriacea Diels / 954

Holboellia grandiflora Réaubourg / 955

Homalocladium platycladum L. H. Bailey / 787

Hordeum vulgare Linnaeus / 2612

Hosta plantaginea (Lamarck) Ascherson / 2738

Hosta ventricosa (Salisbury) Stearn / 2739

Houpoea officinalis (Rehder& E. H. Wilson) N. H. Xia & C. Y. Wu / 987

Houttuynia cordata Thunberg / 572

Hovenia acerba Lindley / 1582

Hovenia trichocarpa Chun & Tsiang / 1582

Humulus scandens (Loureiro) Merrill / 667

Huperzia chinensis (Herter ex Nessel) Ching / 342

Huperzia crispata (Ching) Ching / 345

Huperzia emeiensis (Ching & H. S. Kung) Ching & H. S. Kung / 343

Huperzia javanicum (Swartz) Fraser-Jenkins / 344

Huperzia nanchuanensis (Ching & H. S. Kung) Ching & H. S. Kung / 343

Hydrangea anomala D. Don / 1131

Hydrangea bretschneideri Dippel / 1130

Hydrangea chinensis Maximowicz / 1128

Hydrangea davidii Franchet / 1128

Hydrangea hypoglauca Rehder / 1129

Hydrangea longipes Franchet / 1132

Hydrangea macrophylla (Thunberg) Seringe / 1127

Hydrangea robusta J. D. Hooker & Thomson / 1133

Hydrangea strigosa Rehder / 1131

Hydrangea xanthoneure Diels / 1130

Hydrilla verticillata (Linnaeus f.) Royle / 2680

Hydrocharis dubia (Blume) Backer / 2679

Hydrocotyle dielsiana H. Wolff / 1772

Hydrocotyle hookeri (C. B. Clarke) Craib subsp. *chinensis* (Dunn ex R. H. Shan & S. L. Liou) M. F. Watson & M. L. Sheh / 1773

Hydrocotyle nepalensis Hooker / 1770

Hydrocotyle sibthorpioides Lamarck / 1771

Hydrocotyle sibthorpioides var. *batrachium* (Hance) Handel- Mazzetti ex R. H. Shan / 1772

J

Polystichum sinense (Christ) Christ / 484

Polystichum tripteron (Kunze) C. Presl / 483

Polystichum tsus-simense (Hooker) J. Smith / 485

Polystictus versicolor (L.) Fr. / 280

Ponerorchis chusua (D. Don) Soó / 2878

Populus adenopoda Maximowicz / 582

Populus davidiana Dode / 584

Populus lasiocarpa Oliver / 583

Populus simonii Carrière / 585

Populus tomentosa Carrière / 581

Poria cocos (Schw.) Wolf. / 280

Portulaca grandiflora Hooker / 817

Portulaca oleracea Linnaeus / 818

Potamogeton distinctus A. Bennett / 2682

Potamogeton natans Linnaeus / 2682

Potamogeton pusillus Linnaeus / 2681

Potentilla ancistrifolia Bunge / 1208

Potentilla centigrana Maximowicz / 1209

Potentilla chinensis Seringe / 1209

Potentilla cryptotaeniae Maximowicz / 1210

Potentilla discolor Bunge / 1211

Potentilla fragarioides Linnaeus / 1212

Potentilla freyniana Bornmüller / 1212

Potentilla freyniana var. *freyniana* / 1213

Potentilla freyniana var. *sinica* Migo / 1213

Potentilla glabra Loddiges / 1214

Potentilla kleiniana Wight & Arnott / 1214

Potentilla leuconota D. Don / 1215

Potentilla reptans Linnaeus var. *sericophylla* Franchet / 1216

Potentilla supina Linnaeus / 1216

Pouzolzia zeylanica (Linnaeus) Bennett / 704

Prasiola hubeica Bi / 307

Premna puberula Pampanini / 2035

Primula efarinosa Pax / 1892

Primula obconica Hance / 1891

Primula ovalifolia Franchet / 1891

Primula sinensis Sabine ex Lindley / 1893

Pronephrium penangianum (Hooker) Holttum / 447

Protowoodsia manchuriensis (Hooker) Ching / 449

Prunella vulgaris Linnaeus / 2078

Prunella vulgaris var. *lanceolata* (W. P. G. Barton) Fernald / 2079

Prunella vulgaris var. *vulgaris* / 2078

Prunus salicina Lindley / 1217

Pseudognaphalium adnatum (Candolle) Y. S. Chen / 2549

Pseudognaphalium affine (D. Don) Anderberg / 2547

Pseudognaphalium hypoleucum (Candolle) Hilliard & B. L. Burtt / 2547

Pseudognaphalium luteoalbum (Linnaeus) Hilliard & B. L. Burtt / 2548

Pseudostellaria davidii (Franchet) Pax / 834

Pseudostellaria heterantha (Maximowicz) Pax / 834

Pseudostellaria sylvatica (Maximowicz) Pax / 833

Psilopeganum sinense Hemsley / 1401

Pteridium aquilinum var. *latiusculum* (Desvaux) Underwood ex A. Heller / 399

Pteridium revolutum (Blume) Nakai / 398

Pteris actiniopteroides Christ / 410

Pteris cretica Linnaeus / 412

Pteris deltodon Baker / 408

Pteris dispar Kunze / 412

Pteris multifida Poiret / 411

Pteris terminalis Wallich ex J. Agardh / 413

Pteris vittata Linnaeus / 409

Pteris wallichiana J. Agardh / 414

Pternopetalum botrychioides (Dunn) Handel-Mazzetti / 1815

Pternopetalum longicaule R. H. Shan var. *humile* R. H. Shan & F. T. Pu / 1816

神农架药用动物拉丁学名索引